走出健康陷阱

——中南大学湘雅医院
微信公众号
科普作品精选

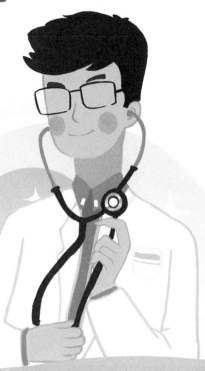

主编 · 张 欣 雷光华

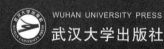

WUHAN UNIVERSITY PRESS
武汉大学出版社

图书在版编目(CIP)数据

走出健康陷阱:中南大学湘雅医院微信公众号科普作品精选/张欣,雷光华主编 . —武汉:武汉大学出版社,2023.4

ISBN 978-7-307-23544-1

Ⅰ.走… Ⅱ.①张… ②雷… Ⅲ.医学—基本知识 Ⅳ.R

中国国家版本馆 CIP 数据核字(2023)第 014398 号

责任编辑:李嘉琪 杨 晓 责任校对:张钰晴 装帧设计:吴 极

出版发行:**武汉大学出版社** (430072 武昌 珞珈山)
　　　　　(电子邮箱:whu_publish@163.com)

印刷:武汉市金港彩印有限公司

开本:720×1000 1/16 印张:19.25 字数:346 千字

版次:2023 年 4 月第 1 版 2023 年 4 月第 1 次印刷

ISBN 978-7-307-23544-1 定价:86.00 元

编　委　会

序　言

在一次吃饭聊天中，一位从国外学习回来的临床教授说："我刚从国外回来的时候，对做医学科普很有兴趣，觉得能帮助国人学习医疗常识、养成健康生活方式。但是一段时间以后觉得索然无味。反复说了好几遍的道理，很快就会被一些更能吸引眼球的谣言掩盖，无语！"

是的。

纵观周围，与健康相关的谣言大概是流毒最广、影响最深的。2003 年关于"SARS"的谣言是：喝绿豆汤能治非典。2020 年年初新冠肺炎疫情暴发的时候，又有谣言：瘟疫严重，只要煮 9 个鸡蛋吃下，就不会得病。

这些看似荒诞的说法为什么能马上让老百姓相信，最根本的认知误区是：病都能治好。医学所面对的真实情况是，有的病会自行好转，有的病只能控制和缓解，而大部分病的病因还未知。拿简单的"脱发"来说，患者求诊于中南大学湘雅医院皮肤科的主任医师，医生能做的也很有限，他会给你开处方，会叮嘱你一些生活中的注意事项，但他不能给你灵丹妙药让你药到病除。在治疗脱发这件事上，有效药物的种类有限制约了医生水平的发挥，再优秀的医生也只能给你目前有效的几种治疗方式供你参考和选择。

人与疾病的关系究竟是什么？

也许，把疾病当作你必须朝夕面对的朋友比较恰当。了解它，懂得它，接纳它。学会跟慢性病和谐共处，调整自己的饮食和运动方式；坚持定期体检，把隐藏的"肿块"及早揪出来；学会管理自己的体重、血压、血脂，了解医疗常识、健康生活方式、急救处置原则、慢性病监测随访的知识等，都是让你把好入路、前移关口，提早控制疾病避免其加重，延缓其发展的最佳途径。

生命贵重，不敢轻言戏之！

一篇科普文章的推出，需要与专家对接主题、收集信息、分析处理、斟酌措辞、查阅参考文献和修改，虽然解决的实际问题远没有看一天门诊接待几十位患者多，但是，希望这本书能给更广泛的人群提供些许帮助：遇到紧急情况起码不加重伤害，能处置、能自救更好，让慢性病的并发症进展得更缓慢一点，保留更高的生活质量，延长人们的优质生存期！

生老病死虽是必然，但有了科学的健康干预，可以让更多的人老得慢一点，疾病少一点！我们负责地做科普，做负责的科普，不是为噱头、回报或光环，而是一种责任！

周宏灏
中国工程院院士
中南大学临床药理研究所所长
中南大学湘雅医院首席教授
2022 年 11 月

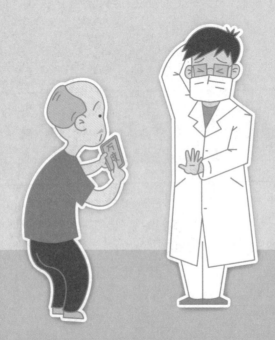

目 录

妇儿篇

生活常识篇

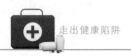

运动篇

饮食篇

急救篇

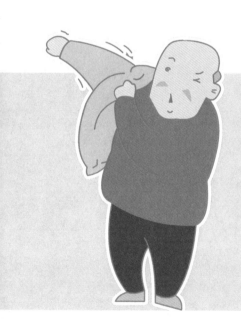

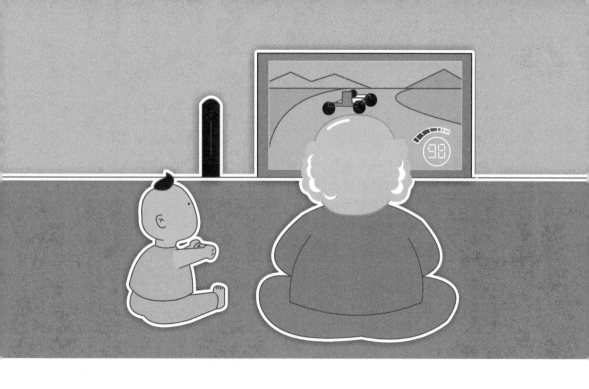

高脂血症患者就该"零脂"饮食吗？

"目前在血脂管理上，存在三大认识误区：一味强调降脂，以为血脂越低越好；血脂稍微升高就赶紧进行降脂治疗；认为高脂血症患者应'零脂'饮食，油、肉、蛋一概不碰。"在北京举行的第六届心血管疾病药物治疗高峰论坛上，中南大学湘雅医院心血管内科主任杨天伦教授提出，降血脂切莫一味求低，血脂降得过低同样危害健康。

杨天伦教授指出，高血脂对人体健康危害极大，但血脂也是维持机体正常代谢的必需物质，如胆固醇具有形成胆酸、促进脂肪消化、参与细胞膜和神经纤维组成、维持血管壁完整性等重要作用。弗雷明翰心血管研究所医学博士 William P. Castelli 进行了长达 16 年的研究，他的报告称：低胆固醇摄入水平（每天 150 ～ 200mg）人群的心脏病死亡人数是高胆固醇摄入水平（大于 300mg）的 2 倍。还有研究显示，年龄超过 70 岁的老年人，胆固醇水平低于 4.16mmol/L 时，其发生心脑血管急性事件的危险性与胆固醇水平高于 6.24mmol/L 时相当。

《美国居民膳食指南》中曾建议每日胆固醇摄入量不高于 300mg，《中国居民膳食指南 2016》中，推荐每人每日烹调用油量 25 ～ 30g，每日反式脂肪酸摄入量不超过 2g。

"血脂降到正常水平，并不等

于患者就一定健康，还需要结合患者整体情况综合判断；血脂指标处在边缘水平，也不代表患者身体一定有问题。"杨天伦教授提出，降血脂管理，不等于一见血脂指标超过正常值就开药，医生应充分权衡利弊，因人而异把握合适的药物治疗时机。有明确危险因素（如吸烟，患有冠心病、动脉粥样硬化、高血压、糖尿病等疾病）的高血脂患者，要积极使用药物降脂；没有危险因素，血脂稍高的患者，可暂不用药，

通过饮食控制和运动等方式降低血脂，并动态检测血脂水平。

针对部分高血脂患者过度忌口，以致生活质量下降，甚至出现营养不良、记忆力下降的现象，杨天伦教授指出，患者在饮食上对胆固醇的摄入要"量出为入"。有危险因素的患者，胆固醇控制要做到"进口"小于"出口"；无危险因素的患者，要做到"进口"与"出口"动态平衡，通过运动消耗等方式，实现"酒肉穿肠过，脂不血中留"。

指导专家

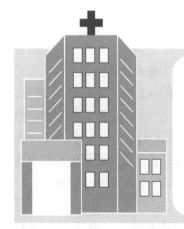

杨天伦，中南大学湘雅医院心血管内科主任医师，教授。

主攻方向：高血压病的基础、药物、临床及社区防治，冠心病的介入治疗及心理治疗。

喝酒50年，竟喝"伤"了脑？

记忆障碍、走路不稳、幻听、幻视、手发抖……50 年来天天喝酒，脑子竟然喝"伤"了？

62 岁的朱大伯，十几岁就开始喝酒。从喝自家酿的米酒，到只喝白酒，甚至有时连食用酒精也喝，饮酒量也从一天一杯到了一天一瓶甚至两瓶，天天喝酒。

近年来，朱大伯逐渐消瘦，脾气怪异，常因小事与妻子大吵大闹，把自己的女儿误认作妹妹，甚至出现了手不自主地发抖、震颤谵妄等症状。他被家人送到医院检查。头部 CT 显示，他的脑室扩大，脑沟增宽，脑回变平，左颞叶还有一个小的软化灶。

医生根据他 50 年的酗酒史，综合临床症状与各种检查表现，诊断为酒精性脑病。这一诊断让家属大吃一惊！什么是酒精性脑病？酒精为什么会引起脑病？

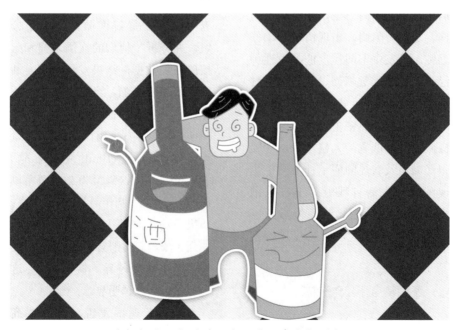

（本书漫画由刘洋、唐国隆、李鑫提供）

1. 什么是酒精性脑病?

酗酒伤身的道理众所周知,但酒精对大脑的损害很少引起重视。酒精性脑病是一种进行性的、潜在的、可以致人死亡的疾病。

酒精性脑病是长期饮酒引起的脑细胞损害,表现为神经胶质和血管增生,并伴有新旧出血。而神经细胞则保存完好,其病变部位以乳头体丘脑下核区、动眼神经核区多见,呈慢性缺血性改变。

在长期饮酒的基础上,一次过量饮酒后突然发生谵妄、昏睡、肌肉抽搐或眼球麻痹、去大脑强直或昏迷,清醒后易患以下两种疾病。

一是柯萨可夫精神病,缓慢起病,以记忆障碍为主,伴虚构或错构、定向力障碍,出现情感和动作迟钝。可发生不同程度的多发性神经炎,肢体感觉障碍、肌萎缩、腱反射减弱或消失,严重时可瘫痪。

二是慢性酒精中毒性痴呆,缓慢起病,有严重的人格改变,伴随记忆减退及智能障碍;社会功能出现障碍及生活自理能力下降或消失。脑电图可有低波幅慢波;脑CT 显示脑室扩大,大脑皮质特别是颞叶显著萎缩。

2. 酒精为什么会伤脑?

酒精即乙醇,为亲神经物质。进入人体的酒精由于不能被消化和吸收,会随着血液进入大脑,破坏神经元细胞膜,削弱中枢神经系统功能,并通过激活抑制性神经元造成大脑活动迟缓,一旦过量便会造成大量神经细胞死亡;酒精引起大脑血管收缩,血流量减少,使大脑皮层缺氧,智力减退,注意力涣散,记忆力和判断力下降,产生思维障碍,手、舌乃至全身明显震颤。饮酒可使大脑萎缩、智力下降!

《科学画报》2022 年第 5 期刊载的研究显示,人体的酒精摄入量与脑容量呈现出一定的关联性——饮酒越多,脑容量越小。即使每天只摄入极少量的酒精也会导致脑容量减少。研究团队对约 3.7 万名中老年人根据每日饮酒量进行了分组,并分析了他们的饮酒习惯和脑核磁共振数据,结果发现,随着酒精摄入量的增加,全脑体积、灰质体积和白质体积都逐渐减少。其中,在 50 岁人群中,相比日均饮酒量为 1 个酒精单位 (10mL 或 8g 乙醇) 的人群,日均饮酒量为 2 个酒精单位的人群的“大脑年龄”衰老了 2 岁;如果日均饮酒量从 2 个酒精单位增加到 3 个,大脑则会出现相当于 3.5 年的衰老程度差异。饮酒越多,这一变化趋势就越明显。

有学者观察发现,每日饮高度白酒 100g,3 年以后智力会下降

30%～50%。

综上所述，酒精性脑病是极严重的酒中毒性精神障碍，病程持续时间长，预后差。近年来，酒精性脑病患者有增多的趋势，已引起医学界和社会学界的关注。

3. 怎样喝酒不伤脑？

酒精性脑病一旦发生，至今尚无特效治疗方法，关键在于预防。预防的最好方法，就是改掉酗酒的毛病，平时饮酒一定要适量。

（1）有应酬不得不喝酒时，可先进食谷类食物，忌空腹饮酒。另外，对于喝酒比较多的人来说，多补充一些维生素 B 对脑神经有一定保护作用。

（2）避免营养不良。高蛋白饮食和白蛋白、氨基酸及大量维生素等的摄入不可少。

（3）焦虑不安、失眠、兴奋等症状严重的重症患者，可在医生指导下选用安定、氟哌啶醇等药物，这些药物具有镇静安眠的作用，既能帮助消除不自主的运动，又能减轻甚至消除伴存的精神症状。

（4）对生活不能自理者，要防止器官衰竭及跌伤。配合医生进行心理治疗，耐心指导并帮助患者进行生活及社会适应能力的训练。

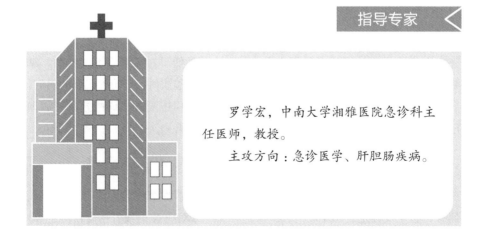

指导专家

罗学宏，中南大学湘雅医院急诊科主任医师，教授。

主攻方向：急诊医学、肝胆肠疾病。

腰疼背疼别不当回事，可能已被骨质疏松"盯"上

人老了，偶尔腰腿疼痛，或是身高变矮，都是无可奈何的变化。如果您这么想，可就错了。经常腰腿疼，或是身高变矮，都要当心可能是患上了骨质疏松症。

骨质疏松症是一种以骨量减少，骨组织微结构破坏，骨骼脆性增加和易发生骨折为特点的全身性疾病。

骨头像我们建房的水泥预制板。预制板是由水泥和钢筋组成，水泥或钢筋质量有问题都可能会造成房屋倒塌。同样，骨骼由骨矿物质和骨基质组成，骨矿物质主要由钙、磷组成，骨基质主要由胶原蛋白组成。骨矿物质相当于水泥，骨基质相当于钢筋，骨矿物质减少或骨基质有问题都会造成骨质疏松。

1. 骨质疏松有哪些表现？

（1）无症状。

许多骨质疏松症患者早期常无明显的自觉症状，往往在骨折发生后经 X 射线或骨密度检查时才发现已有骨质疏松改变。

（2）疼痛。

腰背酸痛或周身酸痛，负荷增加时疼痛加重或活动受限，严重时翻身、起坐及行走有困难。

（3）脊柱变形。

骨质疏松严重者会身高变矮和出现驼背。椎体压缩性骨折会导致胸廓畸形、腹部受压，影响心肺功能等。

（4）脆性骨折。

轻度外伤或日常活动后发生的骨折为脆性骨折。发生脆性骨折的常见部位为胸、腰椎，桡骨远端和肱骨近端。其他部位亦可发生骨折。发生过一次脆性骨折后，再次发生骨折的风险明显增加。

2. 骨质疏松有哪些危险因素？

（1）不可控因素。包括人种（白种人和黄种人患骨质疏松症的风险高于黑人）、年龄、女性绝经等。

（2）可控因素。饮食中缺乏钙和（或）维生素 D（晒太阳少或摄入少），缺乏体力活动，体重轻，性激素低下，吸烟，过度饮酒、咖啡及碳酸饮料，影响骨代谢的疾病，以及应用影响骨代谢的药物（如糖皮质激素）。

3. 骨密度测定是诊断"金标准"

检查骨密度的方法有拍 X 射线照片、双能 X 射线骨密度仪测定等，

目前认为双能 X 射线骨密度测定是诊断骨质疏松的"金标准"。

《中国骨质疏松症指南》建议下列人群做骨密度检测：

①女性 >65 岁，男性 >70 岁；

②女性 <65 岁，男性 <70 岁，伴一个或以上骨质疏松危险因素；

③有脆性骨折史或（和）脆性骨折家族史的男、女成年人；

④各种原因引起的性激素低下的男、女成年人；

⑤X 射线照片显示骨质疏松改变者；

⑥接受骨质疏松治疗进行疗效监测者；

⑦有影响骨代谢的疾病史或（和）药物服用史（继发性骨质疏松）。

4. 骨质疏松的预防及治疗措施

（1）调整生活方式。

①高含钙、低盐和适量蛋白质的均衡膳食；

②适当户外活动，多晒太阳；

③避免嗜烟、酗酒，慎用影响骨代谢的药物；

④防止跌倒。

（2）补充钙和维生素 D。

补充钙和维生素 D 是基础疗法，但对于严重骨质疏松的治疗是不够的。一般推荐元素钙 800mg/d，

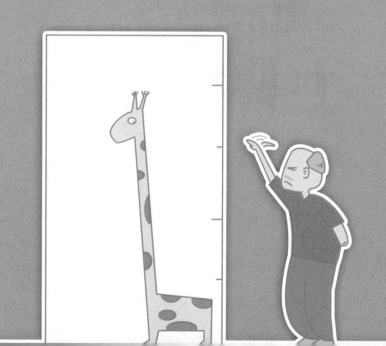

老年和绝经后女性 1000mg/d；一般推荐维生素 D200IU/d，老年和绝经后女性 400 ～ 800IU/d。

（3）正确选择治疗骨质疏松药物。

抑制骨吸收的药物有双膦酸盐类、降钙素类、雌激素类、选择性雌激素受体调节剂。

促骨形成的药物有甲状旁腺素、维生素 K 等。

药物的使用建议在医师指导下选择。

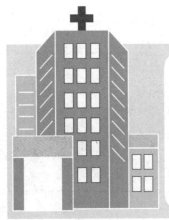

指导专家

雷闽湘，中南大学湘雅医院内分泌科主任医师，教授。

主攻方向：糖尿病并发症、下丘脑垂体疾病。对于代谢内分泌疾病包括糖尿病、甲状腺疾病、骨质疏松症、下丘脑垂体疾病、肾上腺疾病等的处置有丰富经验。

癌细胞能被饿死？别轻信谣言！

在肿瘤科门诊，能看到一些以素食为主的消瘦患者，他们总是说："好多人劝我只吃素食，因为癌细胞比正常细胞长得快，吃下去的营养都被癌细胞吸收了……"但是，我们要强调的是，"癌细胞可以被饿死"完全是不靠谱的！

癌细胞可以被"饿死"？

病友家属的朋友说肿瘤患者不能吃营养太丰富的食物，否则会促进肿瘤生长，所以不能吃肉！

然而实际上，肿瘤细胞的生长跟患者吃多少营养物质并无直接关系。癌细胞直到人死亡前，都在抢夺正常细胞的养分，即使病患营养不良，癌细胞同样增长。饥饿只会

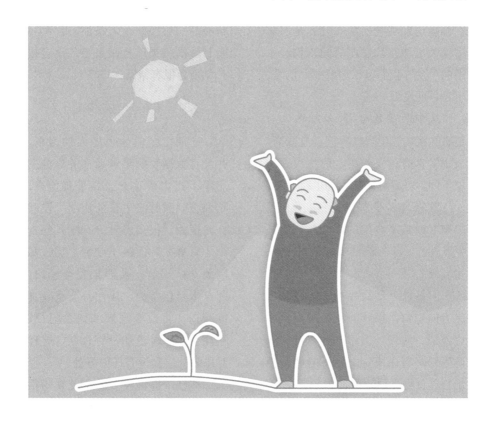

让患者身体能量消耗得更快，加速疾病恶化。

根据美国癌症协会研究的结果，癌症病患饮食热量至少应增加20%。且目前没有证据表明，人体增加养分，会使癌细胞生长更快。

临床上，我们也发现营养状况好的患者对治疗的耐受性和预后都明显好于营养状况差的患者。癌细胞可以被"饿死"的说法是完全没有科学根据的。

极端忌口，"发物"不能吃？

民间有"发物"一说。所谓"发物"，是指富于营养或有刺激性，特别容易诱发某些疾病（尤其是旧病宿疾）或加重已发疾病的食物。所谓的"发"，我们可以理解成"诱发、引发、助发"。

从中医的角度看，"发物"对过敏性疾病、出疹性疾病、皮肤病、疮疡等都有诱发作用，但是疾病类型不同，需要忌口的食物也有差异。

发物大多是腥膻味的，如牛、羊肉；或是辛热性的，如鱼；或是生发性的，如韭菜、笋，以及虾、蟹、腐乳等。

但是以上食物并不一定是肿瘤患者的忌口，患者的忌口应根据所患疾病、病性、治疗方案、得病的诱因等多方面决定。绝不能轻易拒绝营养食物，因噎废食。

生活中很多癌症患者将"发物"的含义随意扩大，认为吃了这些所谓的"发物"一定会导致肿瘤复发。

事实上肿瘤是否扩散，与"发物"没有关系，反而食物限制越严格，营养不良和热量不足的风险就越大。最后，患者营养状况日趋恶化，反而不利于治疗和康复。

最好少吃含油脂的食物？

均衡的营养摄入才是维持身体健康之本，即使清淡饮食，也要补充机体每日必需的营养元素，而油脂中含有人体所需的脂肪酸。癌症患者应尽量选择性摄入含不饱和脂肪酸高的橄榄油、苦茶油，含 ω-3 脂肪酸的鱼类以及坚果等，这对提升免疫力很有帮助。

得了癌症就不能吃辣的了？

吃辣已经成为很多人的习惯，并没有数据表明嗜辣者在肿瘤的发病率、死亡率等方面高于其他人，吃辣会刺激肿瘤生长加速更是没有任何根据。很多患者只有吃辣的食物才有食欲，而得了肿瘤之后，却因为一些误解，被要求完全忌口。肿瘤本身以及放、化疗都会引起食欲减退，再改变吃辣的饮食习惯，往往会让患者更加没有食欲，这样对患者的康复没有任何好处。

不过，进食较多的辛辣食物很

容易助热生火，可表现为口腔溃疡、牙龈或咽喉肿痛、嘴唇干裂、食欲不振、大便干燥、小便发黄等。同时，在服用某些药物时吃大蒜、小茴香等辛辣食物，可能会使药物失效，还会与药物产生不良反应。

在一定条件下，要少吃辛辣刺激性食物，均衡饮食，注意避免吃可能与药物产生不良反应的辛辣食品。

只要能打营养针，不吃也没关系？

很多患者住院后会要求静脉补液，认为打营养针补充几天营养，身体就会更好，不进食都没关系。

但是实际上，人体营养主要靠肠道吸收，如果长时间不进食，肠黏膜就会萎缩，引起肠道菌群失调，从而增加感染概率。静脉注射的脂肪乳、氨基酸等营养成分，往往很难被人体吸收，更多是以能量形式

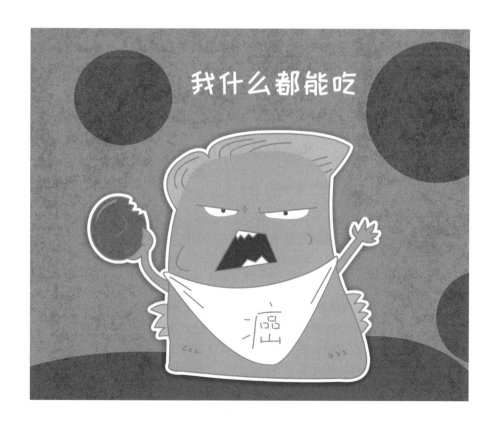

被消耗掉。

虽然医疗用完整营养素制剂（碳水化合物、氨基酸、脂肪乳剂、电解质、维生素、微量元素）可维持和改善病危、无法进食患者每日必需的营养代谢，但不宜长期使用。只要能经口进食，就一定要通过正常方式摄取营养成分。

过度进补、过多食用保健品是有害无益的

保健食品含有一定的功效成分，能调节人体的机能，具有特定的功效，适用于特定人群。它的营养价值并不一定很高，人体需要的各种营养还是要从一日三餐中获得。

更重要的是，保健食品是人体的机理调节剂、营养补充剂，不能直接用于治疗疾病。保健品不是药品，也不能取代药品，保健品并不能治疗肿瘤。

肿瘤患者到底该如何配制合理的膳食呢？

其一，每天摄入足量的蔬菜及水果，主副食搭配，荤素搭配，补充优质蛋白；不吸烟和不饮酒，远离烟草制品、二手烟及酒精。其二，尽量少吃烟熏制品，少吃油炸及隔夜食品，少吃或不吃可能霉变的食物。其三，肿瘤患者因为恶性肿瘤本身的消耗以及治疗造成的影响，对营养的摄取相比健康人群要求更加细致。营养一方面要有侧重，另一方面也需要均衡。切不可因为一些民间流传的说法，而对患者饮食给予不正确的限制。如果病人和家属对于肿瘤患者的饮食有疑问，可以咨询正规医院的专业医师或者营养师。

哪些食物易致癌呢？

（1）腌制食品。咸鱼产生的二甲基亚硝酸盐，在体内可以转化为致癌物质二甲基亚硝酸胺。咸蛋、咸菜等同样含有致癌物质，应尽量少吃。

（2）熏制食品。如熏肉、熏鱼等含致癌物苯并芘，常食易致食道癌和胃癌。

（3）油炸食品。食物煎炸过焦，会产生致癌物质多环芳烃。咖啡煮焦后，苯并芘会增加 20 倍。油煎饼、臭豆腐、油条等，经多次重复使用的油煎炸，在高温下会产生致癌物。

（4）霉变物质。米、麦、豆、玉米、花生等食品易受潮霉变，被霉菌污染后会产生致癌物质 —— 黄曲霉毒素。

（5）隔夜菜。隔夜菜会产生亚硝酸盐，在人体内会转化为致癌物质亚硝酸胺。

（6）槟榔。嚼食槟榔是引起口腔癌的一个因素。

（7）反复烧开的水。反复烧开的水含亚硝酸盐，进入人体后生成致癌的亚硝酸胺。

易致癌食物一点都不能吃吗？

含有害物质的食物是否会对健康造成损害，取决于食用的量和频率。如果食用量大、频率高，造成健康损害的风险就高；反之，则风险较低。

例如，烤鸭的皮中含有致癌物质多环芳烃类，但是由于此类致癌物质只在烤鸭皮里存在，肉里面基本没有，而且人们并不是天天吃烤鸭，因此危害人体健康的风险也就相应很低。

所以，并不是吃了含有易致癌物质的食物就一定会致癌。判断某种物质是否对人体产生危害，要有一个"量"的概念，如果没有"量"这一前提，就不存在毒物的概念。

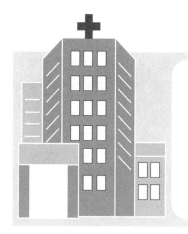

指导专家

申良方，中南大学湘雅医院肿瘤放射治疗科主任医师，教授。

主攻方向：恶性肿瘤的放射治疗、靶向治疗及综合治疗。

胃病也会传染？

一到物产丰富的"食欲之秋"，不少"吃货"就蠢蠢欲动。现在我们的食物是越来越丰富并且唾手可得；不幸的是胃病一直如影随形，电视广告中也时不时问候一句"胃，你好吗？"

胃炎、胃溃疡是因为胃肠动力不足、乱吃食物。但是，你知道吗？胃病其实是会传染的。造成胃病传染的罪魁祸首就是幽门螺杆菌。

幽门螺杆菌是什么？

幽门螺杆菌是一种存活在胃黏膜里面的特殊细菌，身形是螺旋状的，属于微需氧菌，在空气中或者绝对厌氧环境下很难生存。它主要存在于胃黏膜组织，胃小凹是幽门螺杆菌生活的温床。

世界卫生组织认定，幽门螺杆菌是胃癌的第Ⅰ类致癌因子，会引起胃炎、胃溃疡、胃癌、淋巴瘤。

幽门螺杆菌可以通过唾液、粪便传播。尤其是许多家长喜欢将食物嚼碎喂给孩子，这样就很有可能造成幽门螺杆菌在家族中的传播。

感染了幽门螺杆菌，就意味着将患胃癌吗？

2017年中华医学会消化病学分会幽门螺杆菌和消化性溃疡学组发布的《第五次全国幽门螺杆菌感染处理共识》显示，我国人群幽门螺

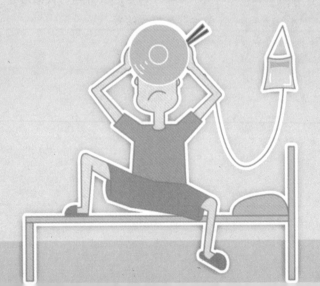

杆菌感染率高达 40% ～ 60%。根据世界胃肠病学组织（WGO）保守估计，尤其是在发展中国家和卫生条件较差的地区，感染的比例更是高达 80%。感染者中有相当一部分并没有胃部症状，所以不必过分恐慌，但是他们会感染别人，这点与乙肝类似。不过，乙肝不发病时不传染，幽门螺杆菌则一直都具有传染性。胃病具有家族聚集性其实主要是因为幽门螺杆菌的传染。

幽门螺杆菌会反复感染，不会产生保护性抗体。不正规的治疗可能造成病菌的耐药性，因此要到正规的医院接受正规的治疗。

幽门螺杆菌的预防

用公筷、勤洗手、讲究个人卫生；加强自身免疫性；有胃炎、胃溃疡、胃癌等胃病家族史，或者长期有口臭的患者要警惕，可进行幽门螺杆菌的筛查。

筛查幽门螺杆菌注意事项

（1）筛查需要空腹；

（2）成人可进行 C13 呼气试验或 C14 呼气试验；

（3）儿童采用 C13 呼气试验进行筛查，对孩子的生长、发育不会造成影响。

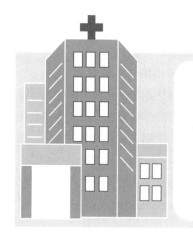

指导专家

李新华，中南大学湘雅医院消化内科副主任医师，临床医学博士。

主攻方向：消化内科常见病的诊治。

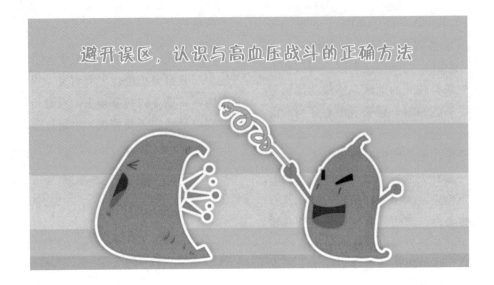

避开误区，认识与高血压战斗的正确方法

目前，我国约有 3.3 亿高血压患者，而高血压防治情况却是令人担忧的。为什么很多患者明知道自己有高血压，血压控制率还这么低呢？

我们可以把这些高血压患者分为以下"门派"：

（1）"星宿派"，迷信偏方、旁门左道；

（2）"全真教"，放任自流；

（3）"逍遥派"，今朝有酒今朝醉，烟酒不忌，饮食起居由着性子；

（4）"神农教"，敢于吃各种药物，自己定服药计划、随意调药。

高血压认识的常见误区

（1）认为年龄越大，高血压的诊断标准越高。

成人高血压标准：非同日 3 次测量，收缩压 ≥ 140 mmHg 和（或）舒张压 ≥ 90 mmHg。该标准不因患者年龄产生变化。数据来自大量临床研究。

（2）凭感觉用药，根据症状估计血压高低。

血压的高低与症状的轻重不一定有关系。大部分高血压患者没有症状，有些人血压明显升高，但因为患病时间长，身体已经适应了高的血压水平，仍没有不适的感觉，直到发生了脑出血，才有了"感觉"。

（3）不愿意过早服药。

高血压越早治疗效果越好。服降压药不会产生耐药性。血压升高会在不知不觉中损害全身的大、中、小血管，损害心、脑、肾等多个器官，等出现靶器官损害时再治疗，为时晚矣。

（4）降压治疗，血压正常了就停药。

原发性高血压不能治愈，需要长期甚至终生服降压药。"坚持服药是高血压患者的长寿之路"，血压波动过大，对靶器官的损害则更严重。经过长期控制，血压达标后，能够严格坚持健康生活方式的患者可在医生指导下酌情减药。

（5）单纯依靠药物，忽视生活方式改变。

药物治疗应该建立在健康生活方式的基础之上。合理膳食、适量运动、戒烟限酒及保持心理健康，是人类健康的四大基石。单纯靠吃药，药物再好也难有良效；不改变生活方式是血压难以控制的原因之一。

（6）只服药，不看效果。

降压原则强调个体化用药。坚持定期对血压进行监测并记录很重要，要掌握用药与血压变化的关系，了解需要用多大剂量或怎样联合用药才能使血压稳定在理想水平。

（7）自行购药服用。

有些人购买药店推荐的药；有些人偏信广告中的"好药"；有些人认为价格越贵的药越好；有些人看别人服用什么降压药有效，就照搬过来，这些都是错误的。一定要医生根据病情，对患者做必要的化验检查，兼顾患者的血压水平、并存的其他危险因素、伴随的靶器官损害的情况，选择能有效降压、对患者无严重不良影响而且能保护靶器官的药物。

血压达标关键："降压是硬道理"，早降压早获益，长期降压长期获益。

降压达标可将高血压患者的心血管风险降到最低，最大限度获益。

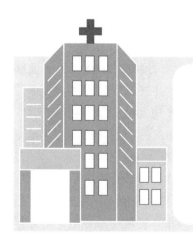

指导专家

刘遂心，中南大学湘雅医院康复科主任医师。

主攻方向：危重病人的抢救、疑难心血管病诊断与治疗、心血管病康复。

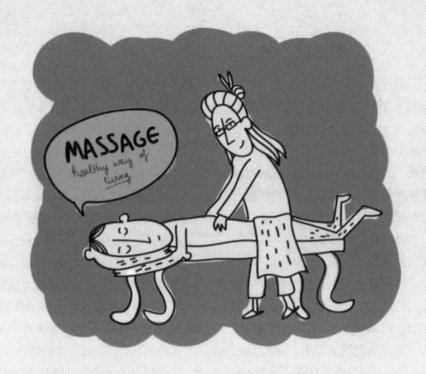

按摩竟导致瘫痪，不是所有的痛都能按摩

不少人遇到腰酸背痛，都会选择按摩，揉一揉，捏一捏，捶一捶，整个人都轻松了。然而，有人却按摩按成了瘫痪！

某天，陈先生发现右髋关节有些疼痛，在亲属推荐下到按摩院进行推拿按摩，结果却不幸出现双下肢不能活动及感觉障碍等截瘫症状。

虽然推拿按摩是治疗骨关节病的常见方法，但是它并不适合所有颈椎、腰椎病患者。

进行推拿按摩放松之前，必须排除一些禁忌证，比如，扩散和传染性疾病（急性骨髓炎、关节结核、恶性肿瘤及局部感染炎症），诊断不明的急性脊髓损伤或伴有脊髓相关症状，

各种骨折，严重的老年性骨质疏松症等，以免发生意外。

另外，只有遇到手法熟练的高级按摩师，才能得到有效的治疗。目前国内小诊所、会所里面的推拿按摩师很少经过系统培训，而且对人体结构不熟悉，所以很难精确找出病症所在。

按摩手法不当，会使脊髓受到短暂而剧烈的撞击，加重对颈椎、腰椎的损伤，甚至会造成患者终身截瘫。

很多病人在颈椎、腰椎病初期、中期并不重视，发作时随便服用消炎止痛药物，有的则靠按摩暂时缓解症状。这样做，不仅错过了治疗时机，可能还会带来截瘫的后果。

颈椎、腰椎病患者无论是进行

手法复位治疗还是推拿按摩，都应选择正规医院，找受过专门训练的医生。

那么，对于脊柱慢性疼痛我们该怎么办？

长期伏案办公、低头玩手机、用不良姿势学习和看电视等均加重了我们脊柱的负担。由于缺乏运动量而肌力不够，一旦肌群不能承受脊柱的负担时，身体就会出现脊柱的慢性疼痛。

现代医学针对脊柱慢性疼痛的治疗有多种手段，包括药物治疗、物理因子治疗、手法治疗、运动治疗、手术治疗；传统中医治疗有推拿、针灸、拔罐、刮痧、中药内服外用等。不同的治疗方法有各自的适应证和优缺点，所以根据病情合理选择治疗方法非常重要。

（1）药物治疗。

一般在颈椎、腰椎病的急性期，可以选择药物治疗，比如一些消炎、脱水、止痛的药物。该时期不大适合手法治疗和运动治疗，急性期的炎症导致软组织对机械压力非常敏感，病人移动和摆体位非常不方便。

（2）物理因子治疗。

物理因子治疗包括微波（超短波、超声波）、中频、红外线、热敷、牵引、冲击波等。

一般物理因子中的电、热疗主要是通过加强局部血液循环，带走炎症因子，促进软组织的愈合，来达到减轻疼痛的效果。

脊柱牵引主要是针对神经根受压。通过对受压节段椎体的分离牵引，减轻其纵向的压力，从而解除神经根上的压力，同时牵引的负压可以让轻微损伤的椎间盘复原。

冲击波通过高能量冲击破坏肌肉、韧带、肌腱增生粘连处，让其重新生长，恢复原有的弹性和韧性，尤其是对于软组织钙化，有非常好的治疗效果。

（3）手法治疗。

目前的手法治疗无外乎两类——软组织松解和关节位置的调整。现代医学软组织松解术与中医的推拿有异曲同工之妙，均是放松紧张的肌群、松解粘连的组织、激活废用的肌群，从而让关节周围的肌群达到动态平衡，维持关节的稳定。

现代医学的整脊手法与中医的正骨亦有同样的功效，都是让偏歪的椎体回正，重新对称整齐地排列椎体，从而恢复脊柱关节的运动轨迹，这样脊柱便能活动自如不受限。

（4）运动治疗。

针对脊柱的运动治疗主要有以下几个方面：核心肌力训练、脊柱柔韧性训练、脊柱灵活性训练。

人体骨架好比机器的铁架，关节附近的肌肉就像连接和固定铁架的螺丝，如果脊柱周围的肌群力量弱，不能稳定关节，那么身体机器就会松垮，影响其正常的功能。所以核心肌力训练非常重要，这也是目前运动医学中的热点话题。

当然，脊柱还要保持好的柔韧性，不能太僵硬，否则无法完成动作幅度大的运动，并且容易受伤。同样，脊柱必须对外界的干扰作出快速的反应，从而避免伤害。

众多研究表明，以运动治疗为基础再配合其他治疗是针对脊柱慢性疼痛最优的治疗方案，不仅能治愈病痛，还大大降低了病症的复发概率。这也是业内共识。

（5）手术治疗。

手术治疗主要针对两种情况：脊柱椎体有骨折和软组织发生严重的器质性改变。对于外伤导致椎体骨折引起脊柱疼痛，必须通过手术治疗固定骨折的椎体来解决问题；

软组织严重受损，比如上下椎体之间的韧带发生严重撕裂导致严重的椎体滑脱以及椎间盘脱出压迫脊髓，此时需手术固定上下椎体和摘除脱出的髓核，从而减轻症状。对于椎间盘突出或脱出压迫神经这类情形，一般是先保守治疗一段时间，若效果不好再考虑手术。总之，手术治疗是最后的选择。

（6）传统中医治疗。

中医学主要从全局考虑，依据脏腑理论，颈腰疾病的形成与肝肾脏器的关系最为密切。从中医角度来看，颈腰疼痛疾病无外乎"邪实正虚"之变，邪实是外力所伤、淤血内滞或外邪侵袭，经脉痹阻；正虚是肾元亏虚、肝血不足等，往往交杂兼并，相伴而生，很难单独分析。所以，中医从全局出发增强体质，依靠自身的修复能力治愈疾病，且副作用比较小。

指导专家

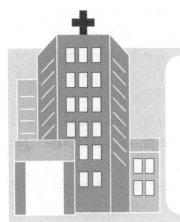

雷少榕，中南大学湘雅医院整形美容外科教授。

范鹏举，中南大学湘雅医院整形美容外科副教授。

唐银波，中南大学湘雅医院康复科物理治疗师。

胃镜检查一定会很痛吗？

消化内镜检查是目前消化道癌检查的首选方法，胃镜检查也是其中的一种。可是，因为常常听说做胃镜检查会很痛，很多人一听说要做胃镜检查，就先吓坏了。

做胃镜检查有哪些流程？无痛胃镜又是如何克服或减缓疼痛的呢？看看我们给你的解答吧。

"无痛胃镜"其实是麻醉胃镜，它主要通过给受检者进行麻醉的方式，使其在意识模糊的情况下完成检查，从而减轻传统胃镜检查的痛苦。

胃镜检查开始前，先由麻醉医师对受检者实施麻醉，使其迅速进入镇静、睡眠状态。接着，内镜医师会利用一根导光纤维，将内窥镜从受检者口腔伸至食道、胃、十二指肠（像是把医生的视觉延伸到内脏），从而清楚地观察到上消化道内各部位健康状况。

正常的无痛胃镜全程检查时间为 10min 左右，如果有病变的话，则需要针对病变做活检或一些治疗，时间相对长一点。

检查结束后，受检者需要休息 5～10min，直到完全清醒后就可以离开（少部分人在 20～30min 内可能会出现轻度头晕的情况，这是正常现象）。

需要特别留意的是，做完无痛胃镜检查的当天禁止开车，也不能吃辛辣刺激的食物，检查后 2h 才可以饮水进食（但 24h 内应进食温凉的稀饭、面条等软烂食品），不要吃得太饱。

少部分受检者在检查后可能产生咽痛、异物感或出血症状，这是胃镜擦伤咽部黏膜导致的，过一段时间症状会自动消失。

麻醉胃镜虽然能让你享受无痛的畅快，可这种检查方式仍存在一些风险，因此在做检查前一定要认真听医生的叮嘱。

首先，不是所有人都适合做无痛胃镜。心肺功能差、怀疑有梗阻、对麻醉药物过敏（或太过敏感）等的病人并不适合做无痛胃镜。

其次，做无痛胃镜检查前 4h 一定要空腹。如果受检者没有严格禁食禁饮，麻醉后就容易引起反流误吸，可能造成呼吸道梗塞等严重后果。

最后，胃镜检查的所有禁忌证也是无痛胃镜的禁忌证。

禁忌证分相对禁忌证和绝对禁忌证，现介绍如下。

（1）相对禁忌证。

①70岁及以上患者；②心肺功能不全患者；③消化道出血，血压波动较大或不稳定患者；④严重高血压患者，血压偏高患者；⑤有严重出血倾向，血红蛋白低于50g/L或PT延长超过1.5s患者；⑥高度脊柱畸形患者；⑦消化道巨大憩室患者。

（2）绝对禁忌证。

①严重心肺疾患，无法耐受内镜检查患者；②怀疑出现休克或消化道穿孔等情况的危重患者；③患有精神疾病，不能配合内镜检查者；④消化道急性炎症，尤其是腐蚀性炎症患者；⑤明显的胸腹主动脉瘤患者；⑥脑卒中患者。

由于无痛胃镜的检查并不需要受检者处于手术级别的深度麻醉状态，所以其应用的麻醉药物毒性较小、起效快、药效消失也快，可控性较强。

因此，在专业麻醉医师的密切监测下，这种检查对绝大多数人来说都是安全可靠的。

总的来说，无痛胃镜是医疗技术的进步，同传统胃镜检查相比具有很多优点。

除了能够帮助患者消除害怕疼痛的紧张感，避免引起机械性损伤，还能够协助医生进行更精确的诊断，甚至是微创治疗。

但是，这并不意味着传统胃镜检查就不好、不能做了，胃镜检查并没有想象中可怕。选择一个技术纯熟的医生，事前进行充分的了解和沟通，检查时认真配合，就能顺利、愉快地完成检查。

说到底，胃镜检查的目的是对消化道进行肿瘤早期评估。因为有许多消化道慢性疾病起初是良性的，但经过一段时间的演变，就有可能发展成癌。并且，很多消化道肿瘤在早期没有明显的外在症状，一旦病发可能已是晚期，医生也束手无策。

与其救疗于有疾之后，不若调养于无疾之先。

指导专家

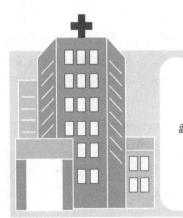

刘霆，中南大学湘雅医院消化内科副主任，主任医师。

主攻方向：消化道肿瘤基础与临床。

得了帕金森病，还能长命百岁吗？

近年来，帕金森病在我们身边出现的频率越来越高，包括数学家陈景润、拳王阿里、教皇保罗二世、政治家阿拉法特在内的诸多大众熟悉的名字都曾与帕金森病相关。可是您了解帕金森病吗？您知道不幸罹患帕金森病该怎么办吗？

帕金森病常见吗？

根据国际运动障碍学会的报道，2015 年全球大约有超过 400 万帕金森病患者，帕金森病患病率随年龄增长而增加。我国目前尚无完整的关于帕金森病患病率、发病率等大规模数据记载。现有的多篇地区发病率调查结果显示，一般在 55 岁以上的人群中帕金森病的患病率在 1% 以上，而在 65 岁以上的老年人中患病率增加到 2%。

随着全球人口老龄化的到来，帕金森病的患者有增多的趋势。帕金森病是除老年性痴呆外最常见的神经系统变性疾病。

许多早期、症状较轻的帕金森

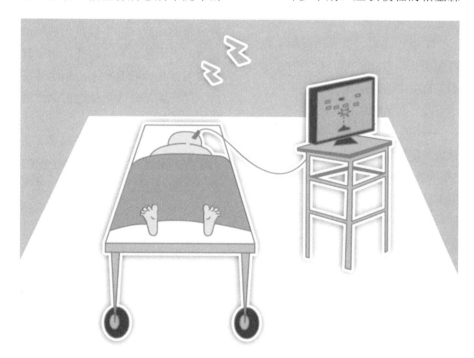

病患者常以为动作迟缓或者手抖是老年人的正常老化现象，尤其是有些患者仅出现动作迟缓而无手抖的情况，便未选择就医。

只有手抖才表示得了帕金森病吗？

帕金森病是一种常见的中老年神经系统疾病，以运动症状和非运动症状的临床表现为显著特征。

（1）运动症状。

①运动迟缓。日常生活中，穿衣、刷牙等动作缓慢；字越写越小；行走时步距缩小，呈小碎步；语言单调。

②静止时手颤抖，有时脚颤抖。

③强直。四肢有沉重感及僵直，活动关节困难。

④姿势异常。患者颈及躯干呈弯曲姿势，身体前倾，行走时手臂不能自由摆动。

（2）非运动症状。

抑郁、嗅觉减退、便秘和睡眠行为异常等。

每一例帕金森病患者都可能先后或同时表现出运动症状和非运动症状。二者不仅干扰了患者的工作和日常生活，还明显影响了患者的生活质量。必须对帕金森病的运动症状和非运动症状采取全面综合的治疗。

帕金森病会影响寿命吗？

帕金森病本身不是一种致命的疾病，一般不影响寿命。随着治疗方法的不断创新和治疗水平的提高，越来越多的患者能够较长时间地维持高水平的运动功能和生活质量。

但如果患者没有得到及时和合理的治疗，很容易导致身体功能下降，甚至生活不能自理，进而给患者造成极大痛苦，也给其家庭和社会造成沉重负担。最后可能会出现各种并发症，如肺炎等，这些并发症成为导致患者死亡的直接原因。

帕金森病能治好吗？

目前应用的治疗手段，无论是药物治疗还是手术治疗，都只能改善患者的症状，并不能阻止病情的发展，更无法治愈。因此，帕金森病的治疗目标和其他不能治愈的疾病一样，就是最大限度地提高患者的生活质量。

如果患者能保持心情乐观、意志坚强、家庭关系和睦，加上合理、及时的药物治疗，大多能保持长久的生活自理能力和较高的生活质量，病情恶化相对较慢。

但也须注意：

（1）切勿盲目进行手术治疗。

并不是所有帕金森病患者都可以动手术。一般来说，早期药物治疗效果明显，而长期药物治疗的效果明显减退，后期出现严重的运动波动及异动症者可考虑手术治疗。手术治疗有严格的适应证和禁忌证，需要医生全面评估。

（2）切勿盲目相信保健品、偏方。

千万不要被一些小广告误导，认为某些偏方、保健品可以根治帕金森病而贸然服用，这既耽误病情，又浪费金钱。目前国际上没有任何药物或保健品可以根治帕金森病。

（3）服药后若有副作用也不能停药。

多巴胺受体激动剂和左旋多巴相似，服药后患者容易出现恶心、呕吐、直立性低血压和精神障碍等症状，但一般在刚开始服药时出现，数天或数周后逐渐消失。服用激动剂时应从小剂量开始，以逐渐耐受和适应激动剂，这样发生副作用的风险会小一些。一旦发生副作用，可对症处理，以保证治疗继续进行。

帕金森病患者需终生服药。症状改善后擅自减量或停药，可能导

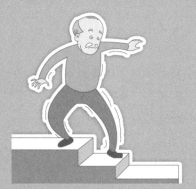

致症状恶化或严重副作用。特别是使用左旋多巴时，不能突然停药，以免发生撤药恶性综合征。

得了帕金森病怎样生活？

（1）衣——力争自己穿脱。

一般情况下，只要能自己穿衣服就自己穿，因为穿、脱衣服也是一种很好的锻炼肌肉的方法。

日常的衣物要尽量宽松，避免选择细小的纽扣，可以拉链或魔术贴代替。

不要选择系鞋带的鞋子，可选择有魔术贴的鞋子；避免选择橡胶或生胶鞋底，以防患者向前倾倒。

（2）食——均衡、多样、营养。

应该尽可能维持均衡的饮食，每日摄入的食物应多种多样。

多吃杂粮和蔬菜瓜果，尽量少吃动物脂肪。

适量补充奶类和豆类，以防止骨质疏松和骨折。

每天摄入足够的水和纤维素很重要，有利于防止便秘。

为避免影响药效，牛奶等富含蛋白质的食物尽可能在晚饭时或睡前摄入。高蛋白会影响左旋多巴的药效，这类药物建议在餐前或餐后1h服用。

（3）住——明亮、安全、方便。

应尽可能为患者提供一个明亮、方便、安全的居住环境。

居室里保证足够的采光和照明度，室内在日常活动常去的位置安装把手和扶杆。

洗手间应紧挨着卧室，用坐式马桶，与墙距离不少于45cm；洗澡时放置洗澡专用的小椅子，浴缸底部放防滑垫。

（4）行 —— 不要畏惧运动。

有些患者畏惧出门和活动，排斥一切运动。

事实上，运动有助于治疗帕金森病。研究显示，有氧锻炼项目可改善帕金森病患者有氧健康状况、运动功能和认知功能。

指导专家

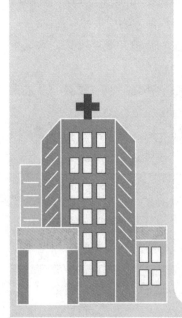

唐北沙，中南大学湘雅医院神经内科主任医师，教授。

主攻方向：神经变性疾病（如帕金森病、老年性痴呆、运动神经元病等）和神经遗传病（如脊髓小脑性共济失调、腓骨肌萎缩症、痉挛性截瘫等）的临床研究。

严新翔，中南大学湘雅医院神经内科主任医师，教授。

主攻方向：帕金森病、原发性震颤、发作性运动诱发性肌张力障碍（PKD）、扭转痉挛、舞蹈症、抽动症、神经系统罕见病和疑难病的诊断、治疗和康复，以及椎体外系疾病的脑深部电极植入的治疗。

沈璐，中南大学湘雅医院神经内科主任医师，教授。

主攻方向：帕金森病、老年性痴呆及神经系统遗传病的诊断、鉴别诊断、规范化治疗和发病机制研究。

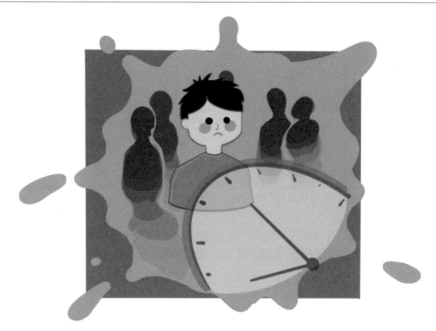

真的有容易患癌症的"癌症性格"吗？

性格孤僻、抑郁多疑、爱生闷气、情绪长期受压抑……这类人群，在大众的印象中，好像与容易患病，尤其是患癌症，有着千丝万缕的关系。

由于存在这样的刻板印象，就有了"癌症性格"说法的流行。但"癌症性格"真的存在吗？

什么是"癌症性格"？

"癌症性格"是一种大众的看法，认为具有某些特定的性格特征的人比起其他性格的人更容易患癌症，常见的有性格内向、情绪抑郁、容易焦虑、压抑内心、缺乏自信、抗打击力弱等。

这也就造成了很多人把自己与"癌症性格"的标准作对比，觉得

自己符合其中的几条便整日惴惴不安，担心自己是否即将患上癌症，从而背上沉重的心理负担。

"癌症性格"是否客观存在？

从性格这个本身就复杂的因素来看，很难区分哪些属于固有的遗传特性，哪些受环境影响，哪些又是慢性应激反应，因此也就很难断定患癌症是否由某种性格所致。

就癌症自身而言，其具有较长潜伏期，某些癌症会引起某些激素分泌的改变，从而影响患者心理状态，因此其中的因果关系也难以准确判断。

可见"癌症性格"并不是板上钉钉的致癌特性，并非具有某种性

格就一定更容易引发癌症。

性格本身并无优劣之分，关键是要能够扬长避短，及时调节情绪。无论是遇到难以解开心结的日常事件还是在感情或学习、工作中遭受了重大打击，都不要让自己长期陷于负面情绪之中。自我调节或寻求亲友帮助无果时，可以向心理咨询师或心理医生求助。

真正的癌症常见危险因素有哪些？

肿瘤的发病是一个涉及多因素、多步骤的病理过程，与其发病相关的因素包括化学、物理、生物、遗传、炎症、营养以及社会、心理、经济因素等。

日常生活中常见的癌症危险因素有吸烟、过量饮酒、慢性感染、职业暴露、环境污染、过度暴露于紫外线中、缺少身体活动、肥胖和膳食营养不平衡等。

如何远离癌症？

防控慢性感染因子：常见的慢性感染因子有肝炎病毒、人乳头状瘤病毒等，可以通过疫苗预防接种来减少感染风险，需要注意的是，要选择医院等正规途径来进行疫苗接种。

控烟：除了抽烟者自身控烟外，不抽烟者也要注意二手烟危害，如积极创建无烟的工作及生活环境，注意室内常通风换气。

调整营养膳食结构：选择健康食谱，每天增加新鲜水果、蔬菜的摄入量，并适当减少腌制食品、红肉（烹调前呈红色的肉，如猪肉、牛肉、羊肉等）的摄入。

限制饮酒：我国建议成年男性每日酒精摄入量不超过25g，女性不超过15g，但这也只是低风险剂量，还是少喝或不喝为佳。

最重要的是早发现，早诊断，早治疗，并积极配合。

指导专家

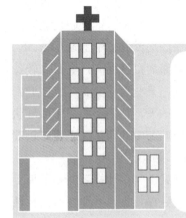

周蓉蓉，中南大学湘雅医院肿瘤科主任医师，教授。

主攻方向：头颈部、乳腺恶性肿瘤的放射治疗及综合治疗。

告诉"觉得你冷"的妈妈：穿得少不等于会得"老寒腿"

你的妈妈会在看到你大冬天露脚踝、光腿、露膝盖时提醒你"年轻的时候冬天光腿、露脚踝，老了会得老寒腿"。但这个说法正确吗？

人们口中的"关节炎""老寒腿"其实大都指的是骨关节炎。受凉后腿痛确实是关节炎的表现之一，但寒冷并非导致关节炎的原因。比如，东北地区气候寒冷，但是骨关节炎患者其实并不比南方多多少。

关节软骨老化与磨损才是关节炎的主要成因，很多人误以为关节炎是冻出来的，可能与关节炎患者往往遇冷就会感到疼痛加重有关。

骨关节炎的主要病因是哪些？

目前已有的证据表明，引发关节炎的三大因素分别是年龄、长期劳损和活动不当。

人到 40 岁时，负重关节都会

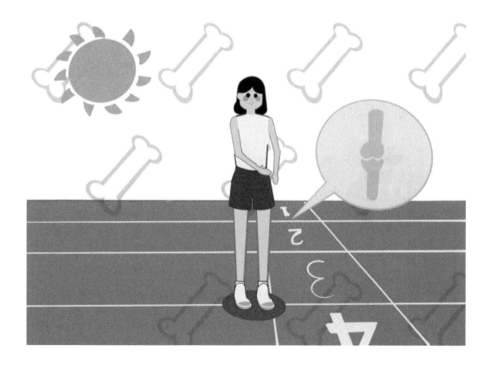

有一些骨关节炎的病理改变。如果有过度使用的情况，比如职业损伤、运动过量等，会超出关节负荷，提早出现骨关节炎。与其说骨关节炎是一种疾病，不如说是关节对于磨损的一种自然反应。

骨关节炎的症状有哪些？

骨关节炎起病缓慢，患者在受凉、劳累或受轻微外伤后会感到关节有疼痛和酸胀感。疼痛是骨关节炎的常见症状。根据病情的轻重，疼痛的性质也不一样。

晨僵也是骨关节炎的症状之一。

防治骨关节炎的方法

注意休息：骨质量在 40 岁后逐渐走下坡路，提倡大家"养"（非负重下运动），保护自己的关节。"养"（非负重下运动）并不是说躺着不动，"生命在于运动"，一定要进行适量的运动，但不要过度。

注意保暖：骨关节炎三分治，七分养。由于年龄的增长，骨质下降，很多的外部因素，如受风、受寒、处于潮湿的环境等使骨关节炎加重。不要住地下室，要住朝阳的、温暖的房间；不要经常沾凉水。

年轻人要警惕体重过于肥胖、过度运动，以及运动损伤。许多体育运动，如马拉松（可能导致髋关节炎）、足球运动（可能导致髋、膝关节炎）等，要在尽量保护好自己的前提下进行。

已经患有退行性骨关节炎的患者，要补钙，可以通过口服药物、外用药物缓解病情；平时要进行自我保健，避免长时间站立，少做爬山、上下楼梯等运动，提倡游泳、散步等。

患者严重的骨关节炎则要进行手术治疗。

指导专家

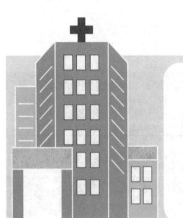

钟达，中南大学湘雅医院骨科主任医师，教授。

主攻方向：髋、膝关节疾病的诊治，复杂畸形关节置换与翻修、保髋及保膝手术等。

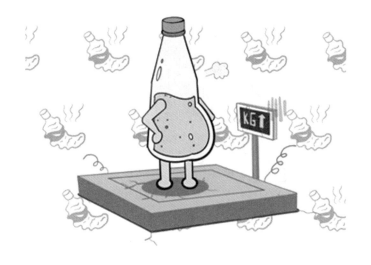

震惊！饮料代替白开水喝出糖尿病

19 岁的小曾，5 年前开始"以饮料代替白开水"，近两三年体重从 65kg 蹿到了 85kg。日前，他喝了一瓶可乐后出现恶心、反复呕吐、神志不清的症状，被家人送至中南大学湘雅医院急诊科，确诊为糖尿病酮症酸中毒。家属很难相信，"我家没有糖尿病家族史，孩子以前也没有发现有糖尿病，难道喝饮料也会得糖尿病？"

根据《中国 2 型糖尿病防治指南（2020 年版）》，我国糖尿病患病率近 30 年来呈现一个显著增加的趋势。2015—2017 年，中华医学会内分泌分会在我国 31 个省（区、市）进行的流行病学调查表明，我国 18 岁以上人群糖尿病的患病率为 11.2%。

遗传、肥胖、饮食结构不合理、不良生活方式（酗酒、熬夜、暴饮暴食）都是致使我国糖尿病高发的原因。

碳酸饮料的成分不外乎是碳酸水、柠檬酸等酸性物质，以及白糖、香料。当它进入人体后，能供给人体大量的热量和糖分。长期如此，即便没有导致体重上升，也会增加糖尿病发病的概率。

美国有学者对 166 名在校学生进行了为期两年的前瞻性研究，在控制了其他变量后，研究者发现饮用无糖汽水越多，随访时被调查者 BMI 增加得越多，表明代糖能明显增加体重。耶鲁大学神经内科在 2010 年的会议中指出，代糖能刺激人体下丘脑的糖甜味受体，促进多巴胺的分泌，而多巴胺分泌增多会刺激人体对其他糖分的摄取。所以目前的研究表明，虽然代糖不含热量，但是会降低人对甜味的敏感度，增加食欲，造成人对其他糖分摄入需求增加，久而久之就会导致能量摄入增加，增加肥胖以及患糖尿病的风险。

小曾虽然没有糖尿病家族史，但其肥胖、长期以饮料代替白开水的不良生活方式亦会增加其患糖尿病的风险。

糖尿病是引起酮症酸中毒的元凶

糖尿病酮症酸中毒是血糖急剧升高引起胰岛素严重不足导致的酸中毒。当糖尿病患者体内的胰岛素严重不足时，机体对葡萄糖的利用出现障碍，脂肪分解加速，生成的酮体增多，造成酮体在体内积聚，酮体属于酸性物质，在体内堆积过多，机体无法代偿时，会出现代谢性酸中毒。

酮症酸中毒前期表现为频繁口渴、多饮多尿、乏力；到了中期会出现气喘，呼吸深、快，呼出气体有"烂苹果"味、恶心、呕吐，多饮多尿加重等症状；严重者会脱水、丧失意识、多脏器功能衰竭，若不及时治疗，病情会进一步恶化，导致患者死亡。

如何预防糖尿病酮酸症中毒？

大多数糖尿病可以通过改善饮食习惯来预防。首先要确认自己是否属于糖尿病高发人群。有糖尿病家族史、高血压、肥胖症等的人群，都是糖尿病高发人群，这类人一定要定期到医院体检，尤其要注意检查血糖、血脂、血压，防止血糖升高，同时管住嘴巴，不随意乱吃，养成良好的饮食习惯，切忌以饮料代替白开水，应多饮用白开水或淡茶，从而避免和消除导致糖尿病酮症酸中毒的各种诱因。

平时要注意饮食卫生，防止受凉感冒。一旦患病（如发烧、感冒、腹泻等），要积极治疗，同时密切监测血糖和尿酮体，及时调整治疗方案，必要时应立即去医院诊治，绝不可延误病情。

指导专家

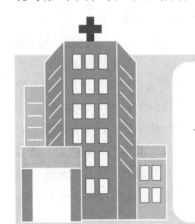

罗学宏，中南大学湘雅医院急诊科主任医师，教授。

主攻方向：急诊医学、肝胆肠疾病。

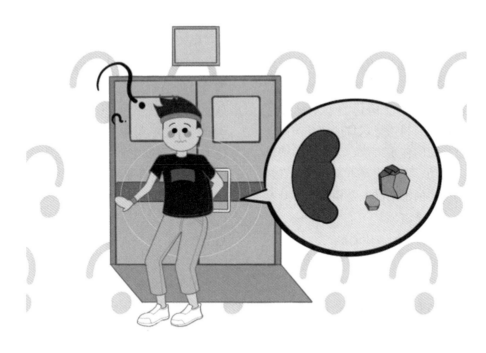

肾结石多喝水就不用碎石了吗?

腰痛、肾绞痛、尿血……肾结石种种折磨人的症状,让人寝食难安。如何摆脱折磨人的肾结石呢?多喝水就不用碎石了吗?听听中南大学湘雅医院齐琳教授怎么说吧。

病友A:我最近发现自己有肾结石,打算去医院碎石,可朋友说肾结石只要多喝水就可以了,不需要碎石,真的是这样吗?

齐琳教授:结石如何治疗需要根据结石的大小、数目和具体位置来决定,只有少数比较小的尿路结石可以选择排石治疗,绝大多数尿路结石需要通过微创的治疗方法粉碎并排出体外。

病友B:肾结石形成的原因是什么?吃什么食物能预防肾结石、保护肾脏的健康?有了肾结石,饮食上要注意哪些事项?

齐琳教授:尿路结石形成的具体原因尚不清楚,但年龄、性别、种族、遗传、环境因素、饮食习惯和职业对结石的形成影响很大。机体代谢异常、尿路梗阻、感染、异物和药物使用是结石形成的常见病因。重视这些问题，能够减少结石形成或复发的概率。

尿路结石 80% 以上为草酸钙结石，其次是磷酸钙结石。含钙结石患者的预防措施应该从改变生活习惯和调整饮食结构开始，保持合适的体重指数、进行适当的体力活动、保持营养平衡和增加富含枸橼酸的水果摄入是预防结石复发的重要措施。

（1）增加液体的摄入。

增加液体的摄入能增加尿量，改善尿路结石成分的过饱和状态，预防结石的复发。推荐每天的液体摄入量为 2.5 ～ 3.0L。应避免过多饮用含咖啡因饮品、葡萄汁、苹果汁和汽水。建议多喝橙汁、酸果蔓汁和柠檬水。

（2）控制钙的摄入。

正常钙质含量的饮食比传统的低钙饮食具有更好的预防结石复发的作用。推荐食用乳制品、豆腐和小鱼等食品。

（3）限制饮食中草酸的摄入。

避免摄入诸如菠菜、甘蓝、杏仁、花生、甜菜、欧芹、大黄、红茶和可可粉等富含草酸的食物。其中，菠菜中草酸的含量是最高的，草酸钙结石患者更应该注意忌食菠菜。

（4）限制钠盐的摄入。

高钠饮食会增加尿钙的排泄量，每天钠的摄入量应少于 2g。

（5）避免蛋白质的过量摄入。

低碳水化合物和高动物蛋白饮食与含钙结石的形成有关。应避免过量摄入动物蛋白质，每天的动物蛋白质的摄入量应该限制在每千克体重 0.8 ～ 1.0g。

（6）减轻体重。

超重是尿路结石形成的重要的因素之一，建议尿路结石患者将体重指数维持在 18.5 ～ 24.0。

（7）增加水果和蔬菜的摄入。

水果和蔬菜的摄入可以稀释尿液中的成石危险因子，但并不影响尿钾和尿枸橼酸的浓度。

（8）增加粗粮及纤维素饮食。

米麸可以减少尿钙的排泄，降低尿路结石的复发率。

（9）减少维生素 C 的摄入。

服用维生素 C 后，尿草酸的排泄会显著增加，形成草酸钙结晶的危险程度也相应增加。建议每天维生素 C 的摄入不要超过 1.0g。

（10）限制高嘌呤饮食。

伴高尿酸尿症的草酸钙结石患者应避免高嘌呤饮食，建议每天食物中嘌呤的摄入量少于 500mg。富含嘌呤的食物有动物的内脏（肝脏及肾脏），家禽皮，带皮的鲱鱼、沙丁鱼、凤尾鱼等。

病友C：我以前得过肾结石，

做手术碎掉排出了，现在检查又有肾结石，请问为什么会复发？我要注意些什么？有没有办法拔除病根？

齐琳教授：建议您将手术取石的标本做结石成分分析，在明确结石性质的同时，根据结石成分制订针对性的预防措施。

病友D：吃过早餐后腰部突然出现绞痛，且有尿意却尿不出，痛了四个小时，会不会是肾结石？肾结石如何分类？哪种比较"厉害"？

齐琳教授：这种情况需要考虑肾结石和输尿管结石的可能，需要来医院进行详细的检查，明确诊断，进行合适的治疗。

临床上可根据肾结石的病因、晶体成分、位置等来进行分类，但不存在哪种结石更"厉害"的说法。

病友E：小孩得了肾结石，左肾结晶，右肾有 3.3mm×2.5mm 大小结石，右肾盂宽约 8.3mm，且有积水，请问该怎么治疗？可以喝排石冲剂吗？

齐琳教授：儿童泌尿系结石的发病常常与代谢异常、泌尿系畸形、营养不良及遗传等因素有关。您家孩子这种情况首先要到医院进行完整的代谢评估和影像学检查，治疗方面可先试行排石及溶石治疗，如

效果不佳则考虑外科治疗措施。

病友F：我有肾结石，4mm 大，听人说每天吃木耳或者喝洗米水能排石，这些偏方靠谱吗？一般多久才能好？

齐琳教授：不靠谱，结石的治疗需要遵循规范、完整的方案，请到泌尿外科专科门诊咨询。

病友G：我怀孕了才查出有肾结石，检查结果是这样描述的：左肾上盏、右肾下盏各见一 0.4cm×0.3cm 的强光点。我想知道这种结石对孕妇来说有没有危险？能进行治疗吗？

齐琳教授：肾结石可能引起孕妇肾绞痛、尿路感染和疼痛，甚至可造成子宫收缩、诱发先兆流产等。

妊娠合并结石需要根据结石的大小、梗阻的部位、是否存在着感染、有无肾实质损害以及临床症状来确定治疗方法。原则上对于结石较小、没有引起严重肾功能损害者，采用综合排石治疗，包括多饮水、适当增加活动量、输液利尿、解痉、止痛和抗感染等措施促进排石。

病友H：自从得了肾结石后，我就会经常发烧，断断续续地，且想呕吐，请问二者之间有联系吗？

肾结石会引起哪些不良反应？

齐琳教授： 这种情况可能是肾结石合并感染所致，建议到泌尿外科专科门诊就诊。

肾结石可造成局部损伤，引起出血、肾绞痛、尿路感染甚至败血症，肾功能损害甚至尿毒症，少数结石反复刺激尿路上皮甚至可诱发癌变。

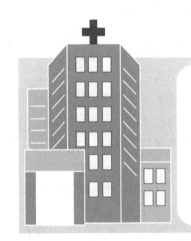

指导专家

齐琳，中南大学湘雅医院泌尿外科主任医师，教授。

主攻方向：泌尿生殖系肿瘤临床研究，泌尿生殖系肿瘤的规范化诊治及微创治疗技术。

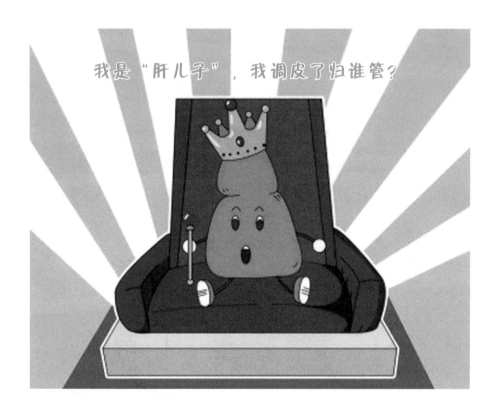

我是"肝儿子",我调皮了归谁管?

大家好,我是肝脏。

俗话说,麻雀虽小,五脏俱全。说的这五脏——心、肝、脾、肺、肾,也有我一席之地啊。

在维持人体这个"大家长"正常生理功能的过程中,我发挥着不可替代的作用。我不仅是最大的实质性器官,还是最大的腺体,因此,我在人体中扮演的角色有500多种。谦虚的我就先扳着手指,给你秀秀我最厉害的三个本领。

1. 吃喝拉撒要靠我

无论你吃什么珍馐美味,样样都要靠我分泌的胆汁协同消化。

食物经过胃肠消化产生的营养物质,统统要回到我这里,让我一一筛选,分门别类,指挥它们合成人体所需的白蛋白、糖原和脂肪等物质。此外,那些纷繁复杂的维生素、矿物质也要靠我加工储备起来,以备不时之需。

2. 废物利用要靠我

人体运转不停产生各种废物。

其中红细胞衰老代谢的血红蛋白、人体每天不断合成的激素等,都要在我这重新分配任务:血红蛋

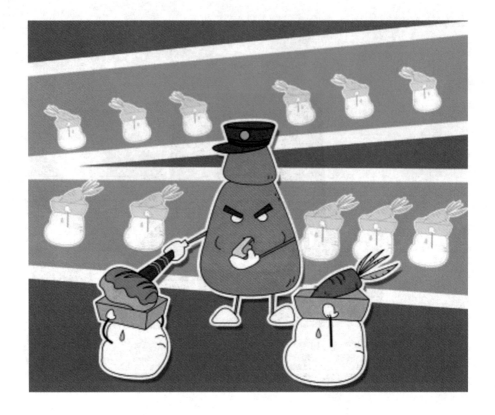

白转化为胆红素，排泄出去；血红
蛋白中的铁重新利用储存，以供骨
髓造血使用。人体产生的各种激素
有重要的生理作用，我得监督它们
都来我这里乖乖地被过滤、分解。

3. 生病吃药要靠我

当人体被感染生病的时候，我
还是重要的免疫器官。

尤其是来自肠道的那些病原
体，到了我这里，就要给它们个"下
马威"。留守的单核细胞系统把它
们吞噬歼灭，并激活后续的免疫反

应，跟进绞杀漏网之鱼。

生病吃药，很多时候都需要通
过我发挥清除效应，以减少药物的
毒副作用对人体的损伤，使药物发
挥更佳的治疗效果。

虽说我本领大，能力强，生命
健康由我守卫，但是树大招风啊，
我身边潜伏着不少危险因素。

在中国，我最大的敌人就是乙
肝病毒了，它是导致中国人肝损害
的第一大病因。

作为一种传染性疾病，母婴传
播和体液传播是乙肝的主要传播途

径。因此，尤其要注意家族史和可疑感染暴露情况，及时做好筛查，规律体检，若有感染，及时就医，定期监测，必要时采取干预治疗，控制疾病进展，避免发病。

有形的对手尚可防备，而自身无形的不良习惯正逐渐成为危害我的主要原因：运动减少、久坐不起、过量不均衡的饮食摄入导致的代谢综合征发病率增加，会使我被脂肪填充，进而发展为脂肪肝；而长期酗酒，酒精会影响我对脂肪处理和代谢的能力，进而使肝脏堆积脂肪，

这两种脂肪肝病如果不及时防治，会慢慢地使我出现炎症、纤维化，甚至肝硬化。

错误地使用药物会对我造成极大的危害。诚然，我对药物的代谢发挥作用，但是过度和错误地使用药物，尤其是退烧药、抗结核药等可能导致我出现药物性肝损伤，严重的话，甚至会衰竭而亡。

另外，我还特别怕寄生虫，尤其你若有生食鱼虾的习惯，里面含有的寄生虫会让我瑟瑟发抖，一不小心，感染肝吸虫，就会对我造成

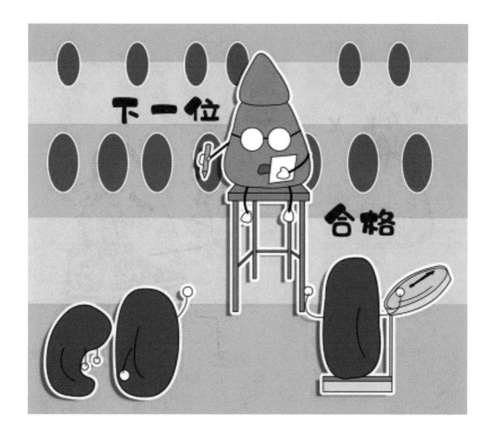

损伤和破坏。

这些可能危害到我的因素，一定要注意，否则小心我"大动肝火"哦！

人们常说"小心肝"，不仅是对我的昵称，更重要的是表明我需要被小心对待。有时不经意的损害，可能让我"大动肝火"，损害健康。

一开始，我发发小脾气时，只会让你身体疲乏、无精打采，胃口不好，你可能不太注意，也许会认为是伤风受凉，随便吃些感冒药，

但这可能会是火上浇油。接着胃部更加不适，腹胀明显，甚至出现恶心、呕吐，你可能会认为是消化不良了，还没引起重视，胃药、中药一起服用。日渐衰弱的你，会看到自己的尿色如浓茶，镜中的自己双目黄染，家人看到也许会说你肤色变黄了，赶紧去医院查一查，结果发现肝功能严重损害，这时的我可是"气急败坏"了。

我调皮捣蛋的时候，身体反应不敏感而容易被忽视，或者被当成

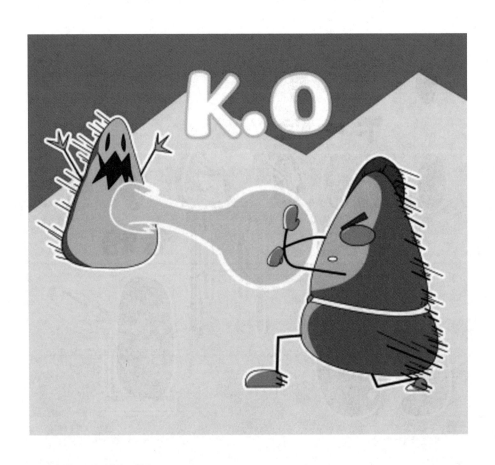

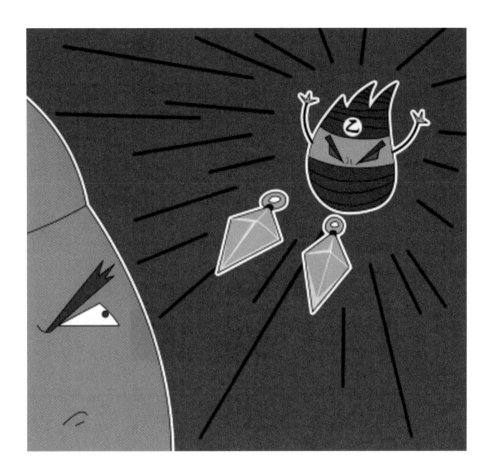

感冒和消化不良。出现以上症状，请想一想"小心肝"，是不是"肝儿子"出问题了？

现在大家已经了解我是能干又脆弱的"肝儿子"，我有时真的很调皮，动了肝火惹人烦。那么，我调皮了归谁管，到了医院谁能治治我？

由于我国的国情，病毒性肝炎仍然是肝病的主要病因，长期以来感染科积累了丰富的肝病及其并发症的治疗经验，尤其是对于黄疸查因、重症肝病、肝衰竭的治疗有独到之处，因此，首先建议到感染病科就诊。

中南大学湘雅医院感染病科开展乙肝治疗已有 20 多年，救治了大量肝衰竭患者，改善预后，降低了死亡率。此外，感染科已建立的感染科监护室，能为肝衰竭及严重并发症患者提供全面的监护治疗和生命支持，为抢救治疗或者肝移植争取时间。

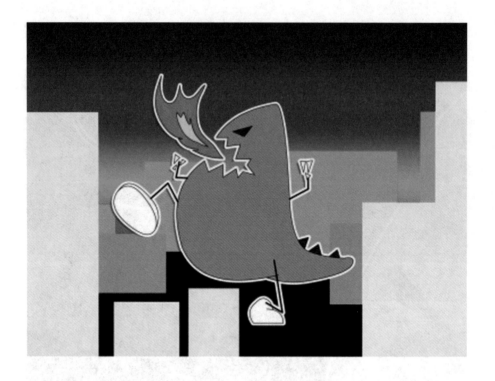

"肝儿子"调皮了，"小心肝"不好惹，警惕可能损害肝脏的危险因素，如果出现乏力和消化道症状，尤其伴有尿色深黄，双目黄染，需要注意，你可能伤肝了。请一定要慎用药物，及时前往医院就诊。

指导专家

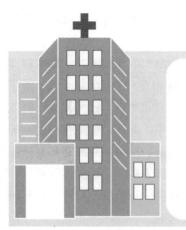

黄燕，中南大学湘雅医院感染病科主任医师，教授。

主攻方向：各种病毒性肝炎、肝硬化、重型肝炎、肝衰竭、不明原因发热、细菌和真菌等感染性疾病的诊断与治疗。

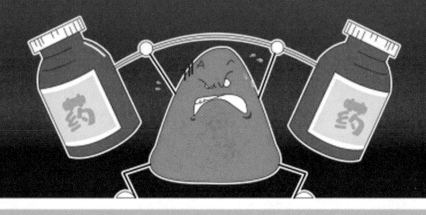

老人感冒不发烧？注意不到这几点，麻烦大了

俗话说，老人难过冬。这不，气温刚降下来几天，70多岁的曾姨就觉得最近有些咳嗽，吃了点消炎、感冒药，每天除了吃饭，基本上都躺在床上，没有精神。

家里人慎重起见，为曾姨挂了号，送到医院做检查。一检查才发现，曾姨的肺炎已经很严重了！肺部感染这么厉害，怎么没发烧呢？

老人不发烧，不一定就没事！

发烧就像是人体健康的"报警器"，人体一旦发生感染，体温可能升到38℃以上。但临床上发现，大部分老年人感染会发烧，而有20%～30%的老人不发热或发热反应迟缓。这部分不发烧的老年人感染应当引起高度警惕。

一般来说，引起老年人发烧的感染如下：

（1）呼吸系统感染，这一类感染最为常见，如支气管炎、肺炎等；

（2）泌尿系统感染，如尿道炎、膀胱炎等；

（3）消化系统感染，如胆囊炎等。

引发炎症的细菌或病毒等微生物作为致热刺激，可以刺激体温调节中枢，同时炎症也能刺激体内细胞释放内源性致热源；炎症导致的坏死组织在被机体吸收时，还可以产生吸收热；有的炎症直接刺激体温调节中枢，引发中枢性发热。

为什么会有一小部分老年人感染炎症却不发烧呢？

这与老年人本身基础代谢率

低、产生热量少有关系。一部分老年人反应能力降低，对外来刺激敏感性也较低。而上了年纪的老人，大都机体免疫力下降，免疫反应不强烈。而且，老年人大脑中枢神经调节能力较弱，反应较慢。

以生活中最常见的老年人肺炎为例，一些老年人症状表现不典型，起病隐匿，甚至没有典型的咳嗽、咳痰、发热、胸痛等症状。发病早期老年人多表现为精神萎靡不振、头晕乏力、食欲下降、恶心呕吐、心率加快、意识模糊等，容易与其他慢性疾病混淆，量体温可发现发低烧。

老年人体温要这样量！

老年人对低热反应不敏感，因此，如果家里老年人出现上述症状，要及时测量口腔体温。一般情况下，老年人平均口腔温度为36.7℃左右，发热时口腔温度高于37.5℃。

平常习惯早上醒来测量基础体温的老年人，只要发现当前体温比基础体温升高1.3℃，即表明有发热。若体温超过38℃，应及时就医治疗。

少部分老年人患感染炎症性疾病不发烧或发烧不明显，容易因漏诊而延误治疗，出现并发症的概率和死亡率增高。这些老年人一旦出现发热，常表示其患有严重的感染。对于体温变化不明显的老年人，应从精神状态和食欲等反应综合考虑，较平常明显不同的，家人要予以重视，尽早送其就医检查，以免贻误治疗时机。

指导专家

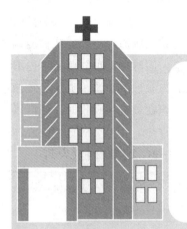

李春辉，中南大学湘雅医院感染控制中心副主任医师，副教授。

主攻方向：发热查因，医院感染如肺部感染、切口感染、慢性尿路感染等的诊治。

关节坏了换新的？带您读懂人工关节置换手术！

61 岁的陈爷爷，这两年膝盖越来越不好了，走几步路不仅疼痛难忍，还能听到"咔哒"声，早上起床膝关节发僵、不能活动，最近更是发现膝盖好像变形了。陈爷爷来中南大学湘雅医院就诊，医生诊断为退行性骨关节炎，需要做人工关节置换。

什么是人工关节置换？做完以后有什么效果？本文为您全面解答。

什么情况下要换关节？

关节炎是 65 岁以后老年人的常发疾病，退行性骨关节炎与年龄有着密切的关联。超过 60 岁的人群中，80% 以上在膝关节可见骨关节炎 X 射线征象，50% 被关节炎引发的疼痛困扰。

人工关节置换是帮助老年人恢复自理能力和提高老年人生活质量的终极手段。那么老年人需不需要换关节？人工关节又有哪些种类？

临床上，需要进行关节置换手术的患者大部分是老年患者。这些老年患者大致分为三类：

第一类，也是最常见的一类，患退行性关节疾病的患者。人的关节就像一台经过精密设计的机器，为人体提供支撑及维持活动，日积月累的磨损、劳损会使软骨磨损、骨赘形成以及关节畸形，导致患者疼痛以及活动障碍。

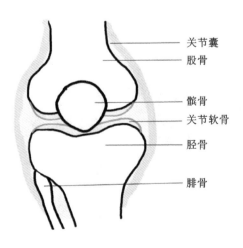

关节囊
股骨
髌骨
关节软骨
胫骨
腓骨

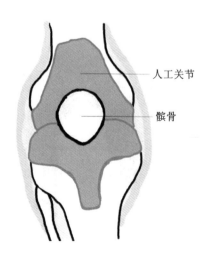

人工关节
髌骨

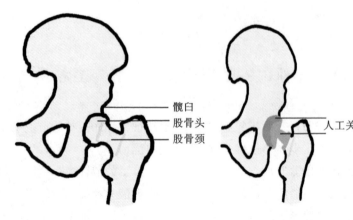

髋臼
股骨头
股骨颈

人工关节

第二类，以前受过外伤或者感染，导致了严重的关节破坏的患者。

第三类，存在骨骼的发育性疾病，比如髋关节发育不良的患者。

总的来说，如果髋、膝关节有严重的畸形、破坏、功能障碍，患者有明显的疼痛，应该及时就诊，考虑是否进行关节置换手术。

人工关节有哪些？

目前的人造关节从部位分类，有人工髋、膝、肩、踝关节等，最常见和最成功的关节置换，是下肢负重的髋、膝关节。

从人工关节的固定理念分类，可以分为骨水泥型人工关节和非骨水泥型（生物型）人工关节。就人工髋关节来说，非骨水泥型假体是主流，有良好的长期固定效果，骨水泥型假体只适用于骨质严重疏松等少数患者；而对人工膝关节来说，骨水泥型假体是主流。这主要是由

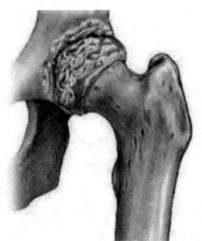

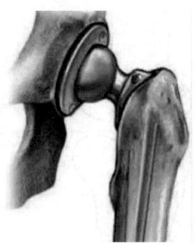

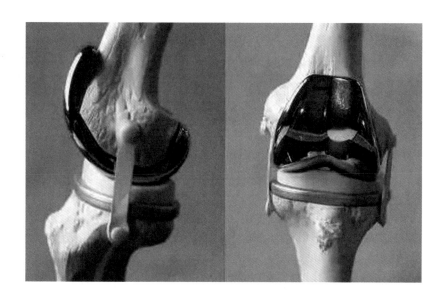

髋、膝关节的运动模式和受力模式不同所决定的，两者都有非常良好的长期疗效。

从摩擦界面的类型分类，分为金属对聚乙烯、陶瓷对聚乙烯、陶瓷对陶瓷界面。金属对聚乙烯界面耐磨性一般，但价格便宜，适合高龄患者。陶瓷对超高交联聚乙烯或者陶瓷对陶瓷界面的耐磨性非常好，特别是陶瓷对陶瓷的摩擦界面，可以耐受长达几十年的摩擦而不产生明显磨损，使用时间可达三十年甚至更久，适合较为年轻的患者，但价格较昂贵。

人工关节置换术效果好吗？

经过几十年的发展，人工关节的假体设计和手术技术以及快速康复方面都取得了长足的进步，现在已经成为非常成熟的手术方式，是治疗关节终末期疾病的"金标准"。

全世界每年有超过两百万人进行人工关节置换手术。在中南大学湘雅医院骨科，医生已经完成了大约一万例关节置换手术。现在常规的髋、膝关节置换手术约 1h 完成，不需要放置引流管，联合多模式镇痛管理和快速康复管理，患者术后 1d 即可拄拐下床行走，4～5d 即可出院，不需要拆线。术后患者可恢复正常的生活，可进行各类活动，旁人基本看不出来是做过手术的。手术目标是让患者忘记自己的关节是手术置换的人工关节，而且保证其使用时间长达几十年。

关节置换不意味着高枕无忧

人工关节置换手术是骨科大手

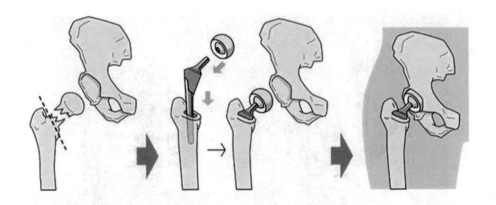

术，不可避免地存在着相应的风险。除了手术本身存在的相应风险，术后还有几个需要注意的事项。

首先，要警惕感染的风险。人工关节假体周围感染是很危险也很难处理的，会导致关节疼痛、关节功能障碍，需要再次甚至多次手术进行处理。因此，要尽可能地预防和避免感染。

其次，需要注意防止外伤、撞击、摔跤等，这些可能会导致假体周围骨折和假体松动。对髋关节来说，术后短期内需要注意避免一些可能导致髋关节脱位的危险体位和动作，比如极度的屈髋和盘腿等。

最后，虽然现在的人工关节很耐磨，但仍然会有一定磨损。日积月累的磨损颗粒可能导致假体周围的骨溶解，因此，需要保养和爱护自己的人工关节，减少过度的负重和磨损，比如避免经常性爬楼、爬山、负重，并应适当控制体重。

指导专家

杨序程，中南大学湘雅医院骨科副主任医师。

主攻方向：髋、膝关节疾病及畸形的诊疗。

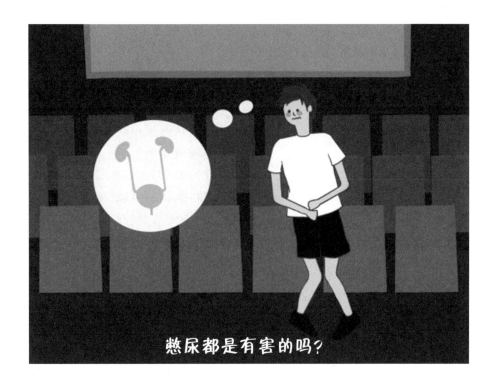

憋尿都是有害的吗?

对医护人员来说，憋尿是真正的家常便饭。有时候忙着忙着，尿意就被抛到九霄云外。但医护人员又总是科普，不要憋尿，多喝水、多排尿，才不会得结石。

事实上，不是所有情况下憋尿都有害。放射科医生就经常教肿瘤病人憋尿，也就是膀胱训练。

什么是膀胱训练?

所谓膀胱训练，就是通过多次的练习增加膀胱控尿容量和延长排尿间隔时间。

接受放射治疗的病人为什么需要做膀胱训练?

所谓的放射治疗其实主要是通过放射线所具有的能量来杀伤恶性肿瘤细胞，通常包括外照射和内照射。

盆腔中的主要器官有膀胱、直肠、子宫等，而这些器官往往靠得很近，通过外照射治疗某一个器官的病变时，其他正常的组织器官往往也会受到放射线照射。

正如每个人对同一种疾病的抵抗力不同一样，盆腔中的不同器官对放射线的耐受剂量也不尽相同。

通常来说，小肠相较其他器官耐受剂量更低。如果小肠照射剂量过高，有可能导致肠粘连、穿孔等一系列严重并发症。

膀胱在空虚状态时，部分小肠有可能跌至盆腔。进行膀胱训练的目的之一，就是希望胀大的膀胱能够将小肠顶起来，以减少其受照量，从而来保护小肠。

膀胱训练是怎么做的呢？

通常医护人员会让病人领一个有刻度的尿壶，每次排空膀胱后喝 400mL 左右的水，等 1h 左右有尿意时将小便排至尿壶内，观察尿量是否有 400mL 左右。若有，则要保证能持续维持尿量的稳定性；若没有，则可适当调整喝水的量或憋尿的时间以达到上述标准。当尿量达标后再通过反复的练习以掌握规律，并熟悉膀胱的憋胀感。

憋尿有那么难吗？

很多人都有在电影院看电影时为了不错过精彩镜头而憋尿或者乘坐长途大巴而憋尿几小时的经历，从而觉得这并非难事。但其实随着年龄的增长或者有人为造成损伤等情况，逼尿肌的活性或者控制排尿的神经敏感性将发生改变，也就是人体控制排水的闸门出现问题。大多数得了肿瘤的病人年龄都较大，因此也就不难理解，膀胱训练的目的就是希望通过一定的锻炼使得病人的逼尿肌能够强大一些，保证这个闸门更牢固，不至于一冲就开。

多次放射治疗往往会导致逼尿肌等肌肉以及尿道口等发生水肿，控制排尿的神经敏感性也会增强，较少的尿量即可引起强烈的排尿反应。因此，真正困难的阶段是放射治疗的后期。

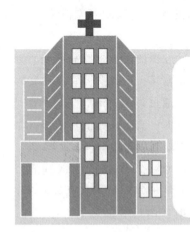

指导专家

周蓉蓉，中南大学湘雅医院肿瘤科主任医师，教授。

主攻方向：胸腹部恶性肿瘤的放射治疗及综合治疗，尤其是胸部肿瘤的放疗及基础研究。

用药篇

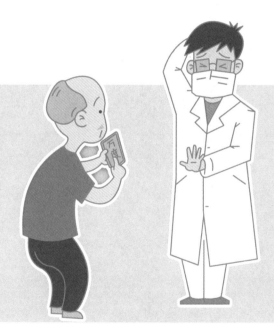

便宜没好药？药店买不到的 "自制灵药"

好多价格低廉却很有效的药，往往不为人知。这些药品或是流传几十年的老中医"秘籍"，或是医院研发的西药。

这些制剂各成"门派"，使出的都是"必杀技"，而且价格低廉，最便宜的只要几块钱！

1. 水合氯醛溶液

成分：
水合氯醛。

性状：
无色澄明液体，加入适量柠檬黄着色，最后液体微黄，具有刺激性特臭，味微苦、辛辣。

适用：

（1）治疗失眠。作为催眠药，短期服用有效，连续服用超过两周则无效。

（2）麻醉前、手术前和睡眠脑电图检查前用药，可镇静和解除焦虑，使相应的处理过程比较安全和平稳。

（3）抗惊厥，用于癫痫持续状态的治疗，也可用于治疗小儿高热、破伤风及子痫引起的惊厥。

2. 浓复方苯甲酸软膏

成分：
本品为复方制剂，主要含苯甲酸、水杨酸。

性状：
黄色的软膏，具刺激性臭。

适用：
软化角质、杀霉菌。用于治疗秃发癣、指甲癣、表皮癣及手足皲裂。

注意：
禁用于湿疹、疱疹性或糜烂性炎症急性期。

3. 氯霉素地塞米松滴耳液

成分：
氯霉素、地塞米松磷酸钠。

性状：
无色澄清液体。

适用：
抗菌、消炎、抗过敏。用于治疗急、慢性化脓性中耳炎。

4. 甲硝唑乳膏

成分：
甲硝唑。

性状：

乳白色乳膏。

适用：

治疗痤疮和厌氧菌引起的感染等。

用法：

生理盐水清洗患处后外涂，每日2～3次。

5.复方呋喃西林滴鼻液

成分：

复方制剂，主要成分为呋喃西林、盐酸麻黄碱。

性状：

淡黄色澄明液体，味苦、微咸。

适用：

有消炎、收缩血管作用，用于治疗鼻炎、鼻黏膜肿胀。

用法：

滴鼻，一次1～2滴，一日3～4次。

温馨提示：药品的使用务必参考说明书或遵医嘱，以上介绍仅供参考。

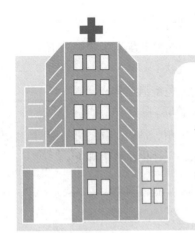

指导专家

刘韶，中南大学湘雅医院药学部主任药师。

主攻方向:药学管理、安全合理用药、新药开发。

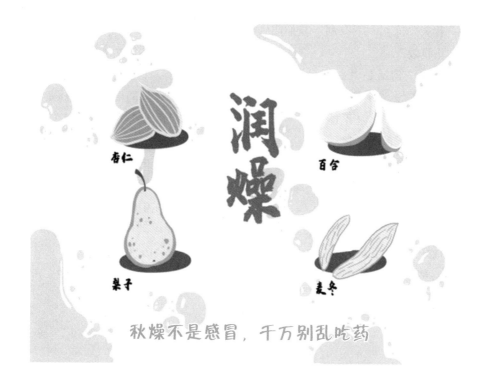

杏仁　百合

润燥

梨子　麦冬

秋燥不是感冒，千万别乱吃药

自从进入秋季，大家是不是总感觉身体不适，不光是嗓子疼、喉咙干，感觉很像感冒了，还心神不安？

想知道是什么原因，又该如何解决吗？中南大学湘雅医院健康管理中心养生调理专家杜乾君副教授为您解答。

1. 为什么会出现秋燥？

随着季节变化，春天地气上升，湿气也上来了，到秋天地气下降，所以空气中的水分也逐渐减少了。

夏天炎热出汗，导致人体营养和水分相对不足，因此进入秋季之后会出现秋燥。

2. 怎样应对秋燥？

感冒与秋燥有区别。感冒和秋燥都有咳嗽、咽疼等表现，但是，感冒咳嗽通常会带痰。再者，秋燥者鼻子发干，会感觉不舒服，有时候会打喷嚏，而感冒会流鼻涕。另外，秋燥不会发烧。

应对秋燥有妙招，我们可以吃些麦冬、百合、梨子、杏仁之类的食物，它们可以起到很好的滋润、补水的作用。

3. 如何预防秋燥？

（1）衣着方面。
穿衣要养成"春捂秋冻"的习

惯，秋天"冻"一下有利于我们阳气往里收敛。

还有一句话是"白露身不露，寒露脚不露"。这从另一个方面提醒我们要"冻"，但是不能受凉。我们的手和脚要保持温暖。

（2）饮食方面。

我们要少吃辛辣的食物，如姜、蒜、葱、辣椒等。

我们可以多吃酸的水果，它们可以很好地帮助我们"收"，如苹果、石榴、葡萄、芒果、樱桃、柚子、柠檬、山楂等。

我们还可以多吃滋润补水的食物，如莲子、百合、香蕉、梨子、红枣、柿子，它们可以帮助补充人体水分和清胃火。

（3）作息方面。

养成良好的早睡早起的习惯，增强我们的免疫力。

（4）运动方面。

要坚持运动，但是不宜过度，大汗淋漓也会伤身。

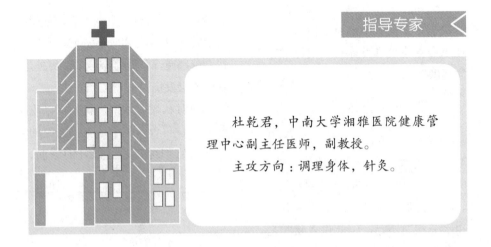

指导专家

杜乾君，中南大学湘雅医院健康管理中心副主任医师，副教授。

主攻方向：调理身体，针灸。

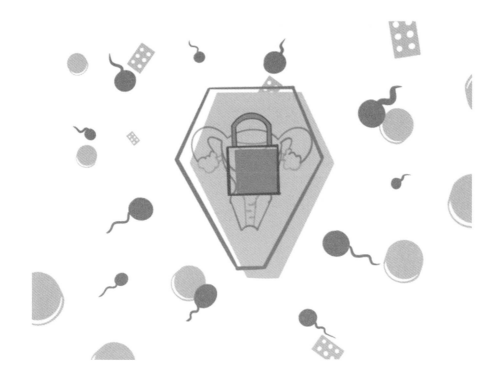

吃了紧急避孕药，还是有可能怀孕？

七夕刚过，很多患者来询问与紧急避孕药有关的问题。不少人对紧急避孕的认识还停留在"有毓婷，放心爱"，甚至存在一些误区，"每次事后再吃就可以，比短效避孕药天天吃方便多了"，"写的72h内，过两天记得吃就行"，"听说一年不能吃超过三次，所以我这次不敢吃就中招了"，"激素含量很高，副作用大，但是避孕效果百分之百"……

你是不是也这么想？其实这些都是错误的！

紧急避孕药是如何达到避孕效果的？

无保护性生活后或避孕失败后几小时或几日内，妇女为防止非意愿性妊娠的发生而采用的补救避孕法称为紧急避孕，包括放置宫内节育器或口服紧急避孕药。

紧急避孕药主要分为三大类：

（1）雌孕激素复方制剂：复方左炔诺孕酮片，含左炔诺孕酮0.15mg、炔雌醇0.03mg（商品名：多日纳）。

（2）单孕激素制剂：左炔诺孕酮片，含左炔诺孕酮 0.75mg（商品名：毓婷）。

（3）抗孕激素制剂：米非司酮。

其中，单孕激素制剂目前在市场上最常见。

紧急避孕药的作用机制因用药时间不同而异：排卵前用药可抑制卵泡生长发育，阻止排卵或使排卵延迟；排卵后用药可使宫颈黏液稠度增加，精子穿透阻力增大，干扰卵子受精或抗着床。

紧急避孕药一定能避孕吗？

紧急避孕药仅对一次无保护性生活有效，避孕有效率为 70% ~ 80%，明显低于常规避孕方法（避孕有效率可达 99% 以上），且激素剂量大，是常规避孕药的十多倍，副作用亦大。

紧急避孕药不能代替常规避孕方法。服药后至下次月经前应采取可靠的避孕措施。服药时间要求在无保护性生活后或避孕失败后 72h 以内，服药越早，预防妊娠效果越好。如服药后 2h 内发生呕吐反应，应立即补服 1 片。

由此可见，紧急避孕药不是万能的，也有服用后仍然怀孕的案例。服药后可能出现下次月经提前或延期，如逾期 1 周月经仍未来潮，应立即到医院检查，以排除妊娠。

吃了紧急避孕药还是怀孕了，孩子会不会畸形？会不会流产？听说容易引起宫外孕？

紧急避孕失败的妊娠，如妇女要求继续妊娠，药物一般不致畸，对胎儿无害，且紧急避孕药不会引起流产。

虽然紧急避孕不会增加异位妊娠的危险，但口服避孕药后避孕失败的患者，发生异位妊娠的可能性高于正常妊娠人群。

紧急避孕药一年使用不能超过三次？如果已经使用过三次，还能不能再吃？

紧急避孕药，单次使用的激素量较大，副作用更大，如可能出现恶心、呕吐、乳房胀痛、头痛、头晕、乏力等症状，容易造成女性内分泌紊乱、月经周期改变等。因此，建议紧急避孕药每年使用不超过三次，每月最多使用一次。

如果已经使用过三次，再次有未避孕性行为或避孕失败性行为，还是可以服用紧急避孕药。虽然服用紧急避孕药有副作用及避孕失败的可能，不推荐经常使用，但是重复使用不会损害健康，不应该以此为理由拒绝给药。意外怀孕后再选择流产对身体伤害更大。

常见的毓婷、金毓婷等不同名称的紧急避孕药有什么区别？

毓婷、金毓婷都是紧急避孕药，均为左炔诺孕酮片。但二者剂量及用法不同。

毓婷中左炔诺孕酮含量为0.75mg/片，在无保护性生活后或避孕失败后 72h 以内服第 1 片，隔 12h 后服第 2 片；金毓婷中左炔诺孕酮含量为 1.5mg/片，在无保护性生活后或避孕失败后 72h 以内单次口服 1 片。

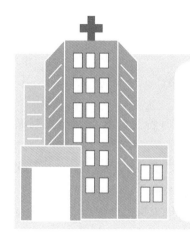

指导专家

胡蓉，中南大学湘雅医院妇产科副主任医师，副教授。

主攻方向：各种常见妇科疾病，如子宫肌瘤、子宫内膜异位症、生殖道炎症等，尤其擅长宫颈病变诊治及妇科内镜手术。

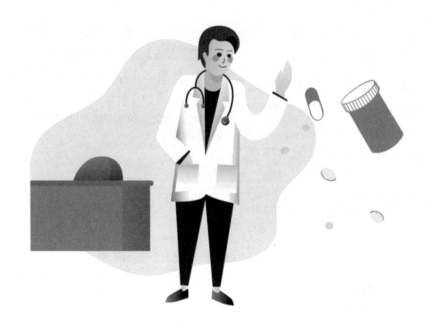

中药和中成药，究竟是不是一样的？

中成药的定义是什么？

中成药属于中药，是完全由中药成分加工而成的药品。它主要指在中医药理论指导下，以中药材（饮片）为原料，按照国家药品管理部门规定的处方、生产工艺和质量标准制成一定剂型的药品。如中成药中的各种丸剂、散剂、冲剂等。

如何区分中成药和中药？

中成药处方是历代医家通过长期的临床实践，依照中医理论及方剂组成原则总结出来的。中成药的优点是现成可用、适应急需、存贮方便、能随身携带、消除了中药煎剂服用时特有的异味和不良刺激等，中成药是中药的一部分。

所以说到底，中成药与中药（饮片）的区别主要是在剂型上面。

通俗来讲，广大患者普遍认为一包包的饮片组合是中药，而一瓶瓶、一盒盒的有商品包装的成药是中成药。举例说明，板蓝根冲剂是中成药，六味地黄丸（汤）在作为饮片处方开具时是中药汤剂的一种，而市面上出售的九芝堂六味地黄丸等就是中成药。

中成药与中药的疗效及安全性

就疗效而言，一般在药品质量得到确切保障的前提下，无论是中药还是中成药，在辨证施治下都能取得一定的疗效。

安全性则牵涉生产加工的方方面面。严格的工艺质量控制是安全性的基础，作为医师则要掌握剂量，注意不良反应。俗话讲"是药三分毒"，中成药也不例外。中成药讲究剂量，量小效力不足，量大药力太猛，克伐人体正气。一般情况下，儿童、老人减量，孕妇慎用或禁用。

民众可以自行购买中成药吗？

在医师指导下用药是非常重要的。因为中成药的组方与其主治病症是密切相关的，具有一定的临床适应证，有的偏重寒凉，有的偏重温热，只能适用于某种症候。以清开灵口服液为例，大部分患者只知晓清开灵口服液有抗病毒作用，无论感冒、发热一律服用清开灵口服液。但在风寒表证未解的状态下使用清开灵口服液直接清解里热，对于表证恶寒发热者不仅不能奏效，反而使风寒表邪不得外散而闭郁于体内，导致病情加重。

其次，随着中医药的研究越来越深入，很多中成药的副作用也进一步被明确。比如含蟾酥的中成药，使用不当会导致心脏损害和心律失常；含马钱子的中成药，使用过量会引起神经系统损害。

所以，应尽量在医师指导下购买中成药，也可以听取具有一定资质的药师的建议。

中成药只有中医医师可以开吗？西医医师开中成药可信吗？

中医医师和西医医师都可以开中成药，至于可不可信要分而论之。我国90%的中成药是由西医医师开出的。有些医师虽然是西医医师，但是对中医理论同样精通，所开出的中成药也相对可靠。

指导专家

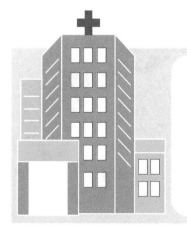

王东生，中南大学湘雅医院中西医结合科主任医师，教授。

主攻方向：中西医结合防治血栓性疾病（心脑血管病），尤其对治疗高脂血症、代谢综合征、动脉粥样硬化、冠心病、脑血管病、肿瘤、支气管与肺病、股骨头坏死、血液病等经验颇多。

维生素是机体维持正常功能和代谢所必需的一类低分子化合物，它是人体六大营养素（糖类、脂肪、蛋白质、无机盐、维生素和水）之一。

可是，不知从什么时候开始，美国和澳大利亚保健品逐渐占领保健消费的市场，人们受广告引导而大把地吃着各种所谓的"维生素补品"。诚然，为健康消费的观念并没有错，但与其盲目补充维生素，不如深入了解后再理性服用补剂。

接下来谈谈一种深陷谣言重灾区的维生素——维生素 E。

维生素 E 的故事

维生素 E（Vitamin E）是一种脂溶性维生素，也是人体内最主要的抗氧化剂之一。

很多人一听到抗氧化剂，最先想到的就是抗衰老，这种联想便导致了谣言的滋生。维生素 E 其实并不是一种单一的物质，而是一系列结构相似的酚类物质统称，其中活性最强的是 α - 生育酚。

因此，维生素 E 又叫生育酚、产妊酚。它是人类必需的营养元素之一，能阻止自由基链反应，从而保护体内的脂肪酸等容易被氧化的分子免受活性氧和其他自由基的攻击。

关于维生素 E 的发现，最早可以追溯到 20 世纪 20 年代初期，1924 年，这种维生素被正式命名为维生素 E。1936 年从麦胚油中分离出

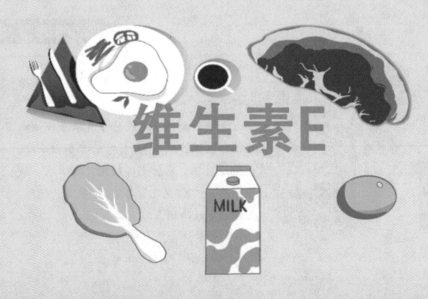

结晶的维生素 E，后来又称它为生育酚。

人体如何获取维生素 E？

维生素 E 只能从食物中摄取，不能够在人体内合成。

含有维生素 E 的食物种类相当丰富，几乎所有的植物种子都富含维生素 E。特别是含油脂丰富的种子，比如花生、芝麻等坚果。大豆、淀粉类豆子和谷胚也都富含维生素 E。此外，肉、乳、蛋和绿叶蔬菜中也含有较丰富的维生素 E。

目前来看，日常生活中维生素 E 的主要来源是平时炒菜烹调时用的各种植物油，比如玉米油、大豆油、葵花籽油、花生油、芝麻油、棉籽油、麦胚油等。

人体到底需要多少维生素 E？

如果没有吸收障碍或是导致维生素 E 缺乏的因素存在，从食物中摄入的维生素 E 完全可以满足人体生理需要。如确实需要补充的，也最好在医生或药师的指导下进行。

《中国居民膳食指南（2016）》是目前我国较系统论述营养素参考摄入量的一个参考依据。其中对各年龄阶段和部分特殊人群（妊娠、哺乳期）的脂溶性和水溶性维生素的摄入量提供了推荐值。

维生素 E 推荐摄入量 / 适宜摄入量（RNI/AI）表

年龄（age）	维生素 E 推荐摄入量 / 适宜摄入量（RNI/AI）（mg α -TE/d）	维生素 E 最高摄入量（UL）（mg α -TE/d）
0 岁～	3	—
0.5 岁～	4	—
1 岁～	6	150
4 岁～	7	300
7 岁～	9	350
11 岁～	13	500
14 岁～	14	600
18 岁～	14	700
50 岁～	14	700
65 岁～	14	700
80 岁～	14	700
孕妇（早）	14	700
孕妇（中）	14	700
孕妇（晚）	14	700
乳母	17	700

备注：α -TE 指生育酚当量（α -Tocopherol Equivalents），是维生素 E 摄入量的单位。膳食中的维生素 E 用总 α - 生育酚当量表达时，用此公式计算：膳食中总 α -TE 当量（mg）=1×α - 生育酚（mg）+0.5×β - 生育酚（mg）+0.1×γ - 生育酚（mg）+0.02×δ - 生育酚（mg）+0.3×α - 三烯生育酚（mg）。

如果长期服用维生素 E，每日达到 400~800mg，可引起视力模糊、乳腺肿大、流感样症候群、头痛、头晕、恶心、胃痉挛。如果长期服用维生素 E 且每日超过 800mg，将改变内分泌代谢、免疫反应，降低性功能，并可能出现血栓性静脉炎或栓塞。

长期（6 个月以上）服用作为

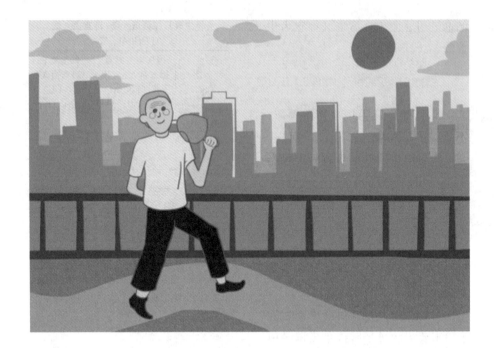

营养元素（药剂）的维生素 E，易引起血小板聚集和血栓形成。

大剂量长期服用，部分人群会出现恶心、头痛、疲劳、眩晕、视力模糊、月经过多、闭经等症状；个别患者出现皮肤皲裂、唇炎、口角炎、胃肠功能紊乱、肌无力等，但停药后上述反应可逐渐消失。

维生素 E 能治疗痛经吗？

维生素 E 可缓解和治疗痛经。

卵泡发育不良、排卵异常会引发月经紊乱。而维生素 E 有维持与促进生殖功能的作用，能使腺垂体促性腺激素分泌增加，从而促进卵泡生长发育、排卵和黄体的生成，促使黄体分泌孕酮增多。

因此，一定程度上，维生素 E 能通过改善女性的卵巢功能，起到调节月经的作用。

维生素 E 能美容、抗衰老？

简单来说就是：有一些作用，但是作用有限。

维生素 E 确有美容、抗衰老的作用，其机理基于以下两点：

（1）可增强细胞的抗氧化作用。在体内能阻止多价不饱和脂肪酸的过氧化反应，抑制过氧化脂质的生成，减少过氧化脂质对机体生物膜的损害，从而维持生物膜的正常结构。在一些细胞和动物实验中，人们也发现维生素 E 的确有延缓细胞衰老的作用。

（2）抗自由基。自由基是一种有害于人体的毒性化合物。它是人体出现种种衰老现象（如老年斑、皱纹、脂褐素增多等）的元凶。维生素 E 的抗自由基功能基于其自身结构的还原性和亲脂性。当自由基进入脂相发生链式反应时，维生素 E 可起到迅速捕捉自由基的作用。

2002 年，广东省疾病预防控制中心研究人员为了观察维生素 E 咀嚼片延缓衰老作用，按照卫生部《保健食品的功能学评价程序和检验方法》中延缓衰老检验方法进行实验，结果显示维生素 E 咀嚼片能延长果蝇平均寿命和最长寿命等。

维生素 E 能抗癌？

目前来看，维生素 E 能抗癌的证据并不充足。

有关维生素 E 抗肿瘤的精确作用机制至今仍不明确，科学家们针对这一推测做了很多研究并进行论证，其中有一些临床研究结果，但结果却并不一致。

目前已有报道的一些作用机制：

（1）增强细胞的抗氧化作用；

（2）免疫调节作用；

（3）影响肿瘤细胞的分化；

（4）调节细胞周期相关基因的表达及诱导细胞凋亡。

总的来说，维生素 E 对于预防癌症并没有太多好处，2005 年，美国一项涉及多家医院的 9 个临床试验的荟萃分析得出了一个结论：大于 150 国际单位的维生素 E 补充能引起死亡率的增加，大于 400 国际单位的维生素 E 补充能引起死亡率的显著增加。鉴于这些研究结果，美国国家癌症研究所（National Cancer Institute，NCI）在关于抗氧化剂与癌症关系的报告中指出，抗氧化剂对人体抗癌的效果存在矛盾。换言之，目前的研究并不能确定抗氧化剂可以帮助人体抗癌。

指导专家

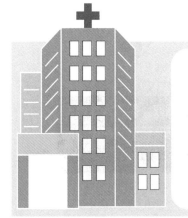

徐智，中南大学湘雅医院药学部副主任药师，副教授。

主攻方向：临床药学、药事管理、新药研发等。

定期输液就能预防中风？

　　每到秋冬季节，医院门诊总有一些中老年人要求通过输液（注射软化血管的药物）来预防脑中风发生。但是，这种方式并不靠谱。

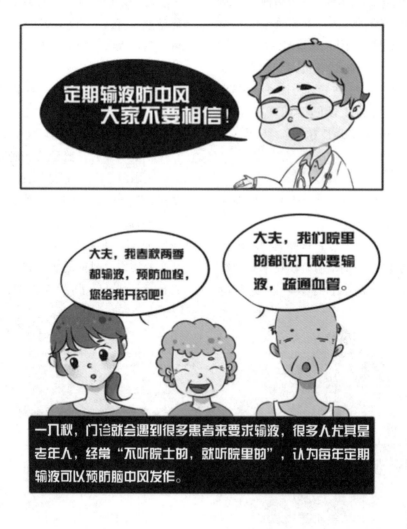

"定期输液预防脑中风"
这种观念是大错特错

其实"定期输液预防脑中风"这种观念是大错特错的，医生们为了老百姓的健康，总要苦口婆心地去解释。一般来说，这类情况注射所用的大多是暂时性治疗药物，这类药物一般作用时间是6~8小时，并不可能永久"疏通"血管。例如，活血化瘀的中药注射剂、扩血管的西药，虽然患者输液后会暂时感觉舒服些，但其进入人体后会产生很多副作用，以及出现药物耐受，等到高危病情真正地发作，例如脑梗死时，则会出现效果减弱的情况，从而影响抢救生命。

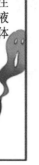

6~8小时

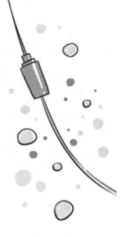

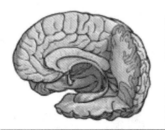

脑中风 —— 脑梗死
—— 脑出血

盲目输液会伴有极其危险的并发症，例如我们常说的脑出血，或者蛛网膜下腔出血，这些都是致死率极高的疾病，而这些病就很可能在预防中风的输液中发生。

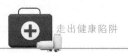

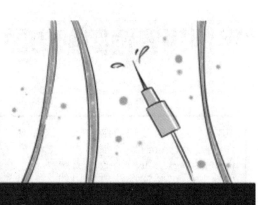

- 高血压
- 糖尿病
- 冠心病

输液不能治疗高血压、糖尿病、冠心病等慢性病，也不能使血管变软，疏通血管清除斑块，起不到预防脑中风的作用。

老年人输液更具风险！

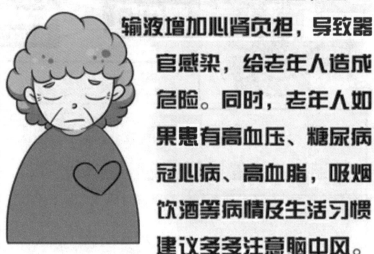

老年人一般心肺肝肾功能都减退，过多输液增加心肾负担，导致器官感染，给老年人造成危险。同时，老年人如果患有高血压、糖尿病、冠心病、高血脂，吸烟、饮酒等病情及生活习惯，建议多多注意脑中风。

如何预防脑中风

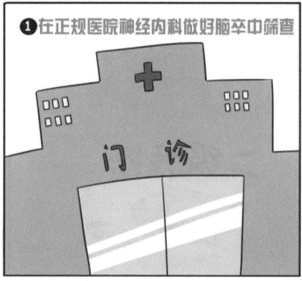

❶在正规医院神经内科做好脑卒中筛查

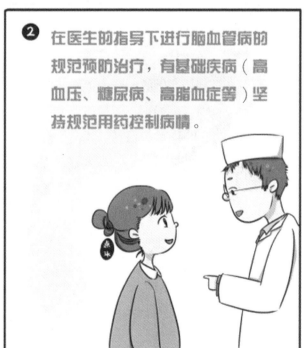

❷在医生的指导下进行脑血管病的规范预防治疗,有基础疾病(高血压、糖尿病、高脂血症等)坚持规范用药控制病情。

如何预防脑中风

❸ 有过脑中风病史的患者，必须在医生的指导下做好二级预防（坚持服用阿司匹林抗血小板聚集；规范使用他汀类药物稳定斑块等等）。

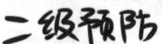

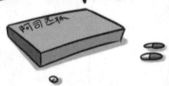

❹ 顺自然，畅情志，调饮食，慎起居，避邪气。注意防寒保暖，增强体质，避免感冒；作息规律，避免熬夜疲劳；适当运动，避免大汗大渴；忌烟酒，饮食清淡，避免便秘。

对于老人来说，输液时要注意以下问题

1 输液前要排空大小便，以免输液中途排便使针头脱落。

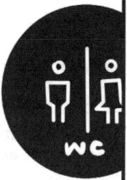

WC

2 由于心肺功能的下降，老年人输液宜慢不宜快。老年人随着年龄增长，体液总量也逐渐减少，细胞内液常处于半脱水状态。在正常情况下，可以适应机体代谢需要，但是在感染、发热等情况下，这种半脱水状况就难以适应机体代谢的需要，必须给予补液。

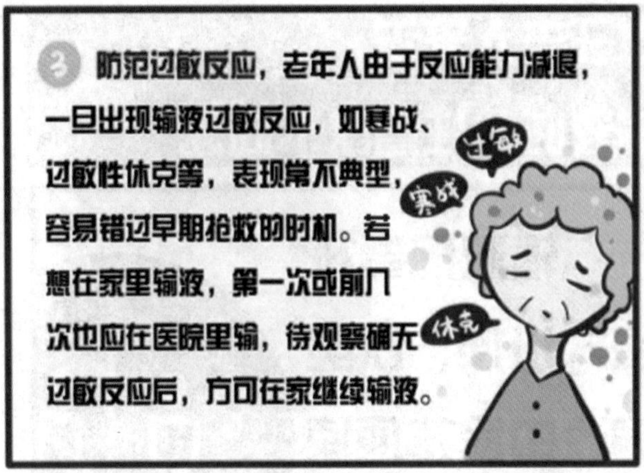

③ 防范过敏反应，老年人由于反应能力减退，一旦出现输液过敏反应，如寒战、过敏性休克等，表现常不典型，容易错过早期抢救的时机。若想在家里输液，第一次或前几次也应在医院里输，待观察确无过敏反应后，方可在家继续输液。

过敏

寒战

休克

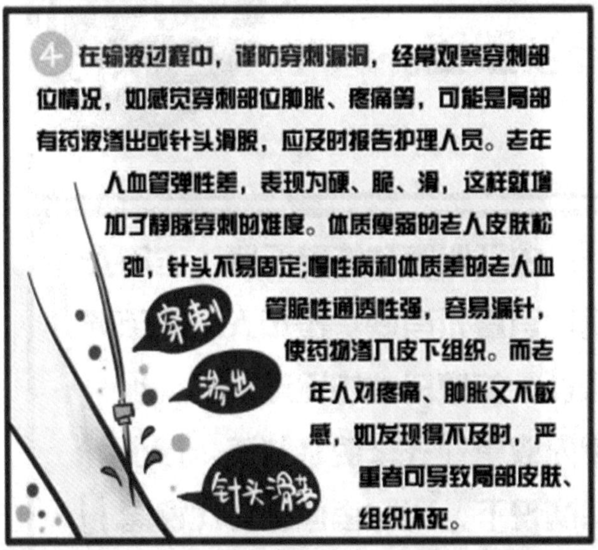

④ 在输液过程中，谨防穿刺漏洞，经常观察穿刺部位情况，如感觉穿刺部位肿胀、疼痛等，可能是局部有药液漏出或针头滑脱，应及时报告护理人员。老年人血管弹性差，表现为硬、脆、滑，这样就增加了静脉穿刺的难度。体质瘦弱的老人皮肤松弛，针头不易固定；慢性病和体质差的老人血管脆性通透性强，容易漏针，使药物渗入皮下组织。而老年人对疼痛、肿胀又不敏感，如发现得不及时，严重者可导致局部皮肤、组织坏死。

穿刺

渗出

针头滑脱

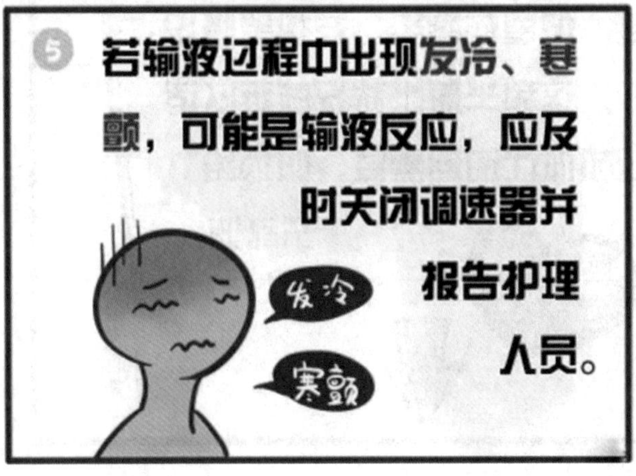

⑤ 若输液过程中出现发冷、寒颤，可能是输液反应，应及时关闭调速器并报告护理人员。

发冷

寒颤

6 有的老年人输液时因为药液过凉，喜欢用装热水的瓶子放在输液管上加热，其实这样并不好，热的作用会使药物的性状发生改变，影响疗效，可以在输液的肢体上放温热的瓶子或热毛巾，能减轻不适。

输液完毕切勿立即起身，要躺一会儿再起床，防止体位改变过快引起体位性低血压。

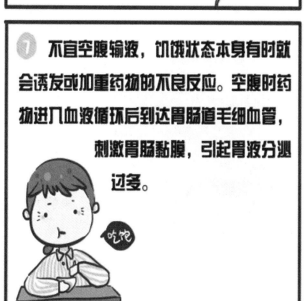

7 不宜空腹输液，饥饿状态本身有时就会诱发或加重药物的不良反应。空腹时药物进入血液循环后到达胃肠道毛细血管，刺激胃肠黏膜，引起胃液分泌过多。

我得的究竟是"感冒"还是"流感"？

通常大家说的"感冒"和"流感"是两个不同的概念。

普通感冒是急性上呼吸道感染最常见的病种之一，起病较急，早期主要表现为鼻部卡他症状，喷嚏、鼻塞，流清水样鼻涕，初期出现咽部不适或咽干，咽痒或有烧灼感。一般无发热及全身症状，或仅有低热。病原体以病毒为主，最常见的为鼻病毒，可并发细菌感染。

流行性感冒是由流感病毒感染引起的，潜伏期一般为 1 ～ 7d，多数为 2 ～ 4d。突然起病，高热，体温可达 39 ～ 40℃，会出现畏寒、寒战，多伴头痛、全身肌肉关节酸痛、极度乏力、食欲减退等全身症状，常有咽喉痛、干咳，可有鼻塞、流涕、胸骨后不适等。颜面潮红，眼结膜外眦轻度充血。如无并发症呈自限性过程，多于发病 3 ～ 4d 后体温逐渐降低，全身症状好转，但咳嗽、体力恢复常需 1 ～ 2 周。轻症者如普通感冒，2 ～ 3d 可恢复。

不想上医院，能自行服用抗生素吗？

（1）普通感冒。

普通感冒多由鼻病毒感染引起，目前尚无针对普通感冒的特异性抗病毒药物，由于普通感冒为自限性疾病，故无须使用抗病毒药物治疗，以对症治疗药物为主。为避免出现耐药性及控制药物滥用，无细菌感染依据者，不能以预防为目的使用抗菌药物。

临床常用的药物种类如下。

减充血剂：如伪麻黄碱，能选择性收缩上呼吸道血管，对血压的影响较小，是普通感冒患者最常用的减充血剂。

抗组胺药：第一代抗组胺药，如苯海拉明、氯苯那、羟嗪和异丙嗪等，具有穿过血脑屏障，渗入中枢神经细胞与组胺受体结合的能力。其具有一定程度的抗胆碱作用，有助于减少分泌物、减轻咳嗽症状，因此推荐其为普通感冒的首选药物。第二代抗组胺药如非索非那定、氯雷他定和西替利嗪尽管具有非嗜睡、非镇静的优点，但因其无抗胆碱的作用，故不能镇咳。抗组胺的鼻喷剂局部作用较强，而全身不良反应较少。

镇咳药：如可待因，由于其具有成瘾性，仅在其他治疗无效时短暂使用。右美沙芬，是目前临床上应用最广的镇咳药，作用与可待因相似，但无镇痛和镇静作用，治疗剂量对呼吸中枢无抑制作用，亦无成瘾性。多种非处方性复方镇咳剂均含有该药物。

祛痰药：常用祛痰药包括愈创木酚甘油醚、氨溴索、溴己新、乙酰半胱氨酸、羧甲司坦等，常与抗组胺药、镇咳药、减充血剂配伍使用。

解热镇痛药：主要针对普通感冒患者的发热、咽痛和全身酸痛等症状。该类药物包括对乙酰氨基酚、布洛芬等。

（2）流行性感冒。

在发病36h或48h内尽早开始抗流感病毒药物治疗。与普通感冒不同，目前已有特异性抗流感病毒药物。流感患者只要早期应用抗病毒药物，大多不再需要对症治疗。避免盲目或不恰当使用抗菌药物。仅在流感继发细菌性肺炎、中耳炎和鼻窦炎等时才有使用抗生素的指征。

老年人、儿童的感冒治疗有什么不同?

老年人基础疾病比中青年多，日常服药较多，需注意药物间相互

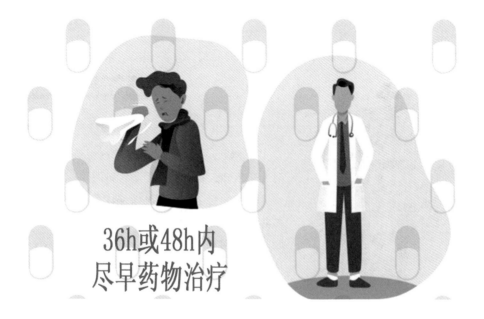

36h或48h内
尽早药物治疗

作用。若无明确的肝、肾功能损伤，严重心脑血管疾病以及消化道溃疡出血病史，可考虑正常剂量服用。如合并有上述疾病，则应该参考相关人群用药指导。

儿童因其器官功能尚未发育完全，特别是 2 岁以下儿童，用药需特别谨慎。目前认为最适合儿童使用的解热镇痛药为对乙酰氨基酚和布洛芬。右美沙芬和马来酸氯苯那敏分别是儿科常用的镇咳药及抗组胺药，通常需根据患儿体重来计算用量。

如何才能避免感冒？

（1）增强对寒冷的适应能力。

（2）提高自身免疫力是预防感冒最有效、最健康的途径。具体方法包括适当进行体育锻炼，如进行散步、慢跑、爬山、打球、练拳等有氧运动。

（3）避免过度疲劳，保持充足的睡眠和心情愉快。

（4）饮食方面，均衡地摄取蛋白质、糖分、脂肪、无机盐、维生素等各种有助增强体魄的营养素。

（5）留意室内温度、湿度，避免去人多的地方，回家后应洗手和漱口，减少感染风险。

（6）接种流感疫苗。

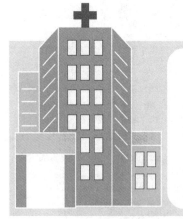

指导专家

顾其华，中南大学湘雅医院呼吸内科副主任医师，副教授。

主攻方向：呼吸系统疾病诊断与防治，尤其是呼吸系统感染性疾病的诊断及鉴别诊断，在耐药病原菌导致的难治性肺部感染的治疗方面有较深造诣。

有些药，掰开吃可能会中毒！

有很多老人家觉得整颗药不好吞，喜欢把药掰开吃。

有的妈妈怕孩子吞整颗药会噎到，也喜欢把药碾碎。

他们都以为，只要总的药量不减少就不会影响药效。殊不知，有的药是不能掰开、碾碎服用的，严重的可能会导致服用者中毒。

这些药叫作缓控释制剂。

什么是缓控释制剂？

缓释制剂（sustained release preparation）指口服药物在规定释放介质中，按要求缓慢地非恒速释放，且每 24h 用药次数与相应的普通制剂比较，从 3 ～ 4 次减少至 1 ～ 2 次的制剂。

控释制剂（controlled release preparation）指口服药物在规定释放介质中，按要求缓慢地恒速或接近恒速释放，且每 24 h 用药次数与相应的普通制剂比较，从 3 ～ 4 次减少到 1 ～ 2 次的制剂。

缓控释制剂的优点是什么？

（1）对于半衰期短的或需要频繁给药的药物，可以减少服药次数。

比如，普通制剂每天服用 3 次，制成缓释制剂可改为每天服用 1 次。这样可以大大提高患者服药的顺应性，使用方便。特别适用于需要长期服药的慢性病患者，如心血管疾病、心绞痛、高血压、哮喘等的患者。

（2）血药浓度"峰谷"波动小，血药浓度平稳。这既能避免超过血药浓度范围的毒副作用，又能保持在有效浓度范围之内以维持疗效。

（3）可减少用药总剂量。因此，可用最小剂量达到最大药效。

（4）减少胃肠道刺激。

为什么缓控释制剂不能掰开吃或者碾碎吃？

如将制剂咀嚼或碾碎后服用，会破坏用于控释的包衣膜、骨架或渗透泵结构，造成药物快速释放。由于缓控释制剂比普通制剂剂量大，突释效应有可能导致患者中毒。

另外，多种缓控释制剂不能将药片分成两半咀嚼或碾碎服用，但假如片剂面有划痕，则可按照说明书将药片从划痕处掰开后服用。小丸胶囊剂可打开胶囊直接服用小丸，然而也应注意勿碾碎，以免破坏小丸的缓释结构。

为什么吃了整颗药之后发现又完完整整排出来了?

由于制备方法不同,某些缓控释制剂的部分结构在胃肠道中不会被破坏,最后随粪便排出体外。例如,微孔膜包衣片的包衣膜、不溶性骨架片的骨架及渗透泵片的生物学惰性组分,后两者形似完整的药片。所以,出现"整吃整排"的情况,并不是药片没有被吸收就排出来了。

常见的"整吃整排"药物有硝苯地平控释片(拜新同)、格列吡嗪控释片(瑞易宁)、多沙唑嗪缓释片(可多华)。

指导专家

戴婷婷,中南大学湘雅医院药学部临床药师。

主攻方向:抗血栓药物治疗。

药物快到期还能买吗？

王先生这几天有点感冒，就去附近的药店买些复方感冒药。拿到药时发现，还有 4 个月就到期了，药店人员告诉他："4 个月还早着呢，这一盒药吃 6 天，不到 1 个星期就吃完了。"

话虽如此，王先生仍然觉得不踏实，药物临近失效日期还能买吗？

什么叫"近效期药品"？

近效期药品指有效期 ≥ 5 年，当前日期距失效日期 ≤ 1.5 年的药品，或者药品有效期 ≥ 2 年而距离失效日期只有 1 年或不到 1 年的药品。

在药品批发企业仓库，一般规定有效期还剩 6 个月的药品就是近效期药品。

近效期药品是否存在用药隐患？

药品是特殊商品，其最大特点是过期不能使用，顾客当然希望所买到的药品是最新出厂的。

事实上，很多药店都存有近效

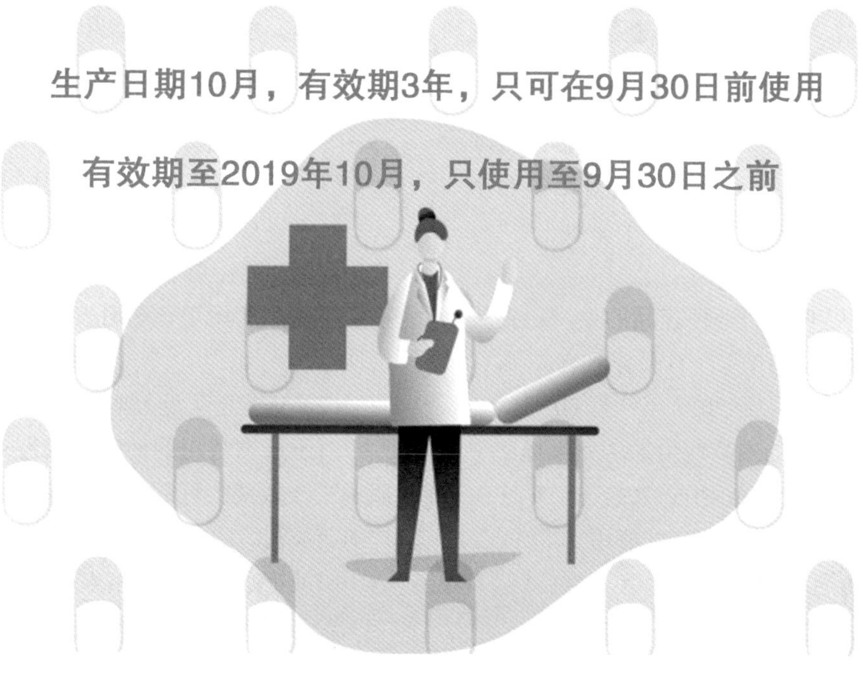

生产日期10月，有效期3年，只可在9月30日前使用

有效期至2019年10月，只使用至9月30日之前

期药品，大部分药店的做法是以特价或者化整为零的小包方式销售给顾客。

从法律上看，药品没有超过有效期，也没有其他异常，药店当然可以继续销售。我国 2022 年 11 月 30 日颁布的《药品经营质量管理规范》规定，药店销售近效期药品应当向顾客告知有效期，由顾客自主决定是否购买近效期药品。

大型医院和药店通常会将距失效期 3 个月内的近效期药品退回库房，由库房退回医药厂家。对将在 6 个月内过期的药品加强外观抽查检视，无异常可疑状况的，可视为合格品。

如何辨别药品是否临近期限或者过期呢？

根据《药品说明书和标签管理规定》，所有药品包装盒上都会明确标注"生产日期""有效期"或"有效期至"。

例如，一种药品的生产日期是 2014 年 10 月，有效期 3 年，那么生产日期到 2017 年 9 月 30 日，是该药品的安全使用期。如果标注中说明"有效期至 2017 年 10 月"，则该药品可以一直使用到 2017 年 10 月 31 日。

另外，看药品有效期，不光看时间，还要看药物是否在"规定的储存条件下"存放。

每一种药物的稳定性都是不同的，一般来说，稳定性较差的药物主要有抗生素类（如青霉素、红霉素、阿莫西林、氨苄西林、土霉素等）、生物制剂（如脑活素、三磷酸腺苷二钠）、血液制品（如白蛋白、丙种球蛋白）、疫苗（如乙肝疫苗、小儿麻痹糖丸等）、激素、酶类（如多酶片、尼尔雌醇等）。这些药物在储存过程中，药效容易降低，毒性可增强，甚至不能再作为药品使用。这些药物的含量或者化学成分发生改变，不一定在形状或颜色等方面能通过肉眼识别，必须依靠严格的质检试验来判断药物是否还有效。

家中的近效期药物应该怎么处理？

（1）用红笔标注近效期药品。

对于家中 6 个月内近效期的药物，要用红笔特别标注一下到期日，以免下次生病服用该药时发现已经过期。

（2）优先使用近效期药品。

对于居家备用的药物，应当先服用距失效期更近的药物，刚刚生产的药品则后用。

（3）正确储存，观察外观。

药物买回来以后，也应仔细阅

读药品的储存方法，对于强调密闭保存、避光保存、防潮保存、冷藏保存等要求的，应按要求正确保存，这样才能让这些药品在服用的时候发挥出应有的效用。同时，药品的有效期也不等同于保险期，如果发现其形状和颜色发生变化，不可再用该药。

（4）绝对不用过期药品。

凡是过期药品一律不可再用，即使外观没有发生变化，也不排除其内在的化学成分已经变化的可能性。

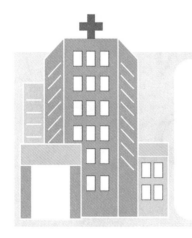

> 指导专家

阎敏，中南大学湘雅医院药学部副主任药师。

主攻方向：临床合理用药、药物不良反应监测。

掐指一算，你的那些"网红"眼药水该扔了！

在众多名人的强力"种草"下，相信很多人都有一瓶"网红"眼药水。但不管你一个月前买的是哪种品牌，现在都该扔掉了。

眼药水的保质期是多久？

保质期涉及两个概念：有效期与开启后使用期限。

（1）有效期：标注在药品说明书和标签上的日期，指未开启情况下的有效期限。

（2）开启后使用期限：打开眼药水后，它的保存期限。

《中华人民共和国药典》中对眼药水启用后的使用期限有明确规定：启用后使用期限不得超过 4 周。

所以，即使在药品有效期内，眼药水通常在开启后最多可以使用 4 周。

为什么保质期只有 4 周？

虽然大部分眼药水中添加了防

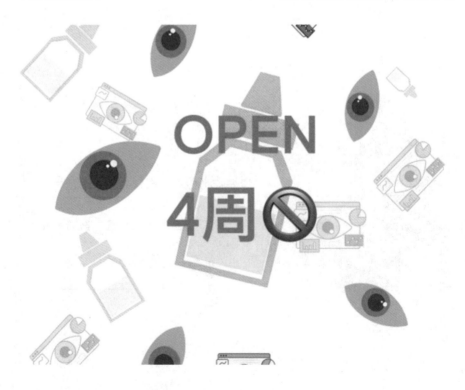

腐剂抑制细菌生长，但是其抑菌效力在贮存过程中有可能受药物的成分或包装容器等因素影响而变化。

眼药水一旦开启，就容易被微生物污染，使药物变质。开启时间过长的眼药水不仅会失去药效，而且很可能导致眼部感染。

大部分眼药水在开启 4 周后不可再使用。对于一些特别的眼药水，如小牛血去蛋白眼用凝胶以及重组牛表皮生长因子滴眼液等营养类眼药，开启后使用期限为 1 周。而小剂量包装不含防腐剂的人工泪液，开启后使用期限为 24h。

眼药水能不能说滴就滴？

应该先向医生咨询，再决定是否使用眼药水。

许多眼科疾病都需要使用眼药水治疗。眼药水可分为抗生素药物、激素药物、降眼压药物、扩瞳或缩瞳药物、营养修复类药物、人工泪液等种类，千万不要胡乱使用，具体应咨询医生后再做决定。

如果单纯被诊断为干眼症，也就是现在很多都市人群都会患的疾病，一般医生会建议使用眼药水缓解症状。

防腐剂对防止眼药水微生物增生发挥了关键作用，但是防腐剂对于眼表的伤害是很大的。

因此，如果是作为长期、日常护理使用的眼药水，一定要使用不含防腐剂的人工泪液。

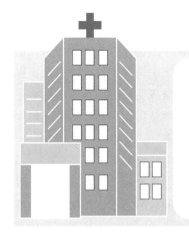

指导专家

　　喻一心，中南大学湘雅医院眼科主治医师。

　　主攻方向：斜弱视与白内障的临床诊断与治疗，白内障的分子治疗。

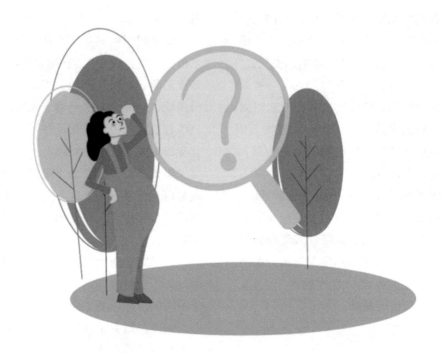

怀孕了就不能使用麻醉药吗？

热播韩剧《太阳的后裔》中，一名在地震中骨折需要进行手术的孕妇，为了不影响腹中胎儿发育，请求医生不要使用麻醉药，忍着剧痛接受医生治疗。在现实中也发生了这样的故事——一名孕妇做饭时被烧伤，为保胎儿拒用麻醉药、止痛药！

2018年5月7日，湖南常德一名怀孕3个月的孕妇在家做饭时，由于液化气接口处出现漏气，瞬间就发生了爆炸事故。孕妇全身烧伤面积达18%，有多处深度创面。孕妇在接受治疗时，为了能保住胎儿，向医生请求不要使用止痛药、麻醉药。

网友纷纷热议，"孕妇是不能麻醉的"，这可能是大多数人的想法。但是真的如此吗？

麻醉药物可以从母亲和胎儿的循环系统中清除，目前没有循证医学的证据表明，孕妇在医生的指导下短时间使用止痛药会对胎儿健康造成威胁。

孕期孕妇如果出现意外需要手术，可咨询产科与麻醉科团队，采用合适的麻醉方法，使用必要的麻醉药物。通常用于手术和麻醉的药物是安全的，不会增加胎儿出生缺陷的风险。

若孕妇出现各种严重疼痛、慢性疼痛等情况，其实有很多安全、可靠的治疗途径可供选择，可以有效地缓解疼痛，同时最大限度避免给胎儿造成不利影响，使孕妇顺利迎接健康新生命的到来。

孕期使用麻醉药物会产生什么影响？

在怀孕期间做手术是个艰难的决定，最常见的手术原因有感染，严重的外科急症如烧伤、肠梗阻、阑尾炎等，以及癌症、创伤骨折、卵巢扭转等。发生这些情况后，首先要明确是需要立即进行手术，还是可以等到妊娠结束；其次，需要考虑如何最大限度地降低可能对胎儿造成的任何风险。

通常来说，决定麻醉药物对胎儿产生影响程度的主要因素为给药的剂量、方法，以及胎儿暴露于药物的时间。其中药物暴露时间最为重要。

受精（0～15d）：由于胚胎还未着床，药物影响会出现"全或无"的现象——要么没有影响，要么造成直接影响。

器官发育期（15～56d）：药物可能造成胎儿器官结构的异常。同时，早期妊娠时胎盘尚未发育成熟，本身就比中期妊娠容易流产，这就是人们常说的"三个月以内的怀孕不稳"。

孕早期：接受手术会略微增加流产风险，然而这是由于麻醉或受手术的影响，还是机体本身疾病状态下对手术的反应尚不明确。

孕中期（12周至28周）：该阶段风险最低，是进行所需手术的最佳时期。在此期间，流产或早产风险最低，约为1%。此外，在孕中期子宫并不大，如果计划进行腹部手术，非常适合安排在该时期。

孕晚期（28周后）：最大的风险是在手术期间或之后胎儿出现早产或足月临产的情况，研究表明，短期全身麻醉不会影响新生儿的行为及学习能力。

哺乳期：疼痛可能减少乳汁的分泌，或者使泌乳推迟、泌乳量减少。手术后仍可继续哺乳。目前有多种可安全用于哺乳期患者的镇痛药物供选择。

剖宫产麻醉与孕期非产科手术麻醉的区别在哪里？

剖宫产麻醉：孕妇的剖宫产麻醉属于产科手术麻醉，常规剖宫产麻醉对胎儿的影响相对较小，而对产妇来说麻醉风险相对更大。

孕期非产科手术麻醉：麻醉手术对胎儿的风险可能比孕妇更大。

妊娠期间某些手术可能是无法

避免的。麻醉医生应该充分告知孕妇麻醉药及麻醉操作对母体与胎儿的影响，采用对孕妇和胎儿影响较小的麻醉方法和药物。

对孕妇疼痛进行管理非常重要

社会心理评估：心理压力、抑郁或焦虑能够演变为身体的疼痛感，并可持续和加重这种负面感觉。

非药物治疗：比如骨盆带、肌肉放松理疗、针灸按摩等，但其具体作用效果尚缺乏证据。

药物治疗：涉及镇痛药物的治疗需要在专业麻醉医生或者疼痛科医生的指导下进行，根据不同孕程，采用较安全的药物进行治疗。

医护人员和家人针对这类心理压力更大的孕妇，应在理解的基础上，给予更多的解释和照顾。

指导专家

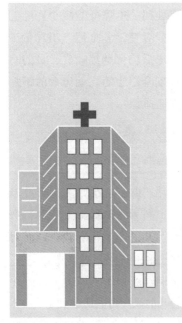

郭曲练，中南大学湘雅医院麻醉科一级主任医师，教授。

主攻方向：各种麻醉技术及监测技术，各种手术麻醉特别是心胸外科、神经外科及器官移植手术的麻醉，危重疑难病人的麻醉与监测。

姚若进，中南大学湘雅医院产科主任医师，教授。

主攻方向：胎儿医学相关研究，胎儿疾病宫内治疗，妊娠合并内分泌疾病、免疫性疾病、凶险型前置胎盘等复杂疑难病症的诊治。

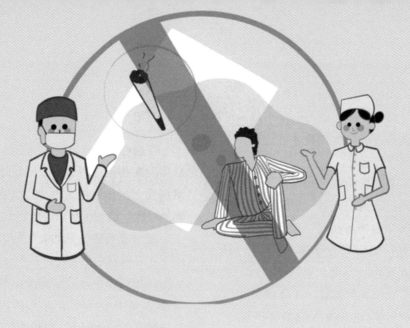

吃药的时候究竟能不能抽烟？

发表在《柳叶刀·公共卫生》杂志上的一项基于中国人群的大规模研究显示，我国卷烟销售量占全球的40%，烟民已超过3亿人。很多人知道服药期间需戒酒，但不了解吸烟对药物作用同样有影响。

已有研究证实，吸烟会对药物吸收、代谢、排泄以及对脏器功能造成影响，从而影响药物疗效。

1. 吸烟影响常见药物的药效

吸烟影响抗酸药和胃黏膜保护药的药效，吸烟者在夜间分泌胃酸与胃蛋白酶等较多，使溃疡愈合速度减慢，增加胃病复发率。

烟碱可降低呋塞米的利尿作用，加速茶碱排泄，使其平喘作用减弱，维持时间缩短。服用任何药物后的30min内都不能吸烟，因为烟碱会加快肝脏降解药物的速度，导致血液中药物浓度不足，难以充分发挥药效。

吸烟可降低氯丙嗪的作用效果，使服药者易出现头昏、困倦、疲乏等不良反应。

吸烟可使人对麻醉药、镇痛药、安定药、镇静药的敏感性降低，药效降低，需加大剂量才能维持同样的药效。

吸烟可降低高血压药物（如普萘洛尔）、抗心绞痛药物、降血脂药物的疗效，吸烟并服用避孕药的妇女更易患心脏病，发生心肌梗死的概率也要比一般女性高2倍。

香烟和烟雾中某些物质使维生素A失去活性，使抗氧化剂维生素E、维生素C损耗，因此，吸烟患者补充维生素E、维生素A、维生素C、维生素B是极为重要的。

吸烟还可使重组（酵母）乙型

肝炎疫苗的免疫应答强度下降，可能需要额外增加剂量才可达到相应免疫应答强度。

吸烟影响吸入剂作用，长期吸烟者气管内膜附着一层烟焦油，影响雾化的药品在气管内的吸收。吸烟可以刺激气管分泌"痰"，妨碍吸入剂吸收作用，使得吸入剂、超声雾化、氧气雾化、手压式雾化器雾化等吸入疗法的给药效果变差。

越来越多的证据表明，吸烟可以广泛影响药物疗效并增大药物不良反应发生概率，尤其是对已患有心肺疾病者或心肺疾病高危患者，往往会产生不可估量的药物不良影响。

吸烟还会明显地延长胃排空时间，使幽门收缩能力下降，进而影响药物疗效。

因此，为了提高药效，减少毒副反应，在药物治疗期间，要禁止吸烟。

吸烟对机体的影响会在戒烟后3个月到2年内逐步消除，戒烟趁现在！

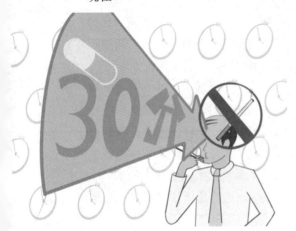

2. 吸烟影响某些药物吸收

吸烟可使血管收缩，当使用 H2 受体阻断药治疗胃、十二指肠球部溃疡及上消化道出血时，会影响药物的吸收，造成溃疡愈合延迟。

吸烟影响胰岛素的吸收，可使皮下注射的胰岛素吸收量减少。

据加利福尼亚大学旧金山分校戒烟领导中心（VCSF）与美国家庭医师学会（AAFP）发布的数据，吸烟的糖尿病患者相较于不吸烟者往往需要增加 15% ～ 20% 的胰岛素用量，吸烟过多者甚至需增加30% 的用量才能达到相应疗效。

吸烟还影响维生素 C 的吸收，使血液中维生素 C 浓度较不吸烟者下降约 30%。

3. 吸烟影响某些药物代谢

香烟中的多环芳烃是一种药物诱导剂，它能使多种药物代谢能力增强，使部分药物代谢发生障碍，从而导致药物半衰期缩短或延长。

吸烟可加速烟碱的代谢和灭活，吸烟还阻碍解热镇痛药代谢而使其半衰期延长。比如，吸烟者体内茶碱、氯氮平、丙咪嗪、丙唑酮和可待因等的血药浓度均低于不吸烟者，治疗时需要增加剂量。

曾有报道，一名服用氯氮平的患者在戒烟后 2 周内出现严重镇静和乏力症状，其氯氮平血药浓度比戒烟前增加 3 倍。

4. 吸烟影响某些药物排泄。

吸烟可缩短茶碱的半衰期，吸烟者对茶碱的排泄速度比不吸烟者要快得多。茶碱在吸烟者体内的平均半衰期为 4.3h，而在不吸烟者体内的平均半衰期为 7h。吸烟者体内茶碱的清除率是不吸烟者的 2 倍以上，其破坏与排泄茶碱的速度比不吸烟者要快 3 倍，使疗效大大降低。

有吸烟史的心绞痛患者服用心痛定、心得安和阿替洛尔等，不仅血药浓度明显下降，药物排泄还会加快，以致加重病情。

中南大学等机构的研究人员对 1990—2017 年全球 195 个国家和地区冠心病的发病率、死亡率以及风险因素展开分析，确定了吸烟可使冠心病患者发生心肌梗死的危险性增加 28% ～ 35%。故凡被确诊为冠心病、动脉粥样硬化的患者都应立即戒烟。

5. 吸烟影响脏器功能且对药物作用产生干扰

吸烟会对多种脏器功能造成损害，影响机体代谢，或影响体内受体物质，从而使某些药物作用减弱或毒性增加。

吸烟能使患者体内儿茶酚胺增加，心率加速，心肌耗氧量增加，可引起心肌缺血。

吸烟者使用硝苯吡啶，其扩血管作用与儿茶酚胺收缩血管作用相拮抗，而使硝苯吡啶疗效降低。

口服避孕药原本就有引发血栓性疾病的可能，吸烟可促使体内释放儿茶酚胺，吸烟者心肌梗死的发生率比同年龄不吸烟者要高 2 倍左右。特别是 35 岁以上，每日吸烟超过 15 支者，患心肌梗死的危险性更大。

当烟与药物同时作用于人体时会增加体内血小板的黏附性，使口服避孕药的妇女易患心脏病。

指导专家

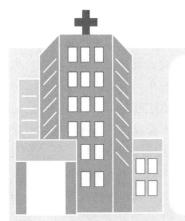

邓晟，中南大学湘雅医院药学部主任药师，副主任。

主攻方向：临床合理用药监控，药物流行病学研究，临床药师培训。

小心伪装的新型毒品会让你终生与尿布为伍！

加拿大大麻合法化，引起了民众对毒品话题的热议。毒品对健康的危害毋庸置疑，但现在毒品都学会了伪装，比如伪装成"跳跳糖""开心果"。最让人防不胜防的是，大家都爱喝的"奶茶"，里面装的很可能就是会让你与尿布陪伴一生的 K 粉。

K 粉是什么？

K 粉，在医学上又称作氯胺酮，临床上一般作为麻醉药物使用。

市面上流通的 K 粉一般呈白色结晶粉末状，大多通过鼻吸粉剂或者溶于液体中使用。

K 粉对身体健康有哪些损害？

在初期吸食 K 粉时，会让身体处于一种极度放松的状态，可以忘记一切压力、烦恼。

随着吸食时间的延长，需要通过不断提高吸食的频率来获得这种快感。同时，会出现记忆力、控制力等下降，产生口齿不清以及尿频、尿急、肉眼血尿等表现。

长期吸食 K 粉会造成人体多个系统的损伤，对泌尿系统的损伤尤为明显。

K 粉在吸食进入人体后，由肝脏进行代谢，以原型和代谢物的形式经尿液排出体外，这些物质可以对肾、输尿管、膀胱产生不同程度的损害，以膀胱的损害最为明显。

K 粉对膀胱的损害有多大？

在医学上，K 粉对膀胱的损害作用被称为氯胺酮相关性膀胱炎，可以表现为尿频、尿急、下腹疼痛、肉眼血尿等症状，严重时可引起肾积水、膀胱挛缩、肾功能不全，最终可能发展为尿毒症。

K 粉会对泌尿系统造成损害，而且晚期膀胱挛缩变小是不可逆的，因此，如果出现泌尿系统相应症状，建议及早到正规医院进行规范化治疗。

唐正严教授认为，氯胺酮相关性膀胱炎的发病机制并不明确，因此并没有单一有效的治疗方式，应以综合治疗为主。

但不管以何种治疗方式，治疗的第一步都是要进行对 K 粉的戒断。大多数患者在戒断 K 粉之后，症状得到不同程度的改善，但是一部分人复吸，导致症状的反复。K粉的戒断是氯胺酮相关性膀胱炎治疗的前提。

在成功戒断K粉之后症状没有改善的患者，可以通过个体化口服药物治疗、膀胱内灌注黏膜保护剂和膀胱内注射肉毒杆菌毒素A控制症状。在出现膀胱挛缩后，可采用膀胱网状切开联合膀胱球囊水扩张术，进行膀胱容量的扩张。如上述治疗均不理想，可考虑膀胱扩大成形术等手术干预。

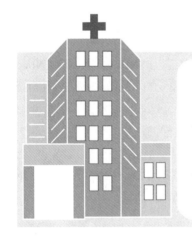

指导专家

唐正严，中南大学湘雅医院泌尿外科主任医师，教授。

主攻方向：男性疾病、前列腺疾病、尿道狭窄等。

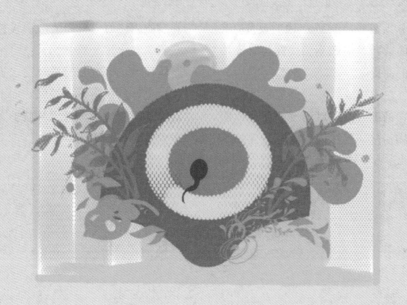

避孕药连续吃，可以一辈子告别"大姨妈"？

网上一篇关于口服避孕药的文章受到热议。文章声称"短效避孕药的发明者，当年为了避免与天主教的纷争，才设置了吃21天空7天的用法，人为制造'月经周期'。但实际上，月经周期没有任何意义！避孕药可以连续不停地吃下去，永远告别'大姨妈'！"

文章宣称，这个观点的依据是英国国家医疗服务体系（NHS）下属的性与生殖健康委员会（FSRH）更新的医疗指南，他们甚至"承认"这样的服用方法可能"有害"，连一些官方媒体都转发了这则新闻。

但是，真的是这样吗？

原来这则新闻的源头，是英国Daily Mail Online上的一则消息，

而FSRH早就针对其提出的观点进行了辟谣。FSRH甚至使用了"None of these statements are factually accurate（这些声明没有一个是准确的）"这样的语句。

使FSRH指南中确实提到，他们认为每个周期停药7天，没有显著的健康益处。

口服避孕药的避孕机理是什么？

我们知道，精子和卵细胞"交往并且和睦相处，最后修成正果"的基本条件是有正常的排卵，精子顺利从阴道进入输卵管，与排出的卵细胞结合成受精卵，受精卵成功在子宫内膜着床。

可想而知，让精子和卵细胞"分

手"，只需要阻断其中任何一个条件就可以了。

口服避孕药是一种利用甾体激素成分避孕的方法，其中含有的激素是雌激素和孕激素。口服避孕药分为长效、短效和紧急避孕药多种类型，目前推荐使用的是短效口服避孕药（COC）。其避孕的基本原理如下。

（1）控制卵细胞，使其不出门：抑制排卵。

垂体卵泡刺激素（FSH）和黄体生成素（LH）的释放，可以促进排卵。而避孕药中雌、孕激素人为补充可以抑制下丘脑释放促性腺激素释放激素（GnRH），从而抑制垂体分泌 FSH 和 LH，达到抑制排卵的目的。

（2）给精子一个大大的门槛：改变宫颈黏液性状。

孕激素使宫颈黏液量减少，黏稠度增加，不利于精子穿透。

（3）改变子宫内膜形态与功能。

子宫内膜的正常生理变化，为胚胎着床创造必要条件，避孕药抑制子宫内膜增殖变化，使子宫内膜与胚胎发育不同步，不利于受精卵着床。

（4）改变输卵管的功能。

在雌、孕激素作用下，输卵管上皮纤毛功能、肌肉节段运动和输卵管液体分泌均受到影响，改变受精卵在输卵管内正常运动，干扰受精卵着床。

哪些人适用或禁用避孕药？

有避孕需求的人都可以口服避孕药，但是以下人群需禁用或慎重使用：

（1）患严重心血管疾病、血栓性疾病，如高血压、冠心病、静脉栓塞者等；

（2）患急、慢性肝炎或肾炎者；

（3）患部分恶性肿瘤癌前病变者；

（4）患内分泌疾病，如糖尿病、甲亢者；

（5）哺乳期妇女不宜使用复方口服避孕药；

（6）年龄在 35 岁以上的吸烟妇女服用避孕药会增加心血管疾病发病率，不宜长期服用；

（7）精神病患者；

（8）有严重偏头痛且反复发作者。

短效避孕药到底要怎么用呢？

如果只是为了避孕，按照说明书使用是最靠谱的方法。

有的药物，比如复方去氧孕烯片等，是月经来潮第 1 日服药，连服 21 日，停药 7 日后服用第 2 周期的药物。

有的药物，如屈螺酮炔雌醇片

（Ⅱ）（内含 24 片活性药片，4 片不含药的空白片），月经第 1 日开始服药，先服活性片，服完 24 片后服空白片。服完 28 日无须停药接着服用下一周期的药物。

不管哪种药物，在服用期间都应该按时服用，谨防漏服是关键。若有漏服，根据漏服的时间按照说明书可以及早补服，但需警惕有妊娠可能；漏服 2 天或以上，可能会造成药物性的阴道流血，需要停药，当月改用其他方式避孕。

避孕药有什么副作用？

避孕药作为一种外来激素，在抑制女性正常激素分泌的同时，会产生一些副作用。其中，最明显的

就是增加了血栓形成的风险。

除此之外，服用避孕药还会出现如下不良反应：

（1）恶心、呕吐、头晕、食欲缺乏等类早孕反应；

（2）服药期间阴道不规则出血，主要是由药物引起，通常不需太过担心；

（3）闭经，部分患者停药后会出现长期闭经，需引起注意；

（4）体重增加，主要是由水钠潴留引起，不是由于脂肪增多，所以不必太过担心。

其实，避孕药的副作用因人而异，不同的人会有不同的表现，通常情况无须太过担心。但一定要对这些可能的反应做到心中有数，以

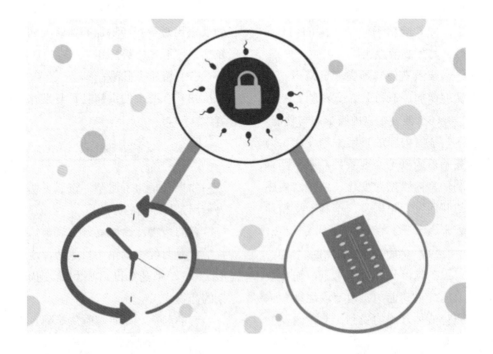

便及时应对不良反应。

如何利用避孕药避开月经呢？

不间断地服用避孕药（非白片），直到不再需要避开月经为止。短期服用避孕药并不会对身体造成损伤，可以放心服用。

但目前没有严谨的循证医学证据和临床研究认为长期不间断服用避孕药是安全可靠的。到目前为止的大型安全性研究都是基于"按正常周期服用"而不是"连续服用"的。连续服用避孕药（无论是哪一代短效避孕药），长期不来月经会造成什么影响是未知的。

避孕药作为一种甾体类激素，千万不能乱用！如果需要使用避孕药或者使用过程中出现任何不良反应，请到正规医院咨询医生！

本文开头提到让女性连续服用避孕药以彻底告别月经的观点，其实是给广大女性朋友一次了解月经，了解避孕，了解自己的机会，以更科学的角度看待和思考问题，在此基础上，来自由选择如何对待月经和避孕。

指导专家 ◁

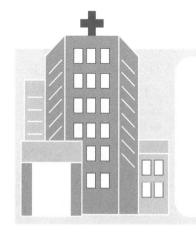

谭智慧，中南大学湘雅医院妇科副教授。

主攻方向：普通妇科，妇科生殖内分泌。

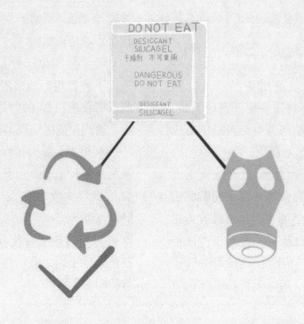

药盒里的干燥剂，到底扔不扔？

药品开封后，干燥剂及棉花该不该扔？网上流传一种说法："《美国药典》（USP）规定，药品一旦开封，瓶内所附的棉花和干燥剂就必须立刻丢弃，否则它们会因吸附水汽，成为药罐内的一项污染源！"

追根溯源，这一说法最早来自2008年发表在某网站上的一篇未署名的文章。USP中提道："如果药品包装中有干燥剂，提示在分装药品时需特别注意。"换句话说，当药品包装中有干燥剂时，即提示该药品怕潮湿，保存时要注意，而"立即丢弃"的说法未得到证实。

干燥剂成污染源？

"干燥剂成污染源"这一说法目前没有充分的证据，因为市面上常见的干燥剂大多性质稳定，且一般不会与药品直接接触。除非包装破损，否则一般不会对药品产生污染。

药盒里的干燥剂、棉花，到底该不该扔？

回答这个问题，要综合考虑药物特性、干燥剂成分特点和患者的服药习惯。

注意这几类药物易受潮：颗粒剂膨松多孔；散剂具有吸湿性；普

通片剂制剂时常加入具有吸水性和膨胀性的辅料；泡腾片受潮后可膨胀、变形、破裂，易潮解变质；中药材包装简易，易变质。

常用的维生素类补充剂一旦受潮，药物部分溶解会影响有效成分，以及造成成分不稳定，导致药品分解而出现颜色变化等现象，如药物有明显的颜色变化，即使在保质期内也不应服用。

医用棉花是采用植物成熟种子的毛茸，经除去夹杂物、脱脂、漂白加工而成的。药瓶内填充棉花主要是防止口服药片或胶囊在运输过程中破损，且棉纤维能从潮湿空气中吸收水分和向干燥空气放出水分，这种吸湿性在外界环境湿度过大时会导致药品潮解甚至变质。当药品开封后"减震"使命已经完成，还可能吸潮，应在药品开封后将棉花丢弃。

哪种干燥剂可用于药品的干燥？

市面上常见的传统干燥剂主要分为 4 种：生石灰干燥剂、蒙脱石干燥剂、硅胶干燥剂和氯化钙干燥剂。这 4 种干燥剂有的性子烈，有的脾气温和，最危险的是生石灰干燥剂，生石灰即氧化钙，具有强碱腐蚀性，遇水可灼伤口咽、食道，对误食者禁止催吐，可以使其服200mL 牛奶，切勿用酸类物质中和以免加重损伤。

目前使用最安全的是硅胶干燥剂，它也是唯一一个通过美国食品和药物管理局（FDA）认证，可直接与药品接触使用的干燥剂。它常呈半透明颗粒状，不会被胃肠道吸收，可经粪便排出，无毒，吸水饱和时会改变颜色，提示药品的保存环境中湿度太大，需要更换保存环境及干

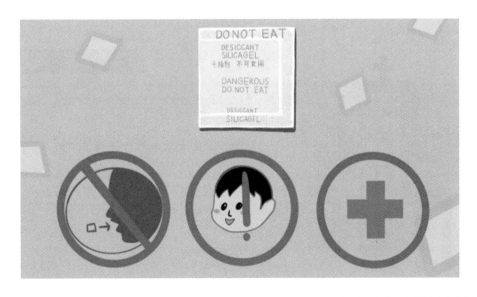

燥剂。这也说明干燥剂对药品是有保护作用的，不应开封后立即扔掉。

药用干燥剂要求安全环保、无毒无害，具有超强吸湿性能等特点，最重要的是应取得国家食品药品监督管理局颁发的药包材注册证。

药瓶中有干燥剂时应该注意哪些问题呢？

平时应注意药瓶的密封性，取药时不要长时间敞开瓶盖，以免药瓶内定量的干燥剂过度吸收水分而失效。取用药品时倒在瓶盖上而非手上，避免因取用过多将手上的水分带入瓶中。如果服药时有以上好习惯，药瓶内环境相对稳定，干燥剂就不用扔掉。

除了注意上述问题，我们更应该关注的是干燥剂外包装上的警示，如"不可食用""不可浸水""不可开袋""注意儿童""防止入口入眼"。在安全的新型干燥剂还没有全面替代生石灰干燥剂之前，我们要加强警惕，将干燥剂的危险性告诉孩子，避免其接触和误食。

干燥剂包装小，孩子的辨别能力弱，提醒家长，一是注意把药品放在孩子难以触碰的地方，避免其误食；二是发生误食时冷静处理，减轻误食的不良后果。

药师提醒，任何干燥剂都禁止服用，应远离儿童；如果不确定误食的干燥剂是否有毒，应及时就医。

垃圾分类新时代，干燥剂要怎么扔？

大多数干燥剂无毒害，可自然降解，所以大家只要按照自己所在地区的垃圾分类标准（一般认为干燥剂属于"干垃圾"）丢弃即可。若干燥剂随未用完的药品一同丢弃，则属于"有害垃圾"。

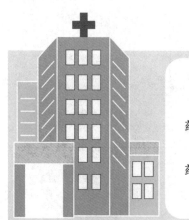

指导专家

胡琴，中南大学湘雅医院药学部临床药师。

主攻方向：抗菌药物临床合理应用和药物不良反应相关研究。

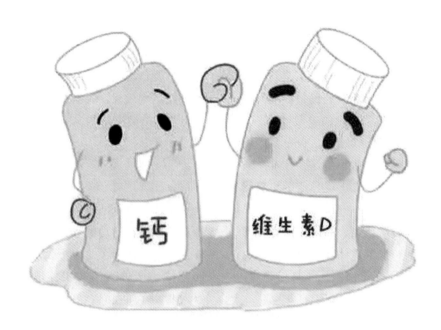

保健食品应该怎么吃?

在日常生活中，我们可能会听到这样的对话。"王奶奶，您现在一直在吃保健品吗？"王奶奶拿着保健品瓶子冲着朋友说道："儿女孝顺，经常会买保健品让我们补身体，所以一直在坚持吃。"保健品是保健食品的通俗说法，它具有调节人体机能的作用。那保健食品真的可以长期食用吗？真的没有副作用吗？答案是否定的。

市面上目前较常见的保健食品有中草药类、矿物质类、维生素类、蛋白质类等。

哪些保健食品适合中老年人吃？

（1）提高免疫力的保健食品。

随着年龄的增长，老年人的免疫功能下降，可适当服用一些能提高老年人免疫功能的保健食品。

（2）辅助降血压的保健食品。

老年人患高血压在生活中是比较常见的，由于老年人年龄大、体质弱，一旦患高血压，如果不及时治疗，对老年人的危害是比较大的。老年高血压患者出现心血管疾病、中风的概率要高于未患高血压的同龄老年人。为了不让父母晚年遭受高血压的困扰，子女们可以给父母买些保健食品，预防老年人患高血压。

（3）补钙的保健食品。

2019 年，我国居民每标准人日能量规定 50 岁以上的中老年人推荐的钙摄入量是每天 1000mg，然而很多老年人都达不到这个标准。缺钙会加速老年人出现骨质疏松等问题，对老年人的健康影响很大。很多长辈喜欢通过补钙来预防骨质疏松，其实很多时候骨质疏松是因为维生素 D 缺乏而阻碍了钙的吸收，所以补充维生素 D 也很重要。

（4）补充微量元素的保健食品。

老年人肠胃运动功能减退，易发生便秘等，易导致胃肠功能紊乱，或由于膳食不均衡或者食物的量和质不合理，影响营养物质的吸收，许多老人因为缺微量营养素而出现各种各样的健康问题。

子女们如果要给父母或其他长辈购买保健食品，一定要咨询营养师或者医生，理性购买合适的产品，千万不要盲目挑选，否则既花了钱又没能达到效果，甚至损害父母或其他长辈的健康。

别人都在吃，是不是自己也可以买点吃？

在选择购买保健食品的时候，很多人会抱着身边的人都在吃，就算是不能治病，至少也不会有坏处的想法。这种想法其实体现了大家对保健食品功效缺乏了解和质疑的心理。

保健食品的"功"肯定是有的。保健食品除了可以补充人体缺乏的维生素、矿物质外，有些还具有辅助增强免疫力、降血脂、降血糖、减肥等特定保健功能。这些功能可以基本满足服用保健食品人群对健康的需求。但是，如何有效

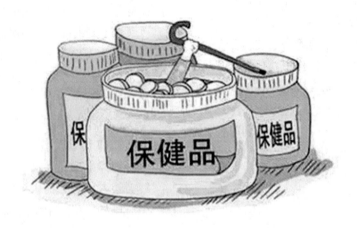

发挥保健食品的"功"并追求"无过"？这与服用人群、用法用量有很大关系了。

就服用人群而言，保健食品是有特定适宜人群的，如果是非适宜人群服用，可能会达不到效果，甚至产生不良作用。举个例子：中老年人服用具有抗氧化作用的保健食品后效果会比较显著，但是少年儿童不适宜服用；具有减肥功效的保健食品适宜单纯性肥胖人群，因处于孕期及哺乳期而肥胖的妇女是不宜服用的。所以选择保健食品时一定要关注适宜使用人群范围，不可盲目购买。另外，保健食品并不是吃得越多或越久就对身体越好，而应按规定的用法、用量服用。因为按规定服用是没有毒副作用的，一旦服用时间过长或用量过大，有些保健品成分则容易在体内蓄积，引起中毒，如含脂溶性维生素——维生素 A 的保健食品，长期摄入过多维生素 A 后不易排出体外，可引发骨痛、肝脾肿大、鳞状皮炎等中毒症状。

总之，跟风吃保健食品的想法是不正确的，我们只有选择了合适的保健食品并按规定用法、用量服用，才能达到"有功无过"的效果。

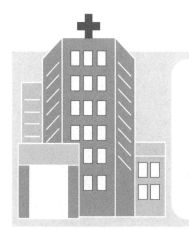

指导专家

刘韶，中南大学湘雅医院药学部主任药师。

主攻方向：医院制剂、医用保健品及新药开发研究。

妇儿篇

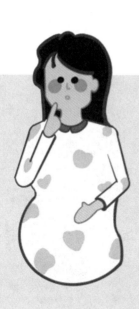

"东方美女"的弱不禁风原来是种病

"娴静时如娇花照水，行动处似弱柳扶风"，林妹妹的弱不禁风，在一些人眼中是东方女子独特的柔弱美。

"东方美女病"到底是什么?

"东方美女病"是"多发性大动脉炎"的别称。因为最早发现该病症的是日本医生 Takayasu，所以又称 Takayasu 动脉炎。又因为多发性大动脉炎多发于中国、日本、印度等亚洲国家的青年女性，所以国际上有很多专家就把它戏称为"东方美女病"。

哪些情况要警惕"东方美女病"?

最多见的情况是年轻女性因为头晕测量血压，发现双上肢血压明显不对称，或是因血压异常升高而就诊，经影像学检查后发现颈动脉、锁骨下动脉，或是肾动脉存在狭窄或是闭塞。

当身体出现以下异常情况时，请提高警惕。

（1）视物模糊，视力下降。

（2）上半身游走性疼痛。

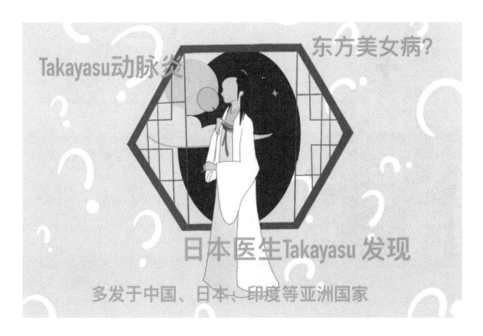

（3）脉搏消失。

（4）头晕目眩。

（5）肢体冰凉。

其实"东方美女病"与免疫、遗传、雌激素等因素有关，并不局限于女性，男性也可能患此病。

怎样预防和治疗"东方美女病"？

多发性大动脉炎有 20% 的自限性，即在发展到一定程度后能自动停止，并逐渐恢复痊愈。不过专家提醒，一旦被诊断为多发性大动脉炎，需要及早治疗。

对于尚未出现血管闭塞等并发症的多发性大动脉炎，一般采用激素控制，部分症状可以获得缓解。

但是相当比例患者的病情仍然会发展。如果受累的动脉变得狭窄或出现闭塞，一系列重要器官就会产生对应的症状。这个时候往往需要手术治疗，目前越来越多的患者选择微创介入的方法开通闭塞或狭窄的靶血管。

如果疑患多发性大动脉炎，要及时到医院进行检查。早期的治疗可以预防或延缓并发症的发生。

指导专家

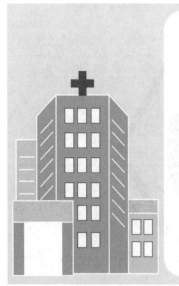

王伟，中南大学湘雅医院普外血管外科主任医师，教授。

主攻方向：主动脉夹层、腹主动脉瘤、下肢动脉硬化闭塞症等动脉相关疾病的外科及微创介入治疗。

张卫茹，中南大学湘雅医院全科医学主任医师，教授。

主攻方向：IgG4 相关性疾病、POEMS 综合征。

胸大更容易得乳腺癌？

目前没有研究表明"胸大"就更容易得乳腺癌，但乳腺癌的发生可能与乳腺的密度有关。

男性也要小心乳腺癌？

男性也会得乳腺癌。

男性乳腺癌是一种非常少见的疾病。据世界乳腺癌外科手术杂志刊登的《男性乳腺癌：情况是否在改变》一文数据，其占全部乳腺癌的 0.5% ～ 1%，好发于老年男性，发生率随年龄增加而提高，不同于女性乳腺癌的双峰发病模式。男性体内呈高雌 / 雄激素比时易发生男性乳腺癌，睾丸发育不全或原发小睾丸症、睾丸疾病、肥胖或肝脏疾病。

乳腺癌的高危因素有哪些？

（1）遗传和家族史：有乳腺癌家族史、卵巢癌及子宫癌家族史的妇女患乳腺癌的风险更高。

（2）经期：月经初潮早（小于13 岁）或绝经期晚（50 岁未停经）的女性发病风险更高。

（3）婚姻状况：独身未婚、晚婚晚育或婚后没有生育的妇女发病率要高些。

（4）生育与哺乳：第一胎足月产在 35 岁以上或 40 岁以上未孕、反复人工流产以及产后未哺乳的妇女乳腺癌的发病率要高些。

（5）激素：长期补充外源性激素，常用激素类药品，如口服避孕药等，可能增加乳腺癌发病风险。

（6）饮食：高脂肪、高蛋白、高热量饮食会增加乳腺癌发生的危险性。肥胖或摄入过多脂肪的人容易患乳腺癌。

（7）病史：出于各种原因乳腺反复多次接触放射线者、乳腺的不典型增生以及一侧已得过乳腺癌者的发病率要高些。

（8）不良的生活方式：吸烟和熬夜。主动或被动吸烟以及经常熬夜，都会增加乳腺癌的发病风险。

针对这些高危因素采取哪些措施可以预防乳腺癌？

目前，乳腺癌的发生是由生物 - 心理 - 环境综合因素所致，尚未发现确切的可预防乳腺癌的方式。我们对乳腺癌尚不能做到一级预防即病因预防，仅能做到二级预防，即早期发现、早期诊断、早期治疗。

（1）有家族遗传史或相关疾病史的人群可以通过使用降低乳腺癌风险的药物进行化学预防，或者接受降低患乳腺癌风险的手术。乳腺癌预防中研究较早且较多的药物是他莫昔芬；常规的乳腺普查可以帮助发现早期的乳腺疾病；已经患有一侧乳腺癌的患者，更应定期做对侧乳房检查。

（2）在合适的年龄生育，产后母乳喂养。

（3）限制含有激素的保健食品摄入及含激素的护肤品使用。

（4）绝经后妇女应防止发胖，需要控制高脂肪、高蛋白饮食，经常规律地进行体育锻炼，尤其是经常久坐的职业女性应进行适当的体育锻炼。

（5）良好的生活方式可以减少患乳腺癌的风险，如不抽烟、不熬夜、不酗酒、规律作息、规律运动等。

（6）保持体重在正常范围。

如何自查？到医院体检需要选择哪些项目呢？

乳房自我检查指通过对乳房的自我视诊、触诊等体检及时发现疾病的自检方法。一般可在起床后、睡前、更衣时、洗澡时进行。

检查时间：月经正常的妇女，月经来潮的第 9 ～ 11 天是乳房检查的最佳时间；绝经期妇女，每月固

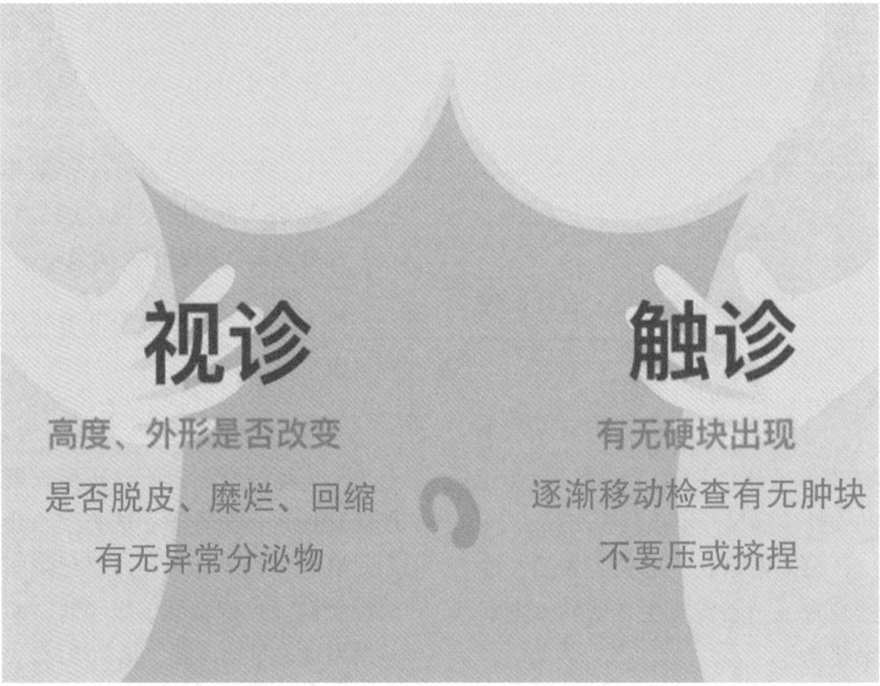

视诊
高度、外形是否改变
是否脱皮、糜烂、回缩
有无异常分泌物

触诊
有无硬块出现
逐渐移动检查有无肿块
不要压或挤捏

定一天进行自我检查。

检查方法：

（1）视诊：脱去上衣，在明亮的光线下，面对镜子做双侧乳房视诊。双臂下垂，观察两边乳房外形有无改变、是否在同一高度；乳房、乳头、乳晕皮肤有无脱皮或糜烂；乳头高度是否发生改变，乳头是否有异常分泌物。

（2）触诊：主要是感受乳房的质地如何，有没有硬块出现。取立位或仰卧位，一手放在头后方，用另一手检查对侧乳房，手指要并拢，从乳房上方顺时针逐渐移动检查，

按外上、外下、内下、内上、腋下的顺序系统检查有无肿块。注意不要遗漏任何部位，不要用指尖压或挤捏。检查完乳房后，用食指和中指轻轻挤压乳头，观察是否有异常分泌物。

（3）普查：目前主要有三种普查手段帮助筛查，即乳腺专科医生的常规体检、钼靶及 B 超检查。在我国尚无确切的乳腺普查的年龄限制，常规 40 岁可以作为一个乳腺普查的年龄，对于有家族史、相关疾病史或有不良生活方式的女性，可以将普查年龄提前至 35 岁。

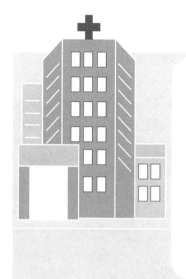

指导专家

陈飞宇，中南大学湘雅医院乳腺外科主治医师。

主攻方向：家族性、遗传性乳腺癌的咨询，乳腺癌的综合治疗，乳腺良性疾病的诊治，乳腺增生症的规范诊治。

钟静，中南大学湘雅医院乳腺外科护师。

主攻方向：乳腺相关疾病的护理。

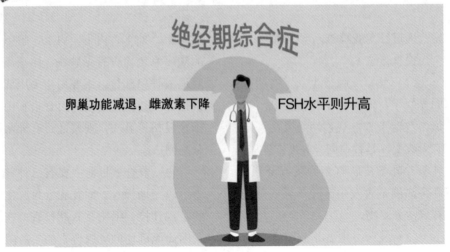

雌激素是更年期的"青春药"吗？

随着年龄的增长，绝大多数的女性朋友都绕不开"更年期"这个特殊时期，好像到了某个年纪，身体一下子出现各种不适症状。

为了对抗种种不适，雌激素成了一些女性的"青春药"，怎样正确使用雌激素才能帮助女性轻松、愉悦地度过这一过程呢？

您是否遇到了以下问题？

月经总是不准，以前每个月来一次，现在没有任何规律，有时候半个月来一次，有时候两三个月来一次，月经期和月经量也不固定。

明明安安静静待着，老是控制不住体内的"洪荒之力"，不经意就面部发红、潮热、出汗，有时候甚至半夜热醒，严重影响生活和社交。

一向为人宽容、大度、自信，突然就变得易发怒、不能控制情绪，注意力不集中，老是忘记东西，甚至出现焦虑、抑郁的情绪。

出现心悸、眩晕、头痛、失眠、耳鸣。可是去医院检查，又没有发现心脑方面有毛病。

浑身都痛，特别是关节和腰腿，皮肤干燥，阴道干涩。阴道炎反复，泌尿系统感染防不胜防。

出现上述症状，可能就是进入了"更年期"，更专业的说法则是"绝经期"。绝经期综合征是指妇女绝经前后由于性激素减少出现的一系列身体和精神症状。

《2017中国女性生理健康白皮书》显示，我国有60%～80%的妇女会出现绝经期综合征。世界卫生组织估计，到2030年，我国更年期女性将超过2.8亿人。

出现绝经期综合征相关症状怎么办？

当出现绝经期综合征相关症状时，建议向正规医疗机构的医生寻求帮助。

首先，医生会询问病史及临床表现，确定这些相关症状是否出现在绝经前后。之后再检查激素水平的变化，由于卵巢功能减退，雌激素下降，促卵泡激素（FSH）水平则会升高。满足前两个条件，并排除了相关症状的器质性病变和精神疾病之后，医生就会将患者确诊为"绝经期综合征"。

怎样轻松、愉悦地度过"更年期"？

目标：

缓解近期症状，早期发现并预防骨质疏松、动脉硬化等老年性疾病。

一般治疗：

（1）保持乐观心态，生活规律，饮食健康，积极锻炼身体。

（2）增加日晒时间，补充钙和维生素D，预防骨质疏松。

（3）家人给予充分的理解、安慰和鼓励。

激素是"青春药"吗？

绝经激素治疗可以有效缓解绝经期综合征相关症状，改善生活质量。但是，使用激素补充治疗必须严格遵医嘱，掌握适应证和禁忌证。

哪些情况禁止用绝经激素治疗？

（1）已知或可疑妊娠。

（2）有不明原因的阴道出血。

（3）已知或疑似患乳腺癌。

（4）已知或疑似患性激素依赖性肿瘤。

（5）最近6个月有活动性静脉炎或动脉血栓栓塞性疾病。

（6）有严重肝肾功能障碍。

（7）患血卟啉症和耳石症。

（8）患脑膜瘤（禁用孕激素）。

哪些情况要慎用绝经激素治疗？

有子宫肌瘤、子宫内膜异位症；有子宫内膜增生史；有尚未控制的糖尿病和高血压；有血栓形成倾向；有系统性红斑狼疮；有乳癌家族史；有乳腺良性肿瘤；有胆囊疾病、癫痫、哮喘、高泌乳素血症、偏头疼；有完全缓解的部分妇科恶性肿瘤，如宫颈鳞癌、子宫内膜癌和卵巢上皮性癌。

如何正确补充激素？

目前使用最为普遍且疗效得到认可的治疗法是激素替代治疗，该方法针对的是缺乏性激素和卵巢功能减退等症状。有研究报道指出，在临床中仅用雌激素容易使子宫内膜增生，增加子宫内膜癌发生的概率。临床上，对有完整子宫患者，需联合应用雌激素和孕激素治疗，以确保子宫内膜能够在激素作用下顺利进入分泌期，从而预防和减少子宫内膜癌的发生。利维爱主要用于治疗自然绝经、手术绝经所致各种症状，应用于绝经后女性，可使机体血浆中促卵泡激素水平得到显著的抑制，对泌乳素不会产生影响；同时对于育龄女性也具有抑制排卵的作用。除此之外，该药还能预防绝经后骨质疏松，改善更年期血管舒缩问题。克龄蒙为人工孕激素和雌激素复合制剂，可有效改善围绝经期患者存在的相关症状，保护子宫内膜。

我们整理了几种常用的激素及补充方法如下：

雌激素：适用于子宫已经切除的女性。

雌激素＋孕激素：保护子宫内膜。

口服：血药浓度稳定。

经皮：避免首过效应，使用方便简单。

经阴道：对泌尿生殖道局部萎缩具有良好疗效。

不能使用绝经激素治疗怎么办？

对于存在激素治疗禁忌证的患者，可以考虑适当使用一些植物提取药及中药制剂，也能够达到一定的效果。

围绝经期是女性从卵巢开始衰退，直至绝经后一年内的时期，是女性必然要经历的一个特殊时期，由于激素水平的下降，大部分女性会出现各种躯体和精神症状。面对突然而至的各种不适，女性朋友们需要放松心情，保持良好的生活习惯，与家人、朋友多多沟通交流，定期到医院体检，在医生的指导下合理使用药物治疗，相信大家都能轻松、愉悦地度过这一阶段。

指导专家

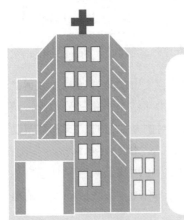

吴佳捷，中南大学湘雅医院妇产科主任医师，教授。

主攻方向：妇科疾病尤其是老年性疾病的诊治与研究。

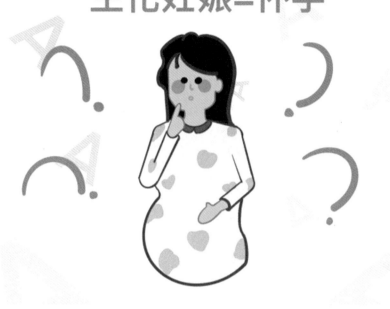

生化妊娠=怀孕

生化妊娠究竟算不算怀孕？

医护人员在妇产科实习，最重要的就是事先了解患者的孕产史。一般来说，患者都记得自己什么时候生过孩子，也基本能回忆起什么时候流过产。唯独一种状况，经常让患者犯糊涂，"我××年的时候，验尿像是怀上了，又像是大姨妈推迟，搞不清楚算不算怀了"。这就是我们说的生化妊娠。

什么是生化妊娠？

生化妊娠是指发生在妊娠5周内（受精卵在着床前）的早期流产，血液中可以检测到人绒毛膜促性腺激素（HCG）升高，大于25mIU/mL或者尿妊娠试验呈阳性，但超声检查看不到孕囊，提示受精卵着床失败，临床表现仅为月经期稍延迟、月经量稍增多。生化妊娠也称为隐性流产，属于自然流产。

生化妊娠算不算怀孕？

生化妊娠就是一次妊娠。妊娠是胚胎和胎儿在母体内发育的过程，而妊娠的开始是成熟卵子受精。生化妊娠中有受精过程，有受精卵的形成，即妊娠的开始。

所以，生化妊娠也是妊娠，也就是大众经常说的"怀孕"。

为什么会发生生化妊娠？

生化妊娠属于自然流产，而自然流产的病因是多方面的，包括遗传因素、解剖因素、内分泌因素、感染因素、环境因素及母体的全身性疾病等。

其中，生化妊娠的重要因素是遗传因素，包括染色体异常等。而反复生化妊娠，即复发性流产，需进行完整的检查，查找原因。

生化妊娠之后也要"坐月子"吗？

"坐月子"为传统观念，西医中无此概念，西方国家女性生产后即正常饮食生活。生化妊娠之后，注意休息是必要的，但不需特别强调"坐月子"，正常饮食，保持健康作息即可。

指导专家

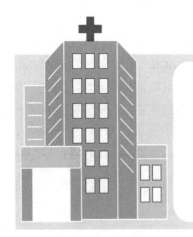

张卫社，中南大学湘雅医院产科主任医师，教授。

主攻方向：高危妊娠的孕期监测、胎儿疾病的产前诊断及宫内治疗、危重孕产妇的救治及早产的综合治疗。

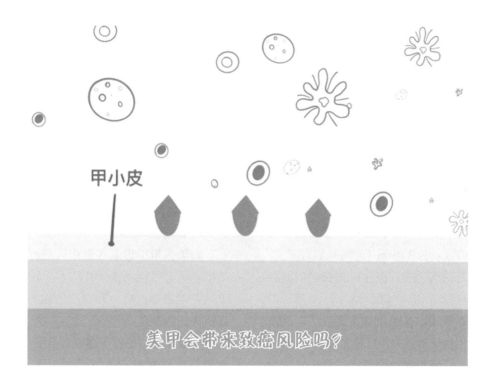

甲小皮

美甲会带来致癌风险吗？

皮肤科门诊上演着不少故事。小湘："我有个同事，因为经常美甲而患上了灰指甲，她每天都很难受，手也不好意思伸出来，连夏天都要戴着手套。"小雅："我有个姐姐，从小就喜欢美甲，印象中她的指甲总是五颜六色的，有许多好看又可爱的图案。结果前一阵她被诊断出乳腺癌，我想这是常用指甲油的缘故。"

中南大学湘雅医院皮肤科简丹教授听完后表示：频繁美甲可能会得的病，叫"甲沟炎"，不叫"乳腺癌"。

什么是"甲沟炎"？

甲近端与近端甲皱之间存在甲小皮（也称甲上皮）、甲远端与指尖皮肤之间存在甲下皮。别小看甲下皮，它能起到"密封"作用，不让细菌和异物从指甲和皮肤之间的缝隙入侵身体。

在美甲的过程中，可能会采取后推甚至除掉甲小皮的做法，其目的是让指甲看起来更修长。

由于甲床的角蛋白结构再生能力相对较强，即使对它进行了一些磨削，它在一定程度上是可以自我修复的。适度或间隔期较长的美甲行为对指甲伤害并不大，可是如果频繁地进行美甲则可能给指甲造成不可逆的伤害。

美甲灯产生的辐射很小，不会致癌

美甲灯，又称美甲光疗灯，专用于美甲工序中光疗胶的烘干，多用于美甲沙龙。

美甲灯有两种，一种是紫外线灯，另一种是 LED 灯。紫外线的主峰波长为 370nm（此波长属可见光，对眼睛无害，但建议勿长时间直视灯管），有良好的烘干、杀菌、消毒效果。就美甲灯本身而言，其产生的辐射量并不可能致癌。

而指甲油中的化学成分对指甲的损害，就类似于我们平时在皮肤上涂抹的含化学成分较高的护肤品对皮肤的损害。但是，由于指甲的

再生性能比较好，所以对这种损害往往可以自我修复。

你为什么得灰指甲？是因为真菌感染

甲癣，俗称"灰指甲"，是指皮癣菌侵入甲板或甲下所引起的疾病，传染性强。其表现是指甲出现甲增厚、糠化症状及指甲变为黄白、灰黑、暗绿等颜色。

如果灰指甲患者在美甲店进行美甲，就有可能污染美甲工具，而工具若消毒不严格，则有可能成为真菌传播的媒介。

一般来说，是否会感染灰指甲，要视指甲或其附近是否受到损伤、个人体质易感性等而定。但美甲行为本身并不会导致感染灰指甲。

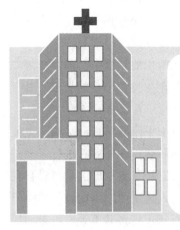

指导专家

简丹，中南大学湘雅医院皮肤科主任医师，教授。

主攻方向：面部皮炎（痤疮、酒渣鼻等）、色素性疾病（雀斑、黄褐斑、太田痣、白癜风等）、血管性疾病（鲜红斑痣、血管瘤等）、各种疤痕及皮肤激光治疗，肉毒素祛皱，面部年轻化。

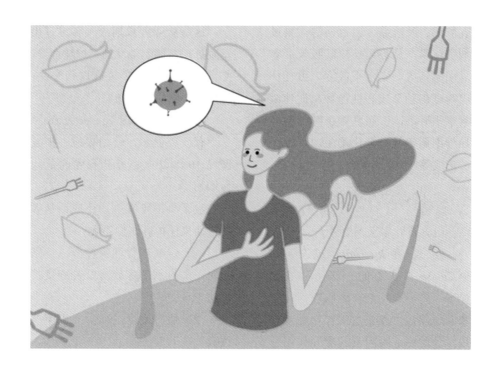

染发剂增加患乳腺癌风险？

美国罗格斯大学科研人员在《肿瘤学》期刊上发表的一项研究成果显示，不同染发、柔顺产品，在不同使用模式下，可不同程度地增加不同人群患乳腺癌的风险。这是一项基于黑人和白人女性的研究。它的结论对亚洲女性也适用吗？

国内多地区的调查结果显示，染发为引发乳腺癌的危险因素。故文章结论对亚洲女性也是成立的。

使用染发剂对乳腺健康有什么影响？

国内多篇针对我国各地区乳腺癌危险因素调查的文献显示，使用染发剂等化学产品是引发乳腺癌的危险因素。

市场上将近90%的染发剂含硝基苯、苯二胺等有毒化学物质，加上某些产品还存在质量问题，其中对人体有害的致癌物质可能更多。这些物质容易被皮肤吸收，进而对人体产生危害。

如果长期使用染发剂，只要1%的有毒化学物质被皮肤吸收进入人体，就会蓄积造成中毒。有害化学物质与细胞结合，引起 DNA 受损，诱发细胞突变，从而引起皮肤癌、乳腺癌、膀胱癌、白血病等。染发剂等化学产品被局部皮肤吸收后容易引起体内激素水平改变，致使体内内分泌轴形成恶性循环，促使激素水平升高，引起乳腺小叶细胞及导管细胞等异常分化增生，继发癌肿形成等。

具体影响的人群是哪些呢？

（1）有肿瘤家族史者。

发表在 *International Journal of Cancer* 杂志上的一篇研究成果显示，使用染发剂与乳腺癌家族史和其他癌症家族史之间存在交互作用。乳腺癌危险因素的交互作用分析也证明，使用染发剂等化工产品与肿瘤家族史之间存在交互作用，有肿瘤家族史又使用染发剂者比单纯有肿瘤家族史或单纯使用染发剂者，乳腺癌的发病率更高。

（2）美容美发行业从业者。

这些从业者长期给顾客进行染发及护理，调配染发剂、护理剂等，都或多或少地直接接触这些产品，造成皮肤吸收有害物质。

（3）长期频繁染发、护发者。

有研究显示，使用染发、护发产品 10 年以上者患乳腺癌的危险性增加。

除了少用染发剂，还应该从哪些方面来保护乳腺健康呢？

（1）定期进行乳腺检查，特别是对于有乳腺癌家族史及乳腺良性疾病史者。

（2）适时婚育，减少人工流产次数。

（3）积极提倡母乳喂养。

（4）减少接触电离辐射环境的时间。

（5）养成健康的生活习惯，合理膳食，保持健康、乐观的心态，多进行体育锻炼。

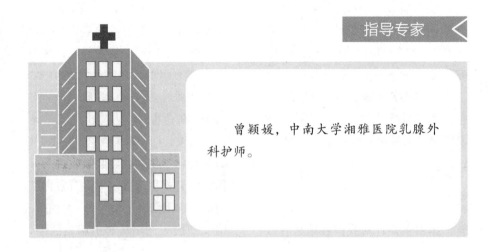

指导专家

曾颖媛，中南大学湘雅医院乳腺外科护师。

科学"坐月子"

曾经有个新闻引发热议，一位山东产妇坐月子时因"陋习"中暑身亡。许多网友不禁感慨，自己也知道可能是陋习，但架不住长辈的劝告。

科学坐月子，把自己的身体照顾好，才是对自己和宝宝负责。

"月子"究竟有多长？

妊娠期，孕妇全身各系统发生着巨大的变化，尤其是生殖系统。产后，身体各个器官（除乳腺外）的形态和功能逐步恢复至妊娠前状态。

医学上把产后恢复的时期定义为产褥期，也就是俗称的"月子"，通常为胎盘娩出后的 6 周。

坐着？躺着？何时能下床？

休息是"坐月子"的头等大事。产后要在家里静养，注意休息，不要让自己处于疲劳状态，但绝不要整月躺在床上。

什么时候能下床，要根据产妇具体情况而定。体力消耗大的休息久一些，体力消耗少、精神好的，要在家人或护理人员陪同下尽早下床排尿。

自然分娩的产妇，分娩后 4h 即可排尿。少数产妇排尿困难，发生尿潴留，可能与膀胱长期受压及会阴部疼痛反射有关，应鼓励产妇尽量起床解小便，实在有困难也可请医生想办法，如仍不能排尿，应进行导尿。

产后 24h 可以在室内活动，但要避免长时间站立、久蹲或做重活。

一般来说，产后 14d 就可以开始简单的腹肌收缩、仰卧起坐等运动，但要视情况而定，不能勉强，运动不能过于剧烈。

喜欢有氧舞蹈的妈妈，则要等待 6 周才可以重新开始跳舞。

产后不能做较粗重的活，如提水、抬重物等，以防子宫脱垂。请把这些活安心地交给丈夫。

到底该吃啥？能不能进补？

坐月子的饮食原则如下：
（1）食物要松软、可口、易消化和吸收；
（2）少吃多餐；
（3）荤素、咸淡适宜；
（4）干稀搭配更利于消化和吸收；

（5）不宜食用生、冷、硬的食物；

（6）不宜过度、过快进补。

在分娩后数小时内，应吃半流质或流质食物。

产后最初几天容易便秘，这是肠道和腹部肌肉松弛的缘故。所以，顺产的产妇从分娩当天就可多补充液体和吃些青菜、水果。

产后一周内忌食大量牛奶、豆浆、含大量蔗糖的胀气食品。

产后如何进补要根据产妇身体状况决定，多数产妇并不缺乏营养，最好先喝些清淡的蔬菜汤，排便正常以后再喝浓汤。

油汤要少喝，油多了，奶水中的脂肪量也会增加，新生儿的消化功能还不健全，过多的脂肪有可能会使宝宝拉肚子。

红糖可以摄入但不能过量。由于红糖所含的葡萄糖比白糖多得多，所以饮服红糖水会使产妇全身温暖，促进恶露排出。红糖中铁元素的含量高，可以给产妇补血，红糖还含多种微量元素和矿物质。但是服用时间过长会增加血性恶露，并且在夏天会使产妇出汗更多而体内少盐。如果产妇在夏季过多饮用红糖水，必定加速出汗，使身体更加虚弱，甚至中暑。

能不能刷牙、洗头、洗澡？

产妇"坐月子"期间，进食次数较多，吃的东西也较多，如不注意漱口、刷牙，容易使口腔内细菌繁殖，引发口腔疾病。因此，从产后的第二天起，产妇可以和平常一样，正常地刷牙、漱口。

需要注意以下几点：

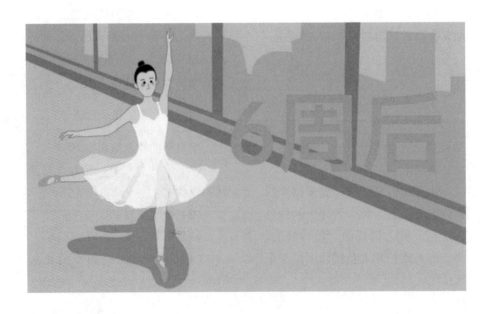

（1）在孕期注意钙的摄取，保持口腔卫生，避免使牙齿受到损害。

（2）产妇身体较虚弱，正处于调整中，对寒冷刺激较敏感，可以用温水刷牙，以防冷水对牙齿及齿龈刺激过大。

（3）每天起床后和睡前各刷一遍牙，如果有吃夜宵的习惯，吃完夜宵后再刷一遍牙。

产妇产后精神、体能恢复后可以洗澡、洗头，但不能洗盆浴，以免洗澡用过的脏水灌入生殖道而引起感染。产后 7d 可以洗药物坐浴。

空调究竟能不能开？

夏天坐月子应避免因室内温度过高而出现产褥中暑。

老一辈有一种说法是产妇坐月子不能吹风，要"捂"、要保暖，导致有些产妇紧闭门窗或包头盖被，严重妨碍了体温的散发，使得局部体温升高。尤其在夏天，产妇非常容易中暑，对产后恢复不利。

应适当使用空调，一般将室温降到 25 ~ 28℃，但不要直接对着产妇和新生儿吹，同时室内应保持一定湿度。

另外，产妇容易出汗，称褥汗，要多备干净、舒适、透气的纯棉衣服，及时更换。防止产妇大汗淋漓、高热、出现脱水昏迷的症状。

心情不好真的只是自己"作"？

产后的女性，由于生理上的变化，精神比较脆弱，加之压力增大，有可能发生产后抑郁症。

因此，一定要在家里保持欢乐的气氛，尤其是丈夫应该多体谅妻子，在精神和生活上都给予其支持。

指导专家

姚若进，中南大学湘雅医院产科主任医师，教授。

主攻方向：胎儿医学相关研究，胎儿疾病宫内治疗，妊娠合并内分泌疾病、免疫性疾病、凶险型前置胎盘等复杂疑难病症的诊治。

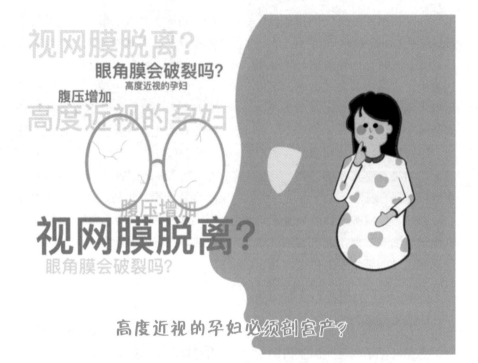

高度近视的孕妇必须剖宫产?

随着预产期的临近，是阴道试产还是直接剖宫产，成了摆在所有孕妇面前的一道必选题。网上有一种说法是"高度近视孕妇必须剖宫产，否则可能会视网膜脱落"。这是真的吗？

什么是高度近视？

高度近视是指近视度数大于600度的一种屈光不正，可发生程度不等的眼底改变，与正常人相比，发生视网膜脱离、撕裂、裂孔、黄斑出血和新生血管的风险增加。

高度近视人群占了近视人群的27%～33%，遗传和环境因素共同作用引发了高度近视。最常见的遗传方式为常染色体隐性遗传，即夫妻双方没有高度近视，但他们如果携带了隐性的致病基因，下一代可能出现高度近视。

高度近视的女性怀孕后会发生什么变化？

高度近视的女性怀孕以后，角膜敏感度降低，而角膜厚度和曲率增加，这些可能改变眼睛的屈光状态。

但是病情的变化与分娩方式无关，这些改变在产后也是可逆的。

高度近视孕妇能否阴道试产？

从医学专业角度来说，分娩本

身是人类必经的自然生理过程，只要宫内的胎儿发育良好、能够耐受正常的子宫收缩，孕妇有良好的体质能够耐受分娩的过程，就可以考虑阴道试产。

有些高度近视的孕妇会担心，因为高度近视其角膜比较薄，在阴道试产的过程中，腹压的增加会不会造成角膜的破裂、视网膜的脱离？

英国皇家伯克郡国家医疗服务体系信托基金会眼科学部发表声明：尚无研究证据表明正常的阴道分娩会对女性（包括高度近视者）的视力带来损伤；阴道分娩不会增加视网膜脱离的风险，即使孕妇曾有因视网膜脱离接受过手术、激光治疗。以往曾有产妇和产科医生可能因为过于担忧这些孕妇在阴道试产过程中发生视网膜脱离，所以推荐了非必需的剖宫产手术。

高度近视的孕妇在决定分娩方式之前可以咨询眼科的专科医师，

如果有脉络膜新生血管的生成，考虑到阴道试产过程中可能发生视网膜下出血伴视力的急性丧失可推荐剖宫产。除此之外，大部分高度近视者可考虑阴道试产。

因此，高度近视的孕妇如果没有其他产科剖宫产指征，是可以阴道试产的，但分娩的过程中如果出现了相关异常情况，可能就需要阴道助产或者剖宫产。

准备阴道试产的高度近视孕妇应该注意些什么？

对于高度近视并考虑阴道试产的孕妈妈，在怀孕晚期应避免剧烈的运动；注意视力的变化、有无眼部不适症状；注意用眼卫生，保证充足的睡眠；合理饮食、控制体重，密切注意胎动。

如果出现规律的宫缩、阴道流液、阴道流血、胎动异常，则应随时至医院咨询就诊，必要时住院待产。

指导专家

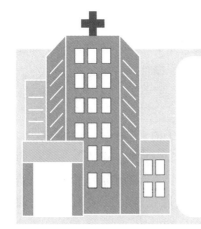

袁喜英，中南大学湘雅医院产科医师。

主攻方向：低危妊娠的孕期产检、指导及监测，妊娠合并内分泌疾病。

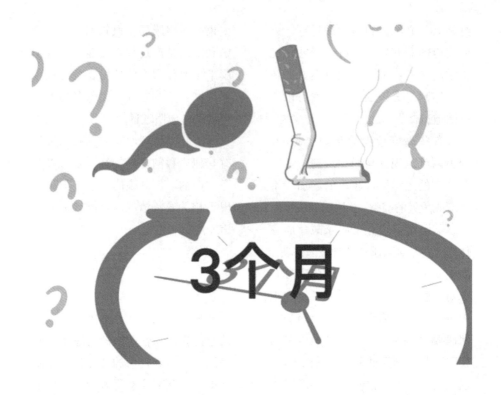

男性备孕，请提前三个月开始"囤货"

临床上常有患者质疑："我这个月明明就已经戒烟了，为什么精子质量还这么差？"这时候医师就会作出解答：第一，精子质量确实受吸烟影响，但还有其他影响因素；第二，现在检测的精液里的精子，都是两三个月前开始形成的，那时候吸烟就已经产生影响了！

精液是如何形成的？

精液是由精子和精浆组成的，而精浆包括前列腺液、精囊液和尿道球腺液等。

精浆的主要成分是水，此外还有糖类、电解质、酶类、维生素等物质，这些营养物质是保证精子生存与活动的物质基础。

当精液被射入女性阴道内，已经做好准备为卵子而战的精子们便踏上了漫漫征途。

精子又是如何生成的？

精子的诞生地是男性的睾丸，它的生长过程有点复杂：在睾丸的曲细精管里，精子的始祖——原始生殖细胞化身精原细胞，精原细胞经过有丝分裂后成为初级精母细胞，1 个初级精母细胞再经减数分裂后生成 4 个精子。

成年男子每天可产生数千万到数亿个精子，千千万万个精子在曲细精管里快乐地生长，经过 10 周左右，精子就长大了。

千千万万个精子都在追求一位美丽的卵子姑娘，但最终只有一个精子能赢得芳心。精子在曲细精管内成熟时间为 64 ～ 72d，而准备开始追求卵子的精子们还需要在附睾闭关修炼 20d 左右，在这里它们练就了受精本领，最终为卵子而战。

所以，精子从形成到逐渐成熟需要两三个月。备孕的男士，要提前两三个月就开始做准备。

如何保证精子质量？

总的来说，影响精子质量的因素众多，男士可以从以下几点来稳定精子质量：

（1）保持适当体育锻炼，尽量不穿紧身裤；

（2）少去桑拿房、蒸汽浴室；

（3）戒烟，饮酒适度；

（4）规律生活；

（5）少用化妆品；

（6）不接触麻醉剂、毒品，避免服用影响精子质量的药物；

（7）放松心态，保持愉悦的心情；

（8）进行适宜的食疗，多吃蔬菜、水果、鸡蛋、肉类及海鲜。

一次检查发现精子质量差是否应该复查？

精子质量检测或精子分析的结果，只能说明生育可能性的大小，它的波动性较大，受身体状况、各种外界环境，以及禁欲时间长短、取精的方法等影响。

因此，一次检测发现精子质量差，是应该复查的。

指导专家

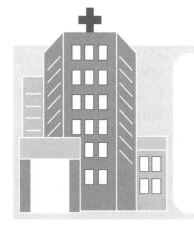

唐正严，中南大学湘雅医院泌尿外科主任医师，教授。

主攻方向：尿控、男科及前列腺疾病、尿道狭窄及尿路损伤和梗阻等泌尿系统疾病。

我妈的黄褐斑会遗传给我吗?

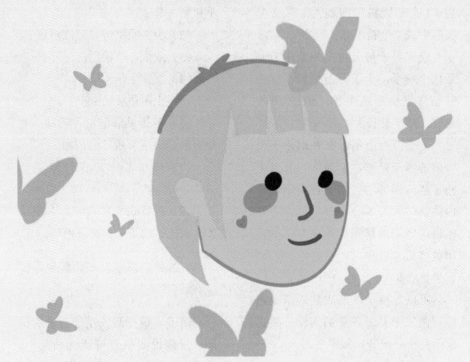

杨女士看着自己的妈妈,为家庭操劳多年,从漂亮的小姐姐熬成了一脸黄褐斑的"黄脸婆"。她妈妈总说:"还不是怀你的时候长的!"爱美的杨女士被吓得对怀孕产生了恐惧。但不久之后,朋友的一句话让她更害怕,"听说黄褐斑具有遗传性,与怀孕并无关系"。这是真的吗?

黄褐斑是如何形成的?

黄褐斑俗称"蝴蝶斑""妊娠斑",是一种后天色素异常性皮肤病,典型表现为面部对称分布的片状黄褐色色斑。

目前已知的与黄褐斑有关的可能诱因有紫外线日晒;妊娠导致的激素水平异常;家族遗传;药物,如口服避孕药;皮肤屏障受损;自身免疫性甲状腺疾病;不健康的生活方式(如负面情绪、缺乏睡眠、压力太大、吸烟);使用某些号称具有"神奇功效"的祛斑护肤品;慢性妇科疾病;肝脏疾病;不恰当的皮肤光电治疗等。

几乎所有的黄褐斑都是多种诱因综合作用的结果。

年纪大了才会有黄褐斑吗?当然不是。

有的女性朋友怀孕后遗留下妊娠斑长期不退,或是不注意防晒,导致在年轻时出现黄褐斑。

黄褐斑与发病年龄没有绝对关系，但是 30 岁后是黄褐斑高发年龄段。

黄褐斑最直接的危害就是影响美观，导致患者不自信，可能影响正常社交、夫妻关系，甚至导致抑郁倾向。

如何祛除黄褐斑？

有患者咨询能否用以白糖或者醋洗脸的方法来祛除黄褐斑。

事实上，这类方法并不可取，不仅缺乏有效的理论依据及大样本的临床观察，还可能因使用不当产生更严重的后果，所以不能盲从。

目前，黄褐斑治疗方法众多，但尚无统一、规范的临床治疗方案。

主要方法有外用药、口服药、激光治疗、辅助透皮技术等单一方法的使用或多种方法的联合应用。

常见的外用药物：氢醌、全反式维 A 酸、左旋维 C、熊果苷、传明酸等。

口服药物：氨甲环酸、维生素 C、维生素 E、谷胱甘肽等。

激光治疗：调 Q 激光、光子嫩肤、皮秒激光、595 激光等。

辅助透皮技术：水光治疗、果酸等。

不管采用哪种方法，严格的防晒和避光是必须遵循的原则，而且不能盲目地使用祛斑产品，谨防加重黄褐斑。

温馨提示：不要轻信在微信朋友圈、微博看到的各种效果"神奇"的祛斑产品，轻信的后果可能会很严重。

如何预防黄褐斑？

预防黄褐斑，防晒、保湿是关键。

另外，养成良好的护肤习惯，保持愉悦的心情和充足的睡眠也很重要。

指导专家

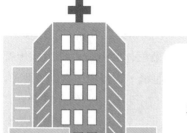

肖荧荧，中南大学湘雅医院整形美容外科主治医师。

主攻方向：面部年轻化，瘢痕血管瘤的激光治疗，面部皮肤护理。

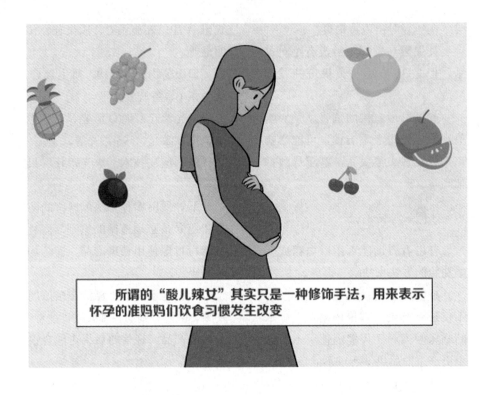

所谓的"酸儿辣女"其实只是一种修饰手法，用来表示怀孕的准妈妈们饮食习惯发生改变

孕期爱吃酸，婆婆说这胎肯定是男孩

相信大家都听说过"酸儿辣女"的传言，人们根据准妈妈们的饮食偏好来推测宝宝的性别。张女士第一胎是个女孩，前几个月怀上了二胎，特别爱吃酸的，山楂、梅子来者不拒。婆婆喜笑颜开，说这胎肯定是个大孙子。张女士自己倒是对孩子的性别无所谓，但禁不住好奇心，产检时向医生提出了自己的疑惑。喜欢吃酸的就会生男孩，喜欢吃辣的就会生女孩，事实真的是这样的吗？

胎儿的性别是由什么决定的？

人的性别是由性染色体决定的，人的性染色体分为 X 和 Y 两种，女性是 X＋X，而男性是 X＋Y。在形成卵细胞和精子的过程中，这两条染色体会分开，卵细胞中都是 X，而精子则分成了 X、Y 两种，含 X 的精子和卵细胞结合就会孕育女孩，而含 Y 的精子和卵细胞结合就会孕育男孩。

所以，胎儿的性别在受精卵形成的那一刹那就已经决定了，并不会因为孕妇在怀孕期间吃的食物发生改变，也跟孕妇在孕期对食物的喜好没有关系。

孕妇为什么会喜欢吃酸的、辣的？

现实生活中，"酸女辣儿"的情况频频出现，所谓的"酸儿辣女"其实只是一种修饰手法，用来表示怀孕的准妈妈们饮食习惯发生改变，偏向于酸、辣等口味的食物。

大多数孕妇在怀孕后都会出现嗜睡、缺乏食欲、厌油恶心、晨起呕吐等症状，这被称为孕妇早孕反应，除了以上症状，有的准妈妈还会出现畏寒、头晕、流涎等，这些都是正常的妊娠反应。

出现这些反应是因为妇女怀孕后，胎盘合体滋养层细胞会分泌一种叫作人绒毛膜促性腺素（HCG）的物质，HCG对于维持正常的妊娠起着重要的作用，但它同时也可以抑制胃酸的分泌，降低消化酶的活性，延长胃排空时间；除此之外，孕期其他激素发生改变，比如孕激素可以松弛消化道平滑肌，使其蠕动无力，加重影响孕妇食欲和消化功能，导致孕妇出现恶心呕吐、食欲不振、厌油等症状。

而酸味和辣味的食物可以促进胃黏膜分泌胃酸、胃蛋白酶等消化液，加快胃肠蠕动，有利于食物的消化和吸收，同时可以刺激味觉，增加食欲，缓解孕妇早孕反应，调节孕妇的味觉敏感度，从而保证孕妇在孕期有足够的营养摄入。至于孕妇是喜欢吃酸的还是喜欢吃辣的，更多地取决于孕妇个人的口味。

孕期所有酸味食物都可以吃吗？

摄入适量的酸味食物对孕妇是有好处的，酸味食物不仅提升孕妇的消化功能，还能缓解其紧张情绪。然而，酸味的食物有很多种，并不是所有的酸味食物都适合孕妇。

酸味食物中，最常见的有西红柿、橘子、猕猴桃、枣、樱桃、青苹果等果蔬，它们富含碳水化合物、水分、植物纤维、各种维生素和微量元素，除了可以增加孕妇的食欲外，植物纤维还可以促进胃肠蠕动，改善孕妇便秘的情况；维生素C还能提高孕妇免疫力、促进铁的吸收，预防贫血；食物中的钾、钙、铁、磷等可以补充孕妇体内所需的电解质、微量元素；叶酸、B族维生素还能保证胎儿神经管正常发育。但是要保证食物的干净卫生，避免发生食物中毒。

除了新鲜的蔬菜和水果，其他的酸味食物还有醋制品、腌制的酸菜、话梅蜜饯等。适量地食用醋制品可以提高孕妇免疫力，但是过量会损伤胃肠黏膜，还会对胎儿骨骼发育产生影响；而腌制酸菜和话梅蜜饯这些食物经多道加工，不仅营养成分丢失严重，而且含盐、糖量高，添加剂多，有的还会在制作过程中产生亚硝酸盐等有害物质，所以，孕妇应尽量少吃。

孕早期究竟该怎么吃?

孕早期准妈妈可选择自己想吃的食物，以刺激食欲，食品种类应当多样化，保证足够的碳水化合物、蛋白质、脂肪的摄入，以满足孕妇及胎儿的营养需要，并补充足够的钙、铁、锌和维生素。同时建议孕妇少食多餐，细嚼慢咽，减少空气进入消化道的情况，并减少产气食物如大豆等的摄入，避免腹胀和消化不良。

所谓的"酸儿辣女"是不成立的，但是孕期摄入适量新鲜、健康的酸味食物对准妈妈、胎儿都是有好处的，无论生男孩还是女孩，宝宝健康才是最重要的。

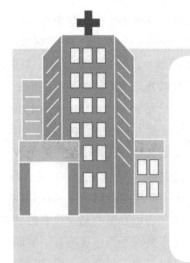

指导专家

张卫社，中南大学湘雅医院产科主任医师，教授。

主攻方向：高危妊娠的孕期监测、胎儿疾病的产前诊断及宫内治疗、危重孕产妇的救治及早产的综合治疗。

张淑军，中南大学湘雅医院产科硕士研究生。

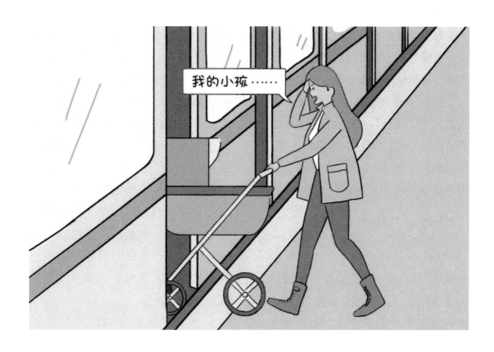

用婴儿车可长点心，别让带娃"神器"变"凶器"

出门"遛"娃，几十斤的小胖墩犯起懒来硬要人抱，让妈妈们十分头痛。随时可以解放妈妈双手的婴儿车就成了"带娃神器"，然而，不靠谱的使用方法可能让"神器"变"凶器"。

错误1：推婴儿车坐扶梯

经常可以看到家长推着婴儿车上下扶梯。扶梯安全指南明确规定：请勿推轮椅或婴儿车乘梯。一旦婴儿车没有放平稳，随着电梯移动，家长很难抓稳，容易侧歪、滚落。

建议：家长推婴儿车时最好选择升降电梯，如果只能坐扶梯，应一人抱孩子，另一人推车。

错误2：上下台阶连人带车一起搬

如果家长失手，容易导致大人、孩子一起跌倒；若推车折叠装置失灵，孩子可能被挤压在车内，造成呼吸不畅。

建议：如果没有升降电梯，家长应抱起孩子再上台阶；若一人独自带孩子外出，可请求其他人帮忙搬车。

错误3：用遮光布将婴儿车挡得严严实实

有些家长怕孩子被晒到，在婴儿

车上盖一层薄毯子挡阳光。但这样不仅会令婴儿车内空气流通变差、温度升高，家长也无法观察孩子的情况。

建议：婴儿怕热，是中暑的高风险人群。所以，天热带娃外出，要给孩子穿比较宽松、轻薄的衣服，及时为孩子补充水分，注意不要让孩子在太热的环境中待太久。

错误 4：停车后不上锁

不少家长停放婴儿车时忽略一个细节——踩下刹车装置。不要以为这个动作无足轻重，忘记上锁造成的伤害事故数不胜数。如果婴儿车停放的地方有一定坡度，家长又忘记踩下刹车装置，坐在车里的孩子一动弹，婴儿车就会滑动。

建议：停放婴儿车务必踩下刹车装置或上锁。

错误 5：不系安全带

"遛"娃时最常见的场景就是：孩子坐在推车里，安全带散落在一旁成了摆设。没有安全带的保护，宝宝在车里坐不稳，容易滑出去或被卡住；大一些的孩子动作多，容易从车内翻出去。在颠簸路面，婴儿车会左右摇晃，容易令孩子脊椎等身体部位受伤，孩子也易摔落。

建议：孩子乘坐婴儿车时，一定要系安全带，腰部安全带的长短应进行阶段性调整，松紧度以孩子的身体与安全带之间的空隙能放进大人的 4 根手指为宜，调节部位尾端最好留出 3cm。

错误 6：把婴儿车当杂物筐

不少家长逛街时，喜欢往婴儿车里堆放东西，这会给细菌、病毒可乘之机；在扶手上挂重物，容易使婴儿车往一侧倾斜。

建议：不要在婴儿车内放杂物或在扶手上悬挂重物，如果配有载物篮，要将其放在靠近后轮的较低位置。

指导专家

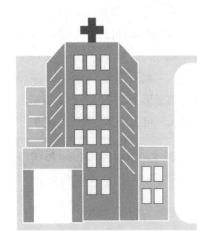

周霞，中南大学湘雅医院儿科护士长，中国生命关怀协会人文护理专业委员会委员。

主攻方向：小儿护理、儿科危重病人救护、儿科临床护理管理。

穿纸尿裤会变 O 形腿？
儿科专家解答关于纸尿裤的 8 个疑问

世界上最劳累又美好的事，就是等着宝宝慢慢长大。很多新手父母感慨，纸尿裤是世上最伟大的发明。宝宝穿上它，奶爸奶妈再也不用洗尿布到天亮，再也不用晾一阳台的尿布，纸尿裤彻底解放了双手。但是，也有很多谨慎的父母担心给宝宝使用纸尿裤后，会影响其发育和健康。关于纸尿裤的 8 个疑问，不妨听听专家怎么解答。

1. 男孩、女孩选择纸尿裤是否有差异？

由于男、女宝宝的生理结构存在差异，他们排尿的部位略有区别（男宝宝偏上，女宝宝偏下），但是差异并没有大到需要特意选择不同的纸尿裤，使用表层柔软、透气、吸收性好的纸尿裤并及时更换就可以了。

2. 纸尿裤是越薄越好吗？

纸尿裤不是越薄越好。为了保证吸收效果，传统纸尿裤常使用绒毛和高分子吸水材料，而超薄纸尿裤为了减少厚度和增强稳定性，需要使用大量的胶粘接，导致超薄纸尿裤的透气程度往往不如传统纸尿裤。

3. 纸尿裤一天换几次好？

现在的纸尿裤大多有尿湿指示，看到纸尿裤湿了及时更换就可以了。注意不要为了节约纸尿裤，让宝宝长时间穿着尿湿的纸尿裤，以免宝宝娇嫩的肌肤浸渍在排泄物中导致红屁股。一般来说，新生婴儿应每 2 ～ 3h 更换一次纸尿裤，较大婴儿可适当降低更换频率。

4. 怎么穿纸尿裤才不会侧漏？

首先，仔细查看纸尿裤包装上的穿着说明。

其次，根据宝宝的体重选择合适的尺码，纸尿裤偏小容易导致宝宝不舒适，而偏大容易侧漏。

最后，纸尿裤应对称穿着，具体看腰贴上的尺寸标注，两侧保持一致就可以了；如果宝宝活动导致纸尿裤移位，应及时调整。

另外，纸尿裤腿部的皱褶不吸水，穿着前应将皱褶翻出，否则容易导致侧漏。

5. 宝宝穿纸尿裤会导致 O 形腿吗？

O 形腿的主要成因是骨钙缺乏和过早负重，穿着合适的纸尿裤反而有利于宝宝保持天然的屈髋屈膝状态，有利于宝宝髋关节发育。但也要注意选择柔软、服帖的纸尿裤，尿湿及时更换，不要让宝宝带着沉重的纸尿裤站立和走路。

6. 穿纸尿裤会影响宝宝生殖健康吗？

有传言说男宝宝穿纸尿裤会造成会阴囊温度升高，而高温会影响

睾丸产生精子，还会造成精子畸形、活力降低等问题。东华大学曾做过实验，给维持正常宝宝体温的模型穿上纸尿裤，并向纸尿裤中注入 37℃ 的温水模拟尿液，其后纸尿裤中的温度仅有轻微上升，不至于影响宝宝的生殖功能。

7. 宝宝穿纸尿裤，屁股红了怎么办？

发现宝宝出现红屁股后，首先要增加纸尿裤的更换次数，避免排泄物浸渍皮肤导致皮肤继续受损，每次大便后及时更换纸尿裤，并用温水冲洗臀部；其次，适当暴露局部皮肤，保持清爽；可以涂抹氧化

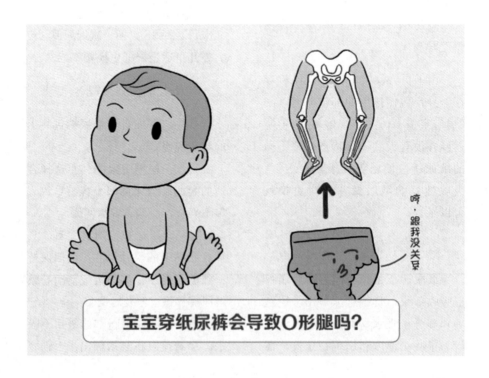

哼，跟我没关系

宝宝穿纸尿裤会导致O形腿吗？

锌软膏等来保护和促进局部皮肤修复，必要时到医院皮肤科就诊。如果宝宝由对纸尿裤过敏导致红屁股，应更换不过敏的纸尿裤。

8. 什么时候"戒掉"纸尿裤比较好？

美国儿科学会建议在宝宝 2 岁左右开始如厕训练。但每个宝宝的发育情况都有所差异，重点是看宝宝是否准备好自己如厕。如果宝宝能够听懂大人简单的指示，开始对厕所表现出兴趣，想尿尿时会主动告诉大人，能够自己走路和坐着不动几分钟，就可以开始进行如厕训练了。一般来说，从开始如厕训练到宝宝能够完全自己上厕所，大约需要半年。

指导专家

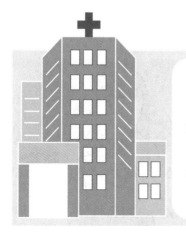

岳少杰，中南大学湘雅医院儿科主任医师，教授。

主攻方向：新生儿危急重症的抢救及新生儿领域中的疑难杂症。

孕期护肤有诀窍，准妈妈依旧靓丽

如今很多准妈妈在怀孕期间，会拍一些美美的照片以记录自己在特殊时期的状态，那么孕期究竟怎么才能保持靓丽呢？

孕期皮肤会发生什么变化呢？

孕期皮肤变化主要表现在以下几个方面。

（1）黑色素沉着：出现黄褐斑，以及一些身体部位如乳头、乳晕、腹中线等黑色素合成增加，导致色素沉积。

（2）油脂分泌旺盛：孕期内分泌出现变化，有些人由于激素失衡，油脂分泌旺盛，易长痘，呈孕期痤疮表现。

（3）皮肤屏障功能脆弱：因为皮肤油腻，有些人忽视补水，皮肤屏障功能受到损伤，导致孕期皮肤屏障功能相对脆弱，易过敏。

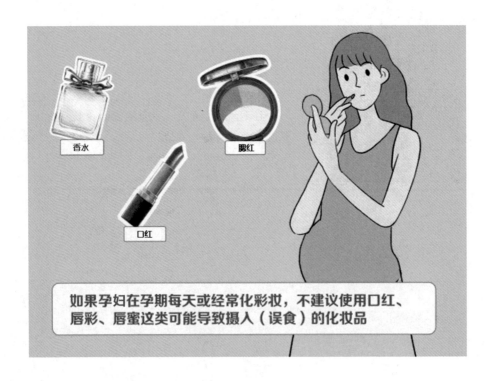

香水

腮红

口红

如果孕妇在孕期每天或经常化彩妆，不建议使用口红、唇彩、唇蜜这类可能导致摄入（误食）的化妆品

孕期可以用护肤品和化妆品吗？

大部分的正规护肤品或化妆品由于用量少，并且只作用在身体局部，不存在大面积吸收，对胎儿的影响是非常小的。但应该避免以下成分：

（1）氢醌、维 A 酸、不明成分的精油。这些成分由于渗透性好，容易穿过皮肤屏障，被人体吸收。

（2）果酸、杏仁酸、角质剥脱成分。含这些成分的护肤品或化妆品可以达到美白、提亮肤色的效果，但容易增加皮肤敏感度，引起过敏，因此也不建议使用。

孕期需要防晒吗？

孕妇应格外注意防晒。过度的紫外线照射不仅会加重色斑的形成，还会加重皮肤屏障的损伤。孕期防晒应以物理防晒为主，如打伞、戴口罩、戴帽子等，同时使用防晒霜。防晒霜应选择以物理成分为主的，因为以化学成分为主的防晒霜易引起过敏。

妊娠期为什么容易皮肤瘙痒？

出于孕期激素改变或者胆汁淤积等原因，孕妇常出现妊娠瘙痒症，这也是困扰准妈妈们最多的皮肤问题。对于这些问题，临床上常建议使用炉甘石、保湿剂等能促进皮肤屏障功能恢复、减少皮肤因干燥而瘙痒的外用药。

妊娠纹能去掉吗？

市面上有一些油剂，号称能减少甚至避免怀孕中晚期妊娠纹的产生，但事实上作用并不大。因为妊娠纹是皮肤弹力纤维断裂产生的，并不能通过外用药物来避免。

中南大学湘雅医院皮肤科简丹医师建议，想要减少妊娠纹的准妈妈们可以考虑在怀孕中晚期使用托住腹部的腹带，防止腹部下垂导致的皮肤牵拉。

孕妇使用彩妆对胎儿有影响吗？

一般不推荐孕妇使用彩妆，但正规的化妆品对胎儿的影响是非常小的（上文提及的对孕妇不利的成分仍须避免），所以孕妇是可以使用彩妆的。

如果孕妇在孕期每天或经常化彩妆，不建议使用口红、唇彩、唇蜜这类可能导致摄入（误食）的化妆品，毕竟许多这类化妆品中含有铅、汞及色料成分。香水也是不建议使用的。某些香水中可能含有麝香这类可导致流产的成分，尽管含量微乎其微，但还是小心为上。至于使用其他正规彩妆用品，或者偶尔化彩妆，对孕妇来说是可以接受的。

必须说明的是：

其一，以上内容的前提为使用正规护肤品或化妆品。建议孕妇在孕期不要随意使用一些不明来源的杂牌护肤品和化妆品，尤其是一些无法了解具体成分的，如网购的品牌不明的、店家自制的商品。

其二，以上内容并没有相关的临床试验能够证明。毕竟没有谁会拿孕妇来做实验，只是说当这些彩妆或者护肤品使用量不大的时候，对胎儿的影响微乎其微，但应该避开上文提到的对孕妇不利的成分。

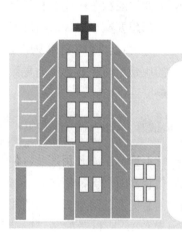

指导专家

简丹，中南大学湘雅医院皮肤科主任医师，教授。

主攻方向：面部皮炎（痤疮、酒渣鼻等）、色素性疾病（雀斑、黄褐斑、太田痣、白癜风等）、血管性疾病（鲜红斑痣、血管瘤等）、各种疤痕及皮肤激光治疗，肉毒素祛皱，面部年轻化。

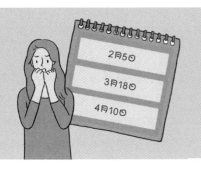

调经 "圣方" 四物汤，其实并不万能

美容养颜，滋润肌肤，气血顺畅，面色红润……四物汤（当归、地黄、川芎、芍药）等被坊间炒作成所谓的 "调经圣方"，宣称药到病除，百试百灵。

然而，中医讲究辨证论治，即一人一病一证一方，绝无百人通治的所谓神奇偏方！所谓的 "调经圣方" 并不适合所有患者，切不可盲目轻信甚至胡乱长久服用，以免贻误病情或者适得其反，导致严重后果。最好的办法是去权威医疗机构就医。

那么，月经失调该怎么办呢？这要从月经为什么会紊乱说起。

什么是月经失调？

正常月经周期为 24～35d，经期持续 2～7d，平均经量为 20～60mL。一般每天换 3～5 次卫生巾是正常现象。如果经血量过多，换一次卫生巾很快就湿透，甚至经血顺腿往下淌，这就不正常了。

月经失调主要表现为月经周期、经期、经量方面的异常，或是月经前腹痛、经期腹痛及出现其他不适。月经失调是最常见的妇科疾病，也往往是机体受病的体现。

为什么会月经失调？

女性排卵和月经受下丘脑 - 垂体 - 卵巢轴的调节。这个轴就像一个司令部，指挥着子宫内膜周期性地脱落，形成月经。轴上任何一个环节以及子宫出问题，月经就开始 "乱" 来了。另外，全身性疾病，如血液病、内分泌疾病等均可引起月经失调，总之，引起月经失调的因素很多，月经失调也是很多疾病的外在表现。

生理性的月经不规律分为两种情况：一种是刚进入青春期初潮的女生，由于激素反馈机制尚未完善，最初几年月经可能并不规律，需要经过 5～7 年建立规律的月经周期；另一种是处于绝经过渡期的女性，由于卵巢功能逐渐衰竭，月经也不大规律。但需排除器质性病变，如生殖系统肿瘤引起的阴道不规则出血，有可能被患者误认为是不规则的月经。处于性成熟期的女性月经不规律则更应引起重视。

此外，平时生活中压力过大、过度节食、过度运动、口服避孕药或其他激素类药物都有可能造成月经不调。

如何应对紊乱的月经?

中医将月经失调划分得极为细致，包括月经先期、月经延后、月经先后不定期、月经过多、月经过少、经期延长、经间期出血、崩漏、闭经、痛经、月经前后诸证（行经眩晕、行经泄泻、行经浮肿、行经风疹、行经乳房胀痛、行经头痛、行经身痛、行经情志异常等）。每一项又可根据患者症状、体征、舌脉辨不同证型，给予不同的治法，即所谓辨证论治。

如"月经先期"辨其病因和病机主要是气虚和血热，"月经延后"则多由血寒、虚寒、血虚或气滞造成。而临床上情况往往更加复杂，常有兼证（几种证型并见，如气虚血瘀证等）出现，那么遣方用药更

需兼顾。所以中医是个体化的"私人定制治疗"。

有人认为中医调经很简单，号号脉搏，看看舌苔，开个方子，吃几服药，月经就正常了。其实并不是每一种类型的月经失调都适合中医治疗，中医对于功能性、慢性炎症、内分泌紊乱等所致的月经失调有较好的疗效。除辨证施治予以方药治疗外，中医穴位敷贴、针灸、埋线等特色治疗对于月经失调均有一定疗效。但这些治疗都是建立在辨证的基础上，即根据不同证型，施以不同治疗。

而对于某些器质性病变所致的月经失调，一般建议选择西医妇科诊治，如手术治疗。中医用于术后恢复效果较好，有促进生肌收口、托毒排脓、活血化瘀、止血止痛等作用。对于术后易复发的器质性疾病，如宫腔粘连、子宫肌瘤等，中医可以起到预防作用。此外，对于有生育要求的女性，中医还可调经助孕。

指导专家

胡随瑜，中南大学湘雅医院中西医结合科主任医师，教授。

主攻方向：中西医结合治疗睡眠障碍、妇科疾病、肿瘤。

生活常识篇

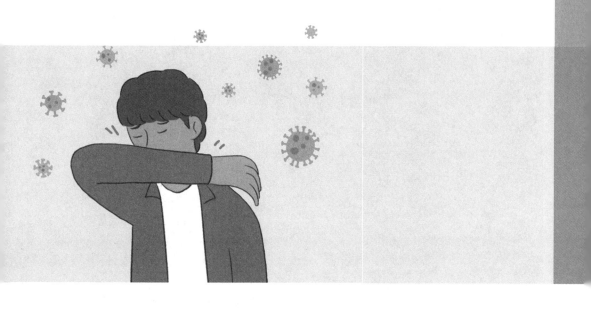

你真的了解"斜视"吗？

无论与谁说话，龙先生从不正眼看人，总是抬着头，给人一种"孤傲"的感觉。而实际上，龙先生是有苦难言，由于饱受甲状腺相关性眼病的困扰，他无法与人平视。在中南大学湘雅医院眼科刘双珍教授和闵晓珊教授组成的专家组精心治疗下，龙先生成功接受了双眼斜视矫正术。术后，他终于可以与人正常平视了。

据悉，龙先生罹患的是因甲状腺相关性眼病并发眼外肌形态和功能改变后出现的一种特殊类型斜视，常称之为"限制性斜视"。这种疾病与普通斜视不同，常常由眼外肌的各种疾病（可以伴有内科疾病，其中最多见的是甲状腺疾病）导致肌肉的慢性炎症改变，如肥厚、变性、纤维化，结构上的变化最终导致功能变化，使患者出现复视或斜视。

"出现复视或者斜视的患者是很痛苦的，他们在日常生活中看到的所有物象都是双影，不但严重影响视觉效果，还有一定的危险。"闵晓珊教授介绍，复视患者过马路的时候分不清影像的真假，难以及时做出应急反应；斜视最直观的后果就是外观影响，两只眼睛不在同一条水平线上就已经很"惊人"了，很多人还会出现各种各样的歪头看东西的"怪现象"，像龙先生这样总是需要抬头视物的病例其实并不少见。

眼睛是我们观察世界的重要器官，眼睛的功能是否健全直接关系到我们的生活质量的高低。

大多数人可能对"斜视"感到陌生，它其实离我们的生活并不遥远。回想逛街的时候，是否遇见过这样一个人 —— 他同你说话时，你不知道该看向他的哪只眼睛，他的左眼好像在看你，右眼怎么就转到旁边挂着的衣服那里去了？或者，遇到过这样一个人 —— 跟他说话时他总是"昂首傲视"，他瞧不起人？请不要用异样的眼光看他，更不要厌恶他，他很可能就是一位斜视患者。

斜视是一种眼外肌疾病，出于各种病因，眼外肌解剖结构和（或）功能出现异常，使注视时双眼的位置不一样，不能同时注视同一方向的目标。

正常情况下，两眼视轴可以同

时追随目标物体，无论目标物体在自己的上下左右都可以看见。但是斜视患者只能用一只眼看，或者两只眼交替看，或者歪着头看，或者看同一个目标却显现两个影子。最后这种情况就是医生所说的"复视"现象，通常出现在斜视手术后大脑功能暂时没有恢复的时期和后天性斜视患者身上。非常严重的眼外肌疾病还会导致明显的眼球运动障碍，眼睛只能看向某一个或者几个方向，再也不能灵活地四周转动。

斜视不但会引起明显的外观异常，还会严重影响眼球的运动与功能，影响人们对世界的视觉感受。对于幼儿患者而言，斜视会严重影响其双眼视觉的形成和发育。年轻的父母们更加要重视并尽早发现孩子斜视及视功能低下的情况，及时就诊。

斜视分为共同性斜视与非共同性斜视，后者包括麻痹性斜视和限制性斜视等，细致划分大约可分为40～50种，其临床表现各有不同。因为病因与临床表现的多样性，对斜视的诊断和治疗需要专科医生的参与。

在此，闵晓珊教授提醒大家：在日常生活中，如果发现周边的亲友出现歪着头看东西、注视人或物时双眼的位置不一样、视物成双等现象时，提醒他们及时到正规、专业、有能力甄别的医疗机构确诊，然后在专科医生的指导下系统随访和治疗。绝大多数斜视及其带来的视功能问题最终都是可以解决的。对于幼儿患者，越早确诊、治疗，越容易获得最终的视功能全面恢复。

指导专家

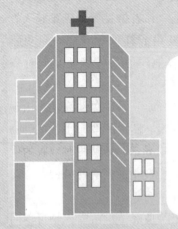

闵晓珊，中南大学湘雅医院眼科主任医师，教授。

主攻方向：斜视与弱视、近视眼防控、眼视光学、低视力专科。

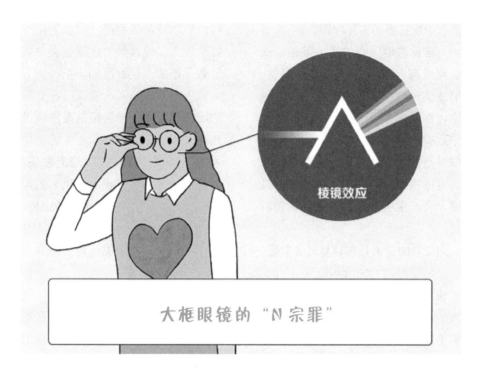

棱镜效应

大框眼镜的"N宗罪"

佩戴眼镜是帮助视力不好的人矫正视力最常见的方式，但是现在眼镜已经不仅仅是矫正视力的工具，还成了时尚的装饰品，因此市面上出现了很多大且浮夸的眼镜，大街上也随处可以看到佩戴大框眼镜的年轻人，他们为什么会选择大框眼镜呢？因为觉得自己脸大，这种眼镜比较适合脸型，或者能看起来文艺一点。但是你们知道，佩戴大框眼镜反而会影响视力吗？

要了解大框眼镜对视功能有哪些影响，必须先简单了解一下验光配镜的三个重要参数：屈光度、镜片光学中心、瞳孔距离。每片眼镜都有一个光学中心，其中心的屈光度我们通常称为镜片的度数。瞳孔距离则是双眼瞳孔中心之间的距离。

（1）光学中心与瞳孔中心产生偏移，容易引起视疲劳。

配框架眼镜的最理想状态是镜片光学中心距和瞳距"吻合一致"，这样才会达到最佳的视觉效果。如果戴大框眼镜，可能会引起眼镜的光学中心和瞳孔中心产生偏移，导致视物不清楚，或是视物变形。长此以往将引起视疲劳，导致眼位发生偏斜，更有甚者可能会产生重影。

成年人的正常瞳距是 62 ～ 68mm，且每个人的瞳距都是固定的。而大框眼镜比一般眼镜要宽大，两个镜片的光学中心之间的距离也多大于配镜者的实际瞳距。

这种光学中心的水平偏差，就会造成瞳孔与镜片中心对焦偏差，形成棱镜效应，光线会产生折射现象，佩戴者看东西容易出现重影，导致视物模糊、视疲劳，长时间佩戴甚至可能导致头晕、失眠。如果高度近视或有散光的人佩戴大框眼镜，会产生更严重的不适症状和后果。

（2）眼镜大且重，易造成不适。

装配好镜片的大框眼镜相对于普通眼镜会更重，会给鼻梁造成更大的压力，久戴可能会造成鼻梁内陷变形，更有甚者压迫到鼻梁面部的神经，导致酸胀、麻木等症状。

镜片中心区和周边区度数不一样，后者较前者要高。大框架由于镜片较大，镜片周边区域也会对视觉效果造成一定程度的影响。如果佩戴了不正确瞳距、瞳高（在实际的配镜过程中，如果镜框高度超过30mm，最好测瞳高。尤其是老年人的渐进多焦点眼镜、功能眼镜，以及视觉敏感者佩戴的眼镜）的大框眼镜者，没有及时更换合适眼镜，反而为了追求时尚，而去适应这种眼镜，很可能会造成近视加深甚至斜视。

当然，根据每个人的脸型，大框眼镜只要不是大得太离谱，在准确医学验光的基础上，在视光师的指导建议下，确保瞳距、瞳高准确，佩戴后无不适症状，也是可以戴的。

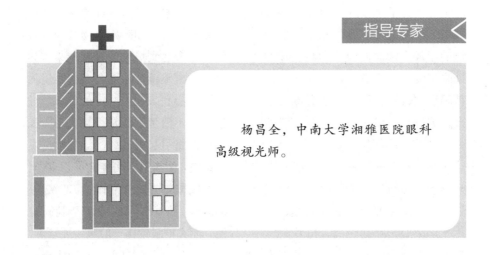

指导专家

杨昌全，中南大学湘雅医院眼科高级视光师。

致广大男同胞：你的体检表还需要增加这一项

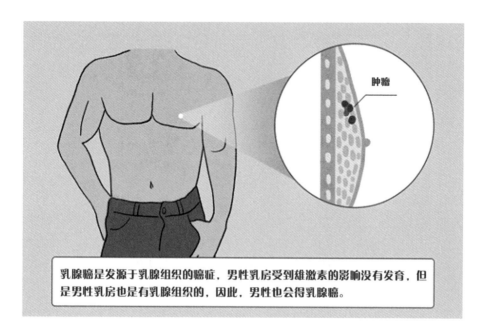

肿瘤

乳腺癌是发源于乳腺组织的癌症，男性乳房受到雄激素的影响没有发育，但是男性乳房也是有乳腺组织的，因此，男性也会得乳腺癌。

"像你这样，乳腺癌的发病率提高 17%！"

"我？我！乳腺癌？！"

"怎么啦？哪儿规定名演员不能得乳腺癌？"

"我可是男的！"

2011 年春晚姜昆老师的相声《专家指导》里的这一段对话可能代表了大部分人的观点，认为只有女性才会患乳腺癌，甚至以为这是个妇科病。其实，男性也会得乳腺癌。

王嗲嗲（化名）今年 66 岁了，

9 年前他发现左边乳房有一个黄豆大小的肿块，但他没放在心上；8 年前他的左腋下同样出现了黄豆大小的肿块，他也没有在意；5 年前左乳及左腋下的肿块逐渐增大，他还是未重视；直至近期，两个肿块都差不多有拳头大小，左乳头内陷固定，可见破溃，他才到医院诊治，入院后经穿刺确诊为乳腺癌。

中南大学湘雅医院乳腺科唐利立教授介绍，乳腺癌是发源于乳腺组织的癌症，男性乳房受到雄激素的影响没有发育，但是男性乳房也是有乳腺组织的，因此，男性也会得乳腺癌，占所有患乳腺癌人数的1%不到。正是因为发病率低而不受重视以及人们存在误解，很多男性患者就诊时乳腺癌已经发展为晚期。

男性为什么会患乳腺癌呢？男性乳腺癌的发病原因尚不是很清楚，目前认为与下列因素有关：

（1）家族性因素。

在国内外针对男性乳腺癌的报告中，有相当比例的病例有女性乳腺癌的家族史，或家族中有患其他恶性肿瘤的病例存在，且大多数病例有乳腺癌易感基因 BRCA1/BRCA2 突变，这两个基因是常染色体显性遗传，也就是说，如果父母是致病基因的携带者，那么把这种基因传给子女的概率都是一样的，为50%。

（2）内源性雌激素增多。

男性乳腺癌发病者多有男性乳房发育、内分泌异常和肝功能损害等病症。肝脏受损时，肝脏对雌激素的灭活功能降低，导致体内雌激素相对过多，男性乳房发育症增多。有人认为男性乳腺增生多发于55岁以上的老年男性。乳腺增生是一种雌激素依赖性的疾病，随着男性年龄增加，雄激素减少，雌激素相对增多，男性可能出现乳腺增生，其中一部分甚至发生癌变。

（3）性染色体异常。

有研究表明，发病患者有睾丸小、曲细精管纤维化和玻璃样变。尿中垂体促性腺激素增多和性染色体异常称为克氏（Klinefelter）综合征，也称47，XXY综合征，患者比正常男性多了1条X染色体，常见的核型是47，XXY或46，XY/47，XXY。该综合征患者的乳腺癌发病率较正常男子高20倍。

另外，其他放射性物质的接触、乳腺局部损伤、外源性应用雌性激素等也可诱发乳腺癌。

男性怎样发现乳腺癌呢？男性平时可以进行自我检查，发现问题一定要及时去医院进行专业的触诊及仪器检查，如X射线检查、B超检查以及组织病理学检查，以免耽误病情。

男性乳腺癌的症状和体征包括：①乳房肿块；②乳头溢液；③乳房红肿；④乳头回缩；⑤皮肤褶皱。男性患乳腺癌一般根据具体诊断，施行手术，主要进行放化疗和内分泌治疗。

《临床肿瘤学杂志》曾在线发表的一项研究表明，男性乳腺癌患者较女性乳腺癌患者发病时间晚，分期高，但死亡风险低于女性。该研究结果显示，女性和男性乳腺癌国际标准化发病率分别为66.7/10万人·年和0.4/10万人·年。女性乳腺癌患者发病中位年龄（61.7岁）小于男性患者（69.6岁）。男性患者5年相对死亡率高于女性患者，相对额外风险为1.27，但是，在校正了年龄、诊断时间、分期和治疗情况以后，男性乳腺癌患者相对生存状况显著优于女性患者。

男性乳腺癌虽然发病率低，但不容忽视。对于有乳腺癌家族史的人群，尤其是有 *BRCA1/BRCA2* 突变的家族，需要密切随访。另外，需要早期发现，出现乳房肿块、乳头变形回缩、破溃等症状需要及时就诊。男性乳腺癌的治疗方法同女性一致，实施局部手术的同时，辅助化疗、放疗、靶向及内分泌治疗。只有早期发现，才能有较好的预后。因此，建议男同胞们在体检时把乳腺检查这一项也加进去！

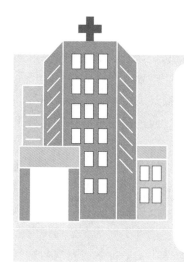

指导专家

唐利立，中南大学湘雅医院乳腺科主任医师，教授。

主攻方向：乳腺癌早期诊断和优化治疗。致力于难治性乳腺癌的临床及基础研究，极力推行乳腺癌诊断和治疗的新理念。对于乳腺癌的早期诊断和个体化治疗有较深的造诣，对乳腺癌新辅助化疗、家族性和早发性乳腺癌的研究有一定特长和建树。

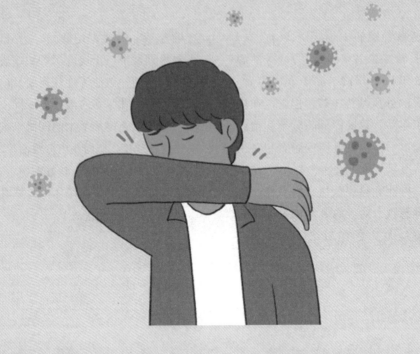

打喷嚏是感冒还是鼻炎？千万别傻傻分不清

冬至是一年中最冷的时候。有的人不仅感到冷，还会觉得鼻子奇痒，喷嚏不断，不停地流鼻涕。这时候，可别想当然以为是得了感冒。中南大学湘雅医院耳鼻咽喉头颈外科专家谢志海教授提醒，出现打喷嚏、流鼻涕等症状，不一定就是感冒，也可能是季节过敏性鼻炎。

1. 感冒、鼻炎傻傻分不清

鼻炎症状和感冒很相似，都伴有鼻子发痒、打喷嚏、流鼻涕、鼻塞，但只要仔细分辨，鼻炎和感冒还是可以区分开来的。感冒由病毒感染所致，一般7d内就可自行痊愈。

感冒一般还伴有一些全身症状，如喉咙痛、咳嗽、浑身无力等，严重的还会发烧、头痛、全身酸痛，甚至恶心、腹泻，而过敏性鼻炎则没有这些症状。

过敏性鼻炎以鼻塞、鼻痒、连续性喷嚏及清涕为主要症状，是由机体对空气中过敏原（主要是尘螨及花粉）过敏引起的。普通慢性鼻炎以鼻塞为主要症状，发病与空气污染、体质差、经常感冒等有关。

如果每天多次打喷嚏，每次多于3个，甚至连续10余个，多在晨起、夜晚或接触过敏原后立即发作，流大量清水样鼻涕，有时鼻涕会不自觉地从鼻孔滴出，那么就要警惕过敏性鼻炎。

很大一部分过敏性鼻炎患者有将鼻炎当感冒治或自行服用感冒药的经历。有些过敏性鼻炎患者在吃了感冒药后有暂时性好转现象，这是因为有些感冒药有抗过敏作用。然而感冒药中有一些解热止痛成分，长期服用副作用较大。此外，有不少人在发病初期当感冒来治，导致病程拖延，结果终年鼻塞、流涕。

2. 冬天是过敏性鼻炎高发期。

为什么秋天过去了，远离花粉传播的季节了，过敏性鼻炎还是不见好转，反而更严重了呢？其实冬天也是过敏性鼻炎的高发期。常见的过敏性鼻炎的高发人群大多对花粉、化学物质、尘螨、动物皮屑等过敏原过敏。虽然冬天不是花粉传播季节，但是冬天空气湿度低、室内与室外环境温差大。另外，由于天冷，室内通风机会减少，室内过敏原浓度增加，易引发过敏性鼻炎，所以冬季更应该重视过敏性鼻炎。

3. 怎样预防过敏性鼻炎？

（1）远离过敏原。当在室内出现过敏不适时，应及时通风换气，降低过敏原浓度。常年性鼻炎患者，要改善居室环境，如不养猫、狗等动物，撤换地毯、羽毛褥垫，加强室内通风，经常清扫灰尘等，可减少发病风险。

（2）加强锻炼。在天气晴好时适当加强户外锻炼。选择适合自己的体育活动，如爬山、打太极、慢跑等，还要经常做鼻部按摩以增强鼻腔抵抗过敏原的能力。

（3）注意饮食。少吃寒凉食物，以及辛辣等刺激性强的食物。多吃些蔬菜、水果等富含维生素的食物。避免食用某些易引起过敏的食物。

指导专家

谢志海，中南大学湘雅医院耳鼻咽喉头颈外科主任医师，教授。

主攻方向：鼻炎、鼻窦炎、鼻息肉的诊断与治疗，鼻内镜手术，变态反应性鼻炎的综合治疗，鼻腔、鼻窦及颅底肿瘤的早期诊断和治疗。

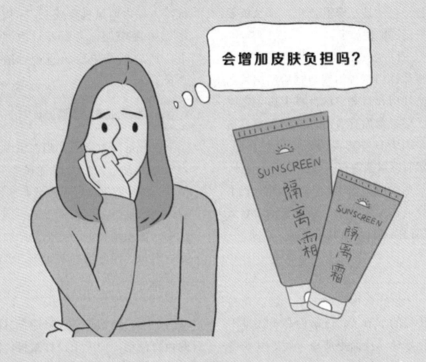

会增加皮肤负担吗？

皮肤科医生才知道的秘密：隔离霜其实根本不隔离

不少爱美的女孩子可能从化妆品专柜美容顾问那里听过这样的言论："底妆之前一定要上隔离霜，它可以隔离彩妆和灰尘，保护皮肤。"

关于隔离霜的作用，网络上描述得头头是道，如隔离彩妆，隔离灰尘，隔离紫外线，修颜提亮。但事实上，隔离霜并没有隔离功能，大家以后花在隔离霜上的钱可以省了。

1. 隔离霜的成分是什么？

市面上的隔离霜成分多种多样，但本质上，它就是一种霜剂（隔离霜）或者乳剂（隔离乳），二者的区别也只是对皮肤的保湿作用不同。除了保湿的成分，隔离霜一般还会包含一些有防晒、遮瑕作用的成分，有些商家还添加了抗氧化的成分。

2. 乳剂和霜剂有什么区别？

油和水在乳化剂作用下，根据含油和水的比例不同形成水包油型（乳剂）和油包水型（霜剂）。

3. 隔离霜究竟能不能隔离彩妆、灰尘、紫外线？

由上述介绍的隔离霜所含的成

分不难看出，隔离霜的"隔离"作用是不存在的。市面上的产品不过是把保湿、遮瑕、防晒等作用综合到一瓶霜（或乳）里面，起轻度遮瑕的作用。在皮肤科医生看来，根本就没有"隔离霜"这种概念。

（1）由于其本身添加的遮瑕成分，隔离霜应属于彩妆的范畴。因此，隔离彩妆这种说法是站不住脚的。

（2）隔离灰尘方面，也许隔离霜有一定的作用，但隔离霜本身含有的粉质物质其实与灰尘没有本质区别。

（3）隔离紫外线的其实不是隔离霜本身，而是其中另外添加的防晒成分。

4.添加防晒成分的隔离霜是否能满足正常人的防晒要求？需要补涂防晒霜吗？

如果是具有防晒作用的隔离霜，会有防晒功能的标识，如防晒系数（SPF 值）和防护 UVA 的防晒指标（PA 值）。隔离霜的防晒功能是根据标识来判断的。相同 SPF 值下，其防晒作用与普通防晒霜相同，只是多了轻度遮瑕的效果。

无论隔离霜是否含防晒成分，叠加使用都不会影响防晒霜的效用。皮肤科医生非常不建议既使用防晒霜，又使用隔离霜。

5.使用隔离霜会增加皮肤负担吗？

长期使用隔离霜，或者一天内长时间使用隔离霜，会增加皮肤毛孔堵塞的可能性。同时，由于需要使用卸妆油（普通防晒霜只需要用洗面奶直接洗净即可），还会增加卸妆对皮肤屏障功能的损伤。隔离霜不仅起不到隔离作用，长期使用还会拖"累"皮肤，注意防晒才是关键。

指导专家

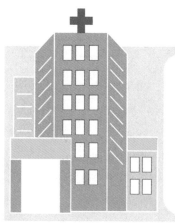

简丹，中南大学湘雅医院皮肤科主任医师，教授。

主攻方向：面部皮炎（痤疮、酒渣鼻等）、色素性疾病（雀斑、黄褐斑、太田痣、白癜风等）、血管性疾病（鲜红斑痣、血管瘤等）、各种疤痕及皮肤激光治疗，肉毒素祛皱，面部年轻化。

脸大是因为跷多了二郎腿，你信吗？

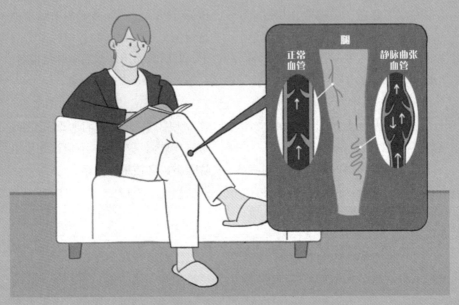

日本一档电视科普节目提到的一件事让全场观众都把二郎腿放下了。节目提及：下半身和脸看起来并没有太大关系，但其实跷二郎腿会导致盆骨倾斜、脊柱变形，从而影响面部！颈椎骨歪斜，导致血液循环不佳，淋巴排毒不畅，这样就会堆积老化物，造成面部浮肿。那怎么判断自己的盆骨是否倾斜呢？首先把腿伸直，平坐在地上，把脚跟并拢让足部呈现一个"V"字形，这时盆骨是正常的位置。然后脚部慢慢放松不要用力，这时脚如果向一侧倾斜，你的盆骨位置可能就是歪的。盆骨不正会给全身带来影响，脊椎骨、颈椎骨也会渐渐歪斜。

跷二郎腿是否会引起骨骼、肌肉的变形？

二郎腿，即将一条腿搭在另一条腿上。首先，此动作会使负重腿所受的压力增大，同时，上面那条腿背侧所受压力也显著增大。这会导致关节结构、神经、血管、淋巴管受到压迫。其次，跷二郎腿时，由于两侧骨盆受力不均，脊柱会发生代偿性的一定程度左右侧弯，以保证身体平衡，同时由于身体前倾，脊柱会向后凸。

长时间维持这种姿势，使原本处于正常位置的椎间盘受力不均。应力高的部位就容易产生椎间盘的退化、损伤，当纤维软骨环断裂之后，就会使其中的髓核突出，造成椎间盘膨出或突出，压迫神经而引起腰部、臀部、下肢疼痛。

跷二郎腿是否会引起下肢静脉曲张？

跷二郎腿使得位于膝关节前内侧的大隐静脉和位于膝关节后侧的小隐静脉更容易受到压迫，血液回流不畅，确实可能增加静脉曲张的风险。健康的人，只要注意不长时间地保持跷二郎腿的姿势，是不容易引起静脉曲张的。需要提醒的是，对于出现下肢水肿、静脉曲张等症状的患者，请勿跷二郎腿。

除了上述危害，跷二郎腿还会引起其他危害吗？

经常跷二郎腿会使大腿内侧及生殖器周围保持在高温状态，若长期保持在高温状态，就会破坏精子生成和生存的环境，导致精子质量下降。

医学上建议的正常坐姿应该是怎样的呢？

正确的坐姿应是：挺胸抬头，当需要靠椅时，腰部挺直，离开椅背（由于生理的原因，腰、背不能置于同一平面）。坐沙发时要尽量靠后坐，臀部坐于沙发面的底端，背部紧靠沙发背，最好能在腰部置一靠垫，使腰部得到有效的承托，保护腰椎生理弓。不要将身子往前倾，呈弓腰驼背状，引发肌肉劳损。

指导专家

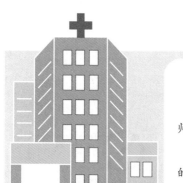

罗伟，中南大学湘雅医院骨科副主任医师，副教授。

主攻方向：原发性骨肿瘤，软组织肿瘤的个体化、规范化、综合化治疗。

痰，究竟能不能吞？

痰是一种由许多成分组成的物质，包括气道内的分泌物以及气道内吸附的一些细菌及尘埃颗粒。人的肺脏是与外界相通的，随着呼吸，空气中的灰尘、细菌可以进入人体。人的鼻、咽喉部能将它们中的大多数阻挡住，但仍有少量能进入气管。它们可以被气管分泌的黏液黏附住，然后被排出体外，这就是我们日常说的"痰"。因此，正常人的痰中也是有细菌的。

有痰一定要咳出来吗？

有痰一般情况是需要咳出来的，痰液中是含细菌的，当气管、支气管和肺受到有害因素的刺激或致病菌感染而发生炎症时，黏液分泌增多，加重了纤毛柱状上皮的负担，不利于黏液的排出，会进一步滋生细菌，加重病变。对于一些小孩和老人家出现咳痰困难的情况，可使用化痰药以及拍背辅助排痰。拍背的方法为自上而下拍，自外向内拍，以帮助其排痰。

正常人每天大概会吞咽 1.5L 的唾液，这对机体并没有很大影响。但对于有上呼吸道感染、长期吸烟或者本身有肺部感染的人群，其痰

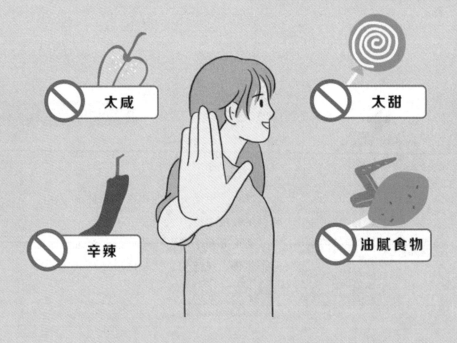

液中含有大量的颗粒、细菌等对机体有害的物质，虽然胃酸可以杀死大部分细菌，但还是可能有部分细菌没有被杀死，它们进入肠道，可引起肠道菌群失调，甚至引起肠道炎症。因此，有痰及时吐出来为宜。

有痰的时候不宜吃哪些东西？

有痰时，不宜吃辛辣、油腻、太咸或太甜的食物，否则会加重上呼吸道刺激症状，引起口渴、咽干、咽部不适、咳嗽、消化不良等。咳稀痰或白痰时，忌吃生冷、黏糯、滋腻之物，如香蕉、柿子、蚌肉、螃蟹等。咳痰黄稠，或兼有口渴、咽痛时，忌吃辛热、黏滋、补益之品，如龙眼等食物。

指导专家

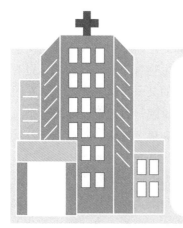

顾其华，中南大学湘雅医院呼吸与危重症医学科副主任医师，副教授。

主攻方向：肺癌的诊断和治疗，呼吸道感染性疾病的诊治。

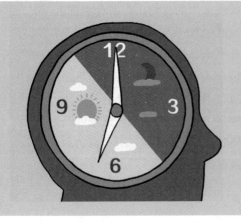

被闹钟叫醒不如自然醒？

很多人认为离开手机就无法生活，更离不开手机闹铃这个功能，毕竟"起床困难户"依靠闹钟叫醒。大家生活方式不同，有的人习惯被闹钟叫醒，而有的人则习惯自然醒。

人为什么会自然醒？

睡眠是长期生物进化过程中机体对自然环境反应和适应的结果，日出而作，日落而息，具有生物钟自身固有的昼夜节律的基本特点。哺乳动物控制昼夜节律的"总"生物钟位于下丘脑视交叉上核。下丘脑视交叉上核的生物钟细胞有很强的自主节律性，也受其他生物节律活动和外界环境如自然光线强弱周期的调节和影响。哺乳动物视网膜有一些分散的节细胞对光线的快速变化不敏感，但对外界光线的持续性变化敏感。光通过引导下丘脑视交叉上核中的主生物钟，以神经体液等方式同步并协调外周各器官系统的生物钟，调控生物的生理、代谢和行为。

视交叉上核的生物钟细胞还将自然界光线的持续性变化的信号传送到松果体，调节褪黑素的分泌，后者再以反馈的方式影响视交叉上核生物钟细胞的活动。这一反馈调节机制使体内固有昼夜节律变得可调控。

使用闹钟叫醒究竟有没有危害？

每个人都存在生理差异，睡眠同样如此。睡眠由下丘脑视交叉上核的总生物钟启动，其周期长短对于确定的某一个体而言，是内在固定的；睡眠一旦启动，要等一个自然周期完成才结束，也就是"自然醒"，否则会有"不尽兴"之感。每个人为达到"自然醒"这一目标，所需的睡眠周期长短是不同的，大部分成年人为 6～7h，而小部分人只需要 3～5 h。

因此，使用闹钟叫醒是否破坏自然醒的睡眠周期，取决于以下两个因素：

①闹钟设定预留出的睡眠时间

长度，与该个体原本所需的睡眠时间长度是否一致，如两者接近，则对睡眠周期的干扰较小；②闹钟设定预留出的睡眠时间段，是否与该个体长期以来形成的生物钟时间段相吻合，如两者吻合度高，则容易达到较好的睡眠质量，对睡眠周期的干扰相对较小。

不恰当地使用闹钟叫醒，会导致睡眠周期的紊乱，危害自身健康。《美国医学会杂志》子刊 *JAMA Network Open* 发表的一项研究称，从东亚人群的庞大睡眠数据分析得出，每天睡 7h，全因死亡率、心血管疾病死亡率、癌症及其他疾病死亡率都是最低的。长寿者通常每天睡 6 ～ 7 h；过短或过长都有导致意外死亡的风险。长期睡眠过多可引起高血压等心血管系统疾患；长期睡眠不足可导致抑郁症等神经系统疾患；二者还可导致体重增加、糖尿病等代谢性疾病，出现免疫力下降，思维能力下降（反应迟钝、记忆力衰退），工作表现欠佳以及情绪不稳定和脾气暴躁等，增加死亡风险。为避免使用闹钟叫醒对健康产生影响，应主动调整工作安排及生活作息，设定闹钟应预留出充足的睡眠时间，与自身所需要的生理睡眠时间统一；同时，应尽量设定固定的闹钟叫醒时间，这样有利于人体生物钟形成，培养良好的睡眠习惯，提升睡眠质量。

指导专家

江泓，中南大学基础医学院院长。

主攻方向：神经遗传与变性疾病亚专科方向（包括遗传性共济失调、痉挛性截瘫、腓骨肌萎缩症等）。

献血到底会不会伤身体？

血液是生命之源。从 20 世纪 30 年代开始，国际红十字会就已经向世界各国发出了无偿献血的号召。无偿献血制度的推行，不仅保证了受血者和献血者的健康，还使临床用血的安全性得到保障。国家卫健委发布的《2021 年我国卫生健康事业发展统计公报》显示：2021 年，我国千人口献血率为 12‰，这样的献血率与部分中高收入国家相比还存在一定差距（高收入国家的千人献血率为 31.5‰，中上收入国家为 16.4‰）（数据来源：世界卫生组织官网）。

在我国各大医院内，"缺血"情况频频发生，用血量较大的手术甚至需要"亲友互助献血"。而纵观各地血站，常年滚动播出的"血情提示"，有时也会出现 A 型、B 型和 AB 型等常见血型红细胞需要"紧急献血"的告示。"血荒"为献血蒙上了一层阴霾。献血对身体究竟有没有害处？许多献血者反映献血后出现头晕或皮下淤血，难道真的是失血过多吗？献血会不会造成血管破裂？湘雅医院输血科小课堂为您——解密献血那些事儿。

1. 献血有益健康

很多人担心献血会影响身体健康。其实，一个健康的成年人体内有约 20% 的血液并没有参与血液循环，而按照献血标准，每次献血的血量仅占全身总血量的 5% ～ 10%，

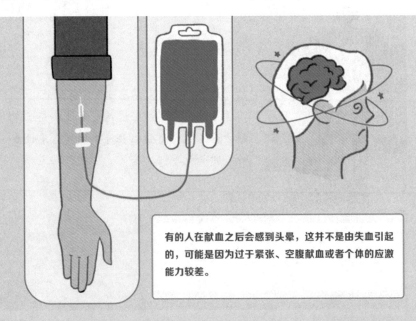

有的人在献血之后会感到头晕，这并不是由失血引起的，可能是因为过于紧张、空腹献血或者个体的应激能力较差。

标准范围内适量的献血，并不会影响身体健康。并且，献血后血管中失去的血液，将会在 1 ～ 2h 内从储备脏器如肝、脾等器官中迅速补充。

有的人在献血之后会感到头晕，这并不是由失血引起的，可能是因为过于紧张、空腹献血或者个体的应激能力较差。只有当失血量达到 25% 左右时，血压才会下降，引起大脑缺氧，从而产生头晕。

还有人担心献血会减少血液细胞数量，影响血液功能。实际上，献一次血损失的血液细胞很少，且献血后机体造血功能活跃，每秒钟能生成 230 万个新的红细胞，红细胞计数很快可以恢复；而血小板、白细胞在 2d 左右也能够回到原来的水平，献血也不会导致白血病或者贫血的发生。对大部分人来说，献血不仅没有害处，还有好处。献血后机体的造血功能是平常的 4 ～ 5 倍，可以促进新陈代谢，提高免疫力。荷兰的一项研究考察了定期献血是否会降低心血管疾病的风险，相关研究成果发表在心脏病期刊 Heart 上。研究发现，长期适量献血对女性的心血管疾病有保护作用，这一作用在男性群体中不明显。

2. 献血具有安全保障

献血者常常因按压不当出现穿刺部位皮下出血，这是献血后常见而又容易被忽略的问题之一。通常在献血时会使用 16 号针头作为采血针头。静脉穿刺后对血管造成的机械损伤，经护理是可以很快修复的，不会出现血管破裂的情况。不过，如果献血者在拔针后按压时间过短，或只对穿刺部位的皮肤穿刺点进行按压，对隐藏在皮下的静脉穿刺点未按压或按压不全，将会导致血液从血管针眼溢出至皮下，引起皮下出血（即淤血）的情况。

出现淤血也不必过分紧张，几天后便会被身体生理性地吸收，从而消散。也有一部分人对献血心存怀疑：参加献血是否会得传染病？采血车上的设备是否干净？其实，经过正规渠道的献血是有安全保障的。如今，采供血机构常用的都是一次性采血器械，一般为双层包装，并经过严格消毒。采血的工作人员每年要参加体检，经血液传播传染病的携带者不得从事采供血相关的工作。另外，在献血前，献血者的皮肤也会经过碘酒和酒精的两次消毒，最大限度地保证了献血者的安全。

3. 供血者健康自检

符合下表标准，并且无其他传染性疾病的公民可以献血。

年龄	18 ～ 55 周岁
体重	男性不低于 50kg， 女性不低于 45kg
血压	收缩压 90 ～ 140mmHg， 舒张压 60 ～ 90mmHg， 脉压差大于 30mmHg
脉搏	60 ～ 100 次／min
体温	36.5 ～ 37.2℃
皮肤	无黄染、无创面感染、 无大面积皮肤病， 浅表淋巴结无明显肿大
五官	无严重疾病， 巩膜无黄染， 甲状腺不肿大
四肢	无严重残疾， 无严重功能性障碍， 关节无红肿
胸部	心肺正常
腹部	平软，无肿块， 无压痛，肝脾不肿大

数据来源：《供血者健康检查标准》

小贴士：无偿献血充分体现了奉献与友爱的精神。正是因为有了这些献血者，才使很多人的生命得以延续。希望大家消除误解，积极支持并参与无偿献血。

以下人群短期内不宜献血：经期前后 3d、妊娠或流产后未满 6 个月、分娩及哺乳期未满 1 年的女性；拔牙后未满半个月，感冒、急性胃肠炎病愈未满 1 周，肺炎病愈未满 3 个月，阑尾切除或扁桃体手术后未满 3 个月的患者；文身后未满 1 年者等。此外，同一个人两次献血间隔期不得少于 6 个月。

指导专家

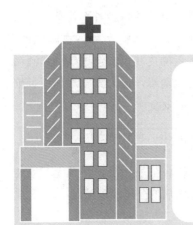

李宁，中南大学湘雅医院输血科教授。

主攻方向：输血感染与免疫血液学研究。

不开刀治疝气？不靠谱！

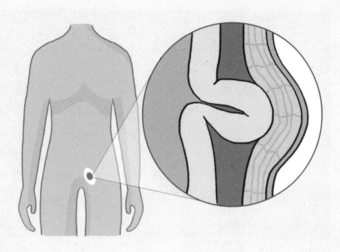

"小洞不补，大洞吃苦"。一些疝气患者误信不科学的信息，走进了误区，延误了治疗，甚至威胁生命。疝气是外科临床常见的一种疾病，多发于老年人和儿童。想要不开刀治疝气，那是痴人说梦。而且疝气手术很精巧，切不可到不正规的医疗机构盲目治疗。

疝气是什么？疝气就是腹股沟区的腹壁有了缺损，腹腔内的组织，如肠管、网膜等因为腹壁缺损鼓了出来，就形成了疝气。

误区1：不开刀，治疝气

成年人患疝气没有自行愈合的可能，如果疝气不及时治疗，随着时间延长，症状只会越来越重，可能发生肠管嵌顿于缺损处的情况，

导致肠梗阻、肠缺血等严重并发症，甚至危及生命。这就像衣服破了洞不进行修补，洞肯定会越来越大。唯一的治疗办法就是手术。

误区2：一针灵，真是灵

"一针灵"是指某些不正规医院试图通过局部注射硬化剂来治疗疝气，被称为微创治疗疝气的"良方"。但事实上，根据目前国际上对于腹股沟疝发病机制的认识，单纯注射硬化剂是不可能根治腹股沟疝的。事实也证明，这一方法不仅治不好疝气，还可能造成严重的并发症，如肠管、血管及精索损伤，睾丸缺血、不育、粘连等。硬化剂还会造成局部组织变硬、增厚，给下次手术增加不小的难度。因此，提醒所

有患者，切莫尝试"一针灵"。

误区3：贴肚脐，这也行

有的不法商家宣称，通过肚脐贴剂就能治疗疝气。有些患者听之信之，肚脐都贴红了，甚至贴烂了也无济于事。事实证明，贴肚脐，真不行，必须到正规医院有针对性地进行治疗。

误区4：信广告，有疗效

有的广告声称，只需三服药就能治疗疝气，这是典型的虚假医药广告，绝不可信。目前，尚无任何药物能治愈疝气，大家一定要提高警惕。

误区5：年龄大了，做手术怕会受不了

疝气的高发年龄是60岁以后，如果患者被诊断为疝气，身体状况良好，建议尽早手术。否则，随着年龄增长，症状会越来越重，且身体对于手术和麻醉的耐受性也只会越来越差。因此，做疝气手术要趁早。

误区6：手术做完了，什么都不管了

不少人认为，手术做完了就没事了，可以不管不顾。事实上，吸烟引起的慢性咳嗽、前列腺增生引起的排尿困难、慢性便秘等所导致的腹压升高，是疝气手术后复发的重要原因。因此，患者术后一定要多加注意，可以通过戒烟、治疗前列腺增生及慢性便秘来尽可能降低腹压，预防疝气复发。

误区7：疝气手术是小手术，到哪里做都一样

疝气手术很精巧，选对医生很重要，切不可到不正规的医疗机构盲目治疗，建议患者到正规医院的普通外科接受诊治，及早手术。

指导专家

黄耿文，中南大学湘雅医院普通外科主任医师，教授。

主攻方向：重症急性胰腺炎的治疗、胰腺良恶性肿瘤的外科治疗、腹股沟疝的微创治疗以及胆石症的微创治疗等。

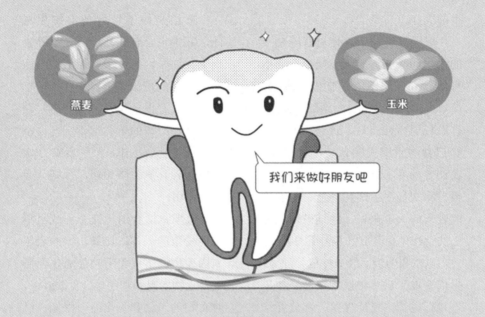

燕麦

玉米

我们来做好朋友吧

今年过节不收礼，收礼只收破壁机？

不知从什么时候开始，我们熟悉的榨汁机已落伍。号称"有超高转速（22000r/min 以上），能瞬间击破食物细胞壁，释放植物生化素的机器"的破壁机开始畅销，其价格也随之升高。但破壁机真有这么神奇，需要"人手一台"吗？事实上它没那么神奇。

植物的营养不止在细胞内，细胞壁上也有。食物中含蛋白质、糖类、脂肪、维生素、无机盐、水等六大类营养物质，它们都有各自的作用。现在又把植物纤维列为第七类营养元素，它被称为膳食纤维，是一种不能被人体消化与吸收的营养成分。

植物纤维主要来自植物的细胞壁，包含纤维素、半纤维素、树脂、果胶及木质素等。它们在保持消化系统健康方面扮演着重要的角色。

咀嚼粗纤维，可以防止牙病的发生，对牙齿的正常生长是有好处的。一般来说，杂粮粗粮中含有的粗纤维是很丰富的，蔬菜和水果中也有，如玉米、韭菜、竹笋、橄榄、海带等。植物纤维可促进肠道的运动，减少由食物残渣滞留体内引起的便秘，减少肠道癌症的发生；还可减小高血压、动脉粥样硬化等疾病的发病概率。总之，植物纤维对身体很有益处，是健康饮食不可缺少的成分。

破壁机有益于人体对营养物质的消化和吸收，但可能减少食物本身的营养。破壁就是打破细胞壁，简单来说，就是把食物磨破、弄碎。破壁机因为转速高、转速均匀，能够把食物研磨成颗粒较小的形态，在一定程度上能够减轻人体消化负担，特别是对于消化功能、咀嚼功能较弱的人群来说，经过破壁机加工的食物，有益于营养物质的吸收。

以水果为例，经破壁机处理后，果肉变成了口感细腻的果汁，如果不进行过滤，还能保留一部分纤维素，起到一定的促进肠胃蠕动、助消化的作用。但是果汁再天然，也不如直接吃水果。破壁机不可能做到完全保留营养成分，因为它破坏了细胞结构，造成氧化。所以，一旦水果榨成汁，里面的各种成分就可能会流失，仅有一些易溶于水的营养素残留在果汁里。

哪怕是榨了之后马上饮用果汁，其中也会有相当一部分营养素损失。这是因为水果、蔬菜的细胞都有复杂的超微结构。就好比一栋房子，会有很多房间，各个房间功能不同，所放的东西也不一样，不能混在一起。比如，维生素 C 一定不能和各种氧化酶相遇，否则就会互相作用。

破壁机适合消化能力弱或咀嚼功能受限的人群。比如，一些老年人因牙齿脱落或咀嚼功能退化而影响对食物的咀嚼和消化，食欲减退，对食物的消化和吸收能力降低。经过破壁机处理的食物，容易被他们的身体消化和吸收。

破壁机也适合围手术期、需要有针对性地进行营养补充的人群。经破壁机处理的食物可以有针对性地改善食物的口感、性状，减轻胃肠道负担，促进营养素的吸收，从而起到改善营养不良的作用。

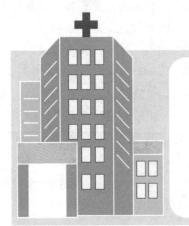

指导专家

张晓梅，中南大学湘雅医院消化内科主任医师，教授。

主攻方向：胃肠道疾病及肝病的临床诊治。

那些年，你听说的可能都是假禁忌

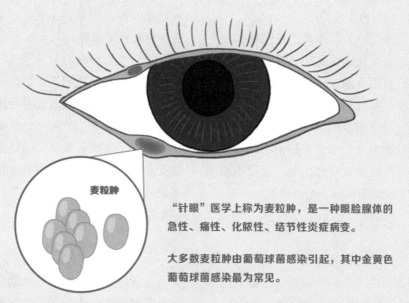

麦粒肿

"针眼"医学上称为麦粒肿，是一种眼睑腺体的急性、痛性、化脓性、结节性炎症病变。

大多数麦粒肿由葡萄球菌感染引起，其中金黄色葡萄球菌感染最为常见。

过年时，长辈们总要不厌其烦地给小孩子们交代过年的禁忌："过年期间不能理发""正月初一不能扫地""过年不能穿破衣服""正月初一不能催人起床""外嫁女回娘家得正月初二以后"。

不只是过年，平时也有一些民间说法："踩到井盖会倒霉""拿筷子的时候离筷子尖远会嫁得远""用食指指月亮会被割耳朵""在船上不能说'翻'""掉了牙，上排向下扔，下排向上扔"。林林总总，小时候总觉得很有趣，现在看来当年听说的可能都是假禁忌。比如全国人民都知道的假禁忌，叫作"看了不该看的东西会长针眼"。其实，"针眼"

跟你看到什么一点关系都没有。"针眼"在医学上被称为麦粒肿，是一种眼睑腺体的急性、痛性、化脓性、结节性炎症病变。它并非由"看了不该看的东西"或"上火"引起。大多数麦粒肿由葡萄球菌感染引起，其中金黄色葡萄球菌感染最为常见。麦粒肿根据累及的腺体不同，可分为外麦粒肿和内麦粒肿。

（1）外麦粒肿。

外麦粒肿是患者眼睫毛根的皮脂腺或汗腺发生了急性化脓性炎症。患者的眼睫毛根部会出现局限性红肿和疼痛。患者的眼睑上还会出现局部水肿和充血，伴胀痛和压痛感，接近眼睑缘等部位可出现硬结，硬结数日后可逐渐软化，并形成黄色的脓疱，脓疱破溃排脓后可痊愈。

（2）内麦粒肿。

内麦粒肿是患者的眼睑板腺发生了急性化脓性炎症，多由眼睑板腺开口阻塞继发感染所致，其症状与外麦粒肿相似，但因眼睑板腺生长在致密的组织内，患者疼痛较外麦粒肿剧烈。如果致病菌在脓液未向外穿破前炎症已扩散，可侵犯整个睑皮而形成眼皮的脓肿。

1. 长了"针眼"千万别挤

关于麦粒肿的治疗，民间有各种各样的"奇特"方法，比如"用7粒稻谷戳麦粒肿""针刺穴位""刺血术""艾灸"等。切记，这些方法都是不科学的，使用不当甚至会加重感染！麦粒肿的病因是细菌感染，针对病因治疗才是科学的办法。

（1）病变初期，眼睑出现疼痛，有硬性结节及皮肤明显红肿时应及时就医，予以热敷及使用抗菌眼药水、眼膏治疗，如妥布霉素滴眼液、左氧氟沙星滴眼液、左氧氟沙星凝胶、金霉素眼膏等。

（2）当结节出现黄色脓点，切勿自行挤压，以免感染扩散，引起眼睑蜂窝组织炎、败血症甚至颅内感染等严重并发症。此时，应继续予以热敷，前往正规医院做切开排脓处理，严重者应口服或肌注抗生素治疗。超声短波理疗及内服清热解毒中药也有一定疗效。

2. 预防"针眼"做好三件事

麦粒肿多发于腺体分泌活跃的儿童及青年人，为非传染性常见疾病，可从以下几个方面预防麦粒肿：

（1）预防眼睛疲劳，当有用眼疲劳、眼干等不适时，禁用手揉眼。

（2）多锻炼，均衡营养，增强免疫力。

（3）养成良好的卫生习惯。

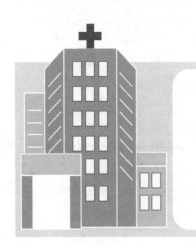

指导专家

王华，中南大学湘雅医院眼科主任医师，教授。

主攻方向：眼表、角膜疾病。

落枕后，动还是不动呢？

早晨一觉醒来，发现脖子无法转动了，只要稍微扭头，便会引起剧烈的疼痛感……出现这种情况，很有可能是"落枕"了！落枕多发于青壮年人群，尤其是伏案工作或睡觉贪凉的人。但近年来，随着人们生活习惯的改变，尤其是掌上数码产品（手机、平板等）的过度使用，这种情况在青少年人群，甚至儿童中时有发生。

为什么会发生落枕？

颈肩部肌肉的过度使用、不良的睡眠姿势或寒湿的环境，都可能引起颈椎关节活动紊乱或颈肩部肌肉痉挛，从而造成局部缺血性疼痛和活动受限。

诱发落枕的常见原因如下：

（1）伏案工作、长时间使用掌上数码产品，导致颈肩部肌肉劳损；

（2）睡眠姿势不良，枕头高度或床垫软硬度的选择不合理；

（3）睡前或睡中颈肩部受寒湿空气的侵袭，环境中温度过低、湿度过高；

（4）过往颈肩部组织损伤，如已确诊的颈椎病或肩周炎；

（5）缺少运动，颈肩部局部组织缺少良好的血液供应。

落枕后，该怎么做？

一旦落枕发生，会给人造成不同程度的疼痛和活动受限。落枕急性期的自我处理方式有以下三种：

（1）保护。注意保护患处，少数患者存在局部组织的严重损伤。急性期切勿用力扭头抵抗僵硬的颈椎，自己或他人帮忙用力扭转颈椎可能会导致颈椎的严重损伤。因此，落枕急性期应保护好患处，减少活动。

（2）热敷。用热毛巾或热水袋敷于患处 10 ～ 15min（若一次无法完全缓解，一天内可重复热敷 2 ～ 3 次），温度不宜过高，小心烫伤。热敷可以缓解局部肌肉的痉挛，改善组织血液循环。将一条毛巾微微蘸湿，用家用塑料保鲜袋包裹后置于微波炉中加热 2min，取出后隔一层衣物热敷患处 10 ～ 15min。该方法简单易行，散热缓慢温和，效果较好。

（3）静力收缩。该方法也简单易行，患者可独自完成，且安全有效。如发生落枕后，发现自己无法向右侧转头，可缓缓将头部转向右侧，开始出现疼痛感便停下维持在该位置。然后，抬起右侧的手并张开手指，用右掌贴住右侧的脸颊并维持 6 ～ 10s。之后，用两到三成的力量向右侧继续转头对抗手掌的力量，维持 6 ～ 10s，然后放松 6 ～ 10s。接下来，继续向右侧转头抵抗右掌，用力 6 ～ 10s，然后再放松。反复 3 ～ 4 次后，会发现向右侧转头的幅度明显增大了。因此，落枕后完全不能动的观点是不对的。该方法运用了肌肉收缩后放松的原理，轻松有效。如患者无法自己完成，可寻求相关专业医务人员的帮助。

如何预防落枕的再次发生？

落枕是身体在向我们发出警告：如果不好好保护颈肩，可能接下来会发生更严重的损伤。因此，我们应非常注意落枕后的康复及复发的预防。下面，将为大家解读落枕的科学康复与预防方法：

（1）维持良好的用力姿势。

工作或娱乐时，切勿过度低头、含胸，或腰椎塌陷（如"葛优躺"），这样会给我们全身各处的关节造成过大的负荷，从而导致损伤，应尽可能让身体处于放松的状态。

任何姿势都不应保持太久，否则易导致局部组织缺血；伏案工作或使用数码产品时，每 30 ～ 45min 起来活动一下全身，但切勿用力闪

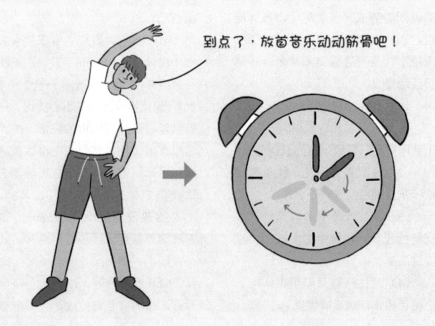

到点了，放首音乐动动筋骨吧！

动颈椎或腰椎。

（2）养成规律的运动习惯。

运动不仅可以提高我们的工作效率，还能保护我们的身体。如有氧运动可以改善我们全身组织的血液供应，这样我们就能更有效地预防落枕的发生。

（3）选择适宜的卧具（如枕头和床垫）。

枕头高低与软硬的选择会影响颈椎的承托力度。仰卧时，枕骨下颈椎生理曲度处应有一平拳高度（5～8cm）的承托；侧卧时，颈椎、头部应与肩部保持水平，枕头垫的高度应与头颈中立位时耳朵与肩外侧的垂直距离接近。这样才能有效承托颈椎，防止颈部肌肉在睡眠状态中持续用力。

（4）进行颈肩肌肉的强化训练。

进行颈肩肌肉的强化训练可以有效预防多种类型的颈肩疾患。我们可以用一条较长的毛巾围在头上，一手拿住毛巾的两端并适当用力将头部向我们前后左右任一方向拉，将头部维持在中立位并抵抗毛巾的拉力，每次维持6～10s，前后左右四个方向依次进行，并完成2～3个循环。

按照上述的办法可轻松、有效地缓解颈肩部的疼痛与活动受限，若患者无法正确、有效地完成强化训练，可以到医院寻求专业的医务人员诊治。预防胜于治疗，尤其应重视落枕再复发的预防，以免造成不可逆的损伤。

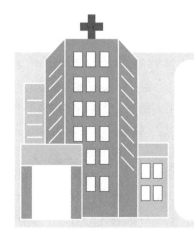

指导专家

曹曾，中南大学湘雅医院康复科运动治疗室康复治疗师。

主攻方向：心血管疾患运动治疗与骨骼肌肉系统疾患物理治疗等。

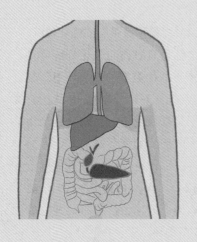

人真的能被吓破胆吗？

张飞睁目又喝曰："燕人张翼德在此！谁敢来决死战？"曹操见张飞如此气概，颇有退心。飞望见曹操后军阵脚移动，乃挺矛又喝曰："战又不战，退又不退，却是何故！"喊声未绝，曹操身边夏侯杰惊得肝胆碎裂，倒撞于马下。

——节选自《三国演义》

夏侯杰是《三国演义》中曹操的部将，曹操征战时常常将其带在身边，在长坂坡之战中被张飞的怒吼吓得心惊胆战，跌下马而死。在真实的历史中，夏侯杰是被山越人擒获，不屈而死的。可是，小说中关于"惊得肝胆碎裂"的描述，到底是为了戏剧化效果的夸张，还是艺术源于生活。人真的有可能被"吓破胆"吗？所谓"吓破胆"的真相到底是什么？

1. 什么是影响胆的"元凶"？

胆囊是人体重要脏器，位于肝脏下缘胆囊窝内，呈梨形，有贮藏并排泄胆汁、调节胆道压力的作用。没有胆囊的话，人就不能吃肉、吃油，一吃就会拉肚子。一般来说，胆囊的运动功能受多种因素的影响：生理上主要受食物、内分泌激素以及植物神经的调节和控制；外来的刺激（如直接暴力、腹内压突

然增高等）也可使胆管（包括胆囊）内压骤然改变。

2. 惊吓会对胆囊产生影响吗？

惊吓会对胆囊产生影响，但胆本身并不会被吓破。人在受到惊吓时胆囊和胆管会剧烈收缩，导致大量胆汁进入消化道，有时会有深色胆汁样呕吐物排出。可是，这并不是把"胆"给吓破了。我们常说的极度惊吓致死，与"胆"本身无关。人受到惊吓时，主要是大脑受到了精神刺激，当精神刺激达到一定程度，会直接影响人体的身体机能（譬如对心脏有危害等），常可能出现胸口痛、心跳快、头皮麻等症状。

如果刺激较为突然且强烈，对于患有某些基础性疾病的人来说，是相当危险的，譬如原本就患有心血管疾病的人，一旦受到高度紧张的异常刺激，很容易诱发恶性心律失常，甚至导致猝死。另外，患有

高血压、冠心病的人，也不宜受到太大的刺激或惊吓！

3.胆囊破裂，人就会死亡吗？

即便胆囊破裂，人也不会马上死亡。胆汁有助于机体消化，胆汁分泌过多或过少，都对机体的消化功能有害，甚至可能导致全身性的疾病。胆囊是存放胆汁的地方，胆汁外溢会对周围组织造成破坏。

一旦胆囊破裂，就会导致胆汁进入血液，从而出现黄疸，若胆汁进入腹腔则可能引发腹膜炎，放任不管的话会引起疼痛性休克或者感染性休克，如抢救不及时则会有死亡的危险。

4.爱护胆囊要有积极的健康意识

胆囊部位的疼痛不一定就代表胆囊破裂，胆囊是否破裂，必须通过进行相应的检查确定，而不能根据自我感觉自行判断。胆道的疾病会受环境、感染、生活习惯的影响。早期积极治疗或随访胆囊炎、胆囊息肉及胆道结石等可有效预防其并发症对人体的危害，降低发生癌变的风险！

5.早期胆囊炎自检

（1）反复发作性上腹部疼痛（多发生在右上腹或中上腹部，并向右肩胛下区放射）。

（2）餐后常发生腹痛，疼痛呈持续性。

（3）有反射性恶心、少量呕吐及发热、黄疸等症状。

（4）有反酸、嗳气等消化不良症状，并于吃油腻食物后加重。

指导专家

杨俊文，中南大学湘雅医院消化内科主治医师。

主攻方向：消化内科疑难病症的诊断与治疗；在超声内镜和内镜逆行胰胆管造影诊治方面研究较多，尤其擅长胆胰系统疾病的内镜微创介入治疗，如胆道结石的取石、胆道良恶性狭窄的支架引流、胰腺肿瘤的细针穿刺活检等。

过度使用手机究竟会给眼睛造成何种危害？

使用手机会引起黄斑病变，甚至致盲、致癌？这绝对是危言耸听！

手机强光直射眼睛时间久了会造成眼睛黄斑部病变？谣言！

黄斑是每个健康人都具有的正常解剖结构，负责视觉和色觉的视锥细胞就分布于该区域。黄斑聚集有密度极高的感光视细胞，它们的功能就是接受光刺激并将之转换为电信号，传入大脑产生视觉。黄斑病变常是因为局部炎症、变性、微循环障碍等，会导致各级视细胞功能退化、病变、凋亡甚至死亡。光照射对视细胞的损害与光照度、性质、波长、照射时间等因素均有关系。关于普通的手机光屏刺激是否在短时间内对黄斑部造成不可逆的伤害，目前并未见公认的文献报道。

手机看久了容易近视？有可能！

首先，我们要知道近距离视觉的要求。在现今，视觉治疗追求的目标是达到"清晰、舒适、持久"，而必要条件是：

①良好的坐姿；

②良好的阅读距离；

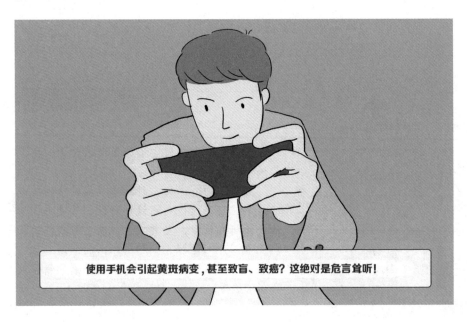

使用手机会引起黄斑病变，甚至致盲、致癌？这绝对是危言耸听！

③充足的光线；

④适当的户外运动；

⑤充足的睡眠；

⑥合理的营养；

⑦定期的体检；

⑧人体工程学姿势下使用电子产品。

玩手机时，大家姿势各异，有很多人宅在家里熬夜玩手机，长此以往会导致视觉疲劳，严重时甚至导致视觉障碍。当人的眼睛长时间近距离看东西的时候会产生近反射，其间会调动一种调节机制。在双眼视功能异常的人群中，调节功能滞后是非常常见的，多见于大量的近视患者和步入中老年的老视（俗称老花眼）患者。这类人群为了看清楚近物，会极大限度地调动调节储备，那么当突然需要看远处的时候，这种过度调节状态无法立即改变，有的时候甚至集合状态也无法改变，这个时候抬头看东西甚至会出现重影和视物模糊。比如我们随处可见的"低头族"，有些甚至在走路的时候都在看手机，长时间后猛地抬头通常会有什么也看不清楚的感觉，有些人会因此撞上路边的树、隔离的路障甚至其他人，更有甚者一边开车一边看手机，等别人催促移动的时候下意识踩一脚油门，在没看清楚路况的情况下，就有可能撞上行人或者是其他的车辆，从而引起交通事故。

建议大家在使用手机的时候调整屏幕亮度（以眼睛舒适为主），尽量在静止状态下使用，无论使用手机看什么都适可而止，不要过长时间使用，更不要熬夜使用。从保护眼睛的角度，每周到户外接受大自然绿色的沐浴是最好的预防近视的方法。

要知道，任何年龄阶段的人都有可能因为用眼不适当或者患上某些疾病而发展为近视。因此，合理地使用电子产品对于保持眼部健康状态很重要。

指导专家

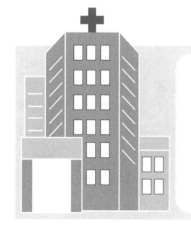

闵晓珊，中南大学湘雅医院眼科主任医师，教授。

主攻方向：斜视与弱视、近视眼防控、眼视光学、低视力专科。

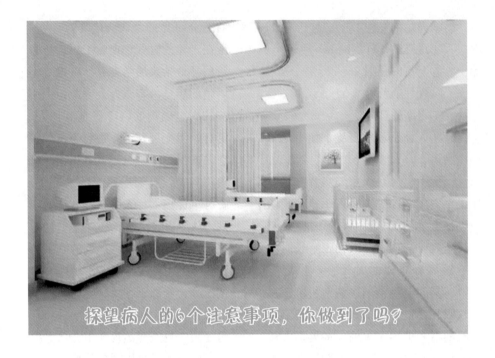

探望病人的6个注意事项，你做到了吗？

来医院，除了看病，就是探望病人。探望病人时有以下注意事项。

注意事项一：最好戴上口罩

在探视患流感的病人时，因为流感病毒可通过飞沫传播，病人宜戴口罩，探视者也应该戴上口罩防护。比如，H7N9病毒可通过飞沫传播，病人必须戴上口罩。

同时还应注意，探视者也可能携带一些病原体。如果探视者自身出现感冒的症状，最好避免探视病人，实在不能避免，应戴口罩进病房。如果是进入重症监护病房探视，由于患者病情较重，为避免交叉感染，医院也会要求探视者戴口罩。

注意事项二：别跟病人握手

出于礼节，去探视病人时往往会握手问候，但该行为可能传染病原体。如果探视者又有扶眼镜、挖鼻孔、搓脸等习惯，就很容易把病原体带到脸上。其实，与病人握手之后最好是克制自己的双手，不摸来摸去，而且进门之前宜用医院的速干手消毒剂洗手，探视完毕宜再次洗手。现在医院中几乎每间病房都配备有速干手消毒剂。

建议大家在医院探视病人时最好不要握手，像古人一样拱手致意也许更健康。

注意事项三：手别到处乱摸

医院中多重耐药菌较多，并且感染这类病菌的患者的床单位，例如病床、被褥、栏杆、床头柜、呼叫器等都可能被污染，那么这些地方就有可能存在病菌。所以，探视者手尽量少接触这些地方，更不要靠或坐在病床上。

至于电梯扶手、电梯按钮等大家则不必太担心接触的问题，对医务人员、患者、探视者、陪护者影响都不大。

当然，最根本的还是要养成好的卫生习惯，经常洗手，做好自我保护，确保健康安全。

注意事项四：别逗留太久

每次探视的人员不宜过多，探视病人的时间也不宜过长，时间长了，既影响病人休息，又增加病原体传播风险，一般以十几分钟为宜，最多不要超过半小时。

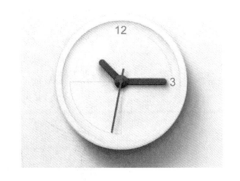

注意事项五：老幼孕少去

老人、小孩抵抗力较弱，可以去探视高血压、心脑血管病患者，但是不宜探视传染病、呼吸病患者；孕妇抵抗力正常，但有些病毒会对胎儿造成影响，也不建议孕妇去医院探视病人。

注意事项六：送花要看情况

探视者是否可以带上鲜花探视，应看患者是否对花粉过敏，如果患者免疫力特别低，则不建议带鲜花进入病房。

指导专家

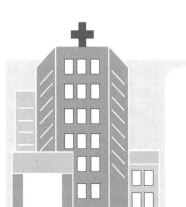

任南，中南大学湘雅医院感染控制中心主任医师。

主攻方向：医院感染流行病学研究、信息化研究，医院感染的诊断与防治。

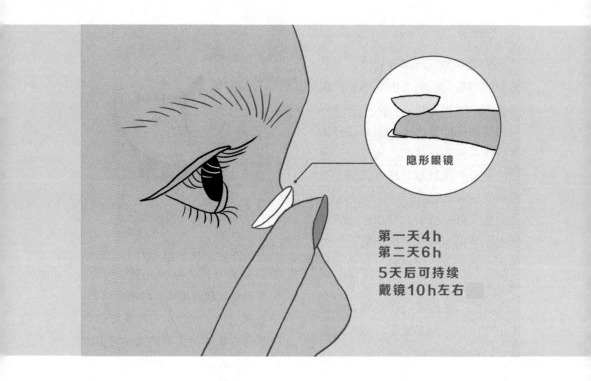

隐形眼镜

第一天4h
第二天6h
5天后可持续
戴镜10h左右

吃烧烤真的不能戴隐形眼镜？你需要了解的还有很多

近日，在社交平台流传这样一则消息：一个21岁的男生戴着隐形眼镜去参加烤肉野餐聚会，就在他用木炭生火几分钟之后，他突然大叫一声，然后很痛苦地倒地打滚……全场的人都吓呆了，没人知道究竟发生了什么事，大家赶紧送他到医院，医生检查后遗憾地说，因为隐形眼镜遇到高温熔化，他的眼睛失明了。

该则消息提醒大家：参加野外烧烤或有可能接触火源的时候，不要戴隐形眼镜，因为隐形眼镜是塑胶制成的，过高的温度会熔化我们眼中的隐形眼镜！网友感到惊恐，这是真的吗？首先让我们来了解一下隐形眼镜。

1. 什么是隐形眼镜？

隐形眼镜在医学上称为角膜接触镜，按材质分为软性角膜接触镜（包括美瞳）和硬性角膜接触镜。软性角膜接触镜有水凝胶、硅水凝胶2种材质，水凝胶的镜片柔软、富有弹性、湿润度高，但其透氧率偏低，长时间佩戴眼睛容易干涩；硅水凝胶的镜片透氧性好，蛋白质沉积比较少，镜片不易缺水，但由于加入了硅，镜片相对较硬，异物感强些。两种材质的隐形眼镜熔点都在160℃左右，而火源温度可高达几百度，甚至更高。为了防范意外，尽量远离飞溅的火源。

2. 佩戴软性角膜接触镜的注意事项

（1）佩戴隐形眼镜必须剪短指甲，每次摘戴镜片前应彻底洗净双手。

（2）应在干净、平整的桌面上操作和取戴镜片，以免镜片掉在地上。

（3）每次佩戴镜片之前，仔细检查镜片有无破损、污物及沉淀物。如有破损，则不能佩戴；如有污物和沉淀物则必须清洗后再戴。

（4）每次摘戴镜片时，严格分清左右镜片，遵守先右后左原则。

（5）护理液在开瓶使用后，每次用完及时将盖子盖紧，不要用手指触摸瓶口；护理液开封后，如超过规定使用时间（一般为三个月），必须更换。

（6）必须用专用清洗液和护理液清洗和保存镜片。

（7）应自觉实行天天戴、天天洗的佩戴方法，每晚都要取下镜片，

清洁消毒。

（8）镜片长期不使用时应每两三天清洗一次镜片并更换护理液，再次使用前务必认真进行清洗。

（9）镜盒应每三四个月更换一次。

（10）化妆原则：先戴镜后化妆，先摘镜后卸妆，且不要让化妆品污染镜片。

（11）戴镜前观察自己的眼睛，有任何异常均应停戴并到医院检查。

（12）初戴者应逐日增加戴镜时间，第一天4h，第二天6h……5天后可持续戴镜10h左右。

3. 硬性透氧性角膜接触镜（RGP）

硬性角膜接触镜中应用较为广泛的是硬性透氧性角膜接触镜（RGP）。它又被称为会"呼吸"的隐形眼镜，它在矫治屈光不正，尤其是高度近视、散光方面有着明显优势，目前使用者也越来越多。

RGP具有以下优势：

（1）良好的生理相容性，使长期佩戴RGP镜片不易引起角膜肥厚与水肿。

（2）透氧性高，不易引起缺氧及干眼症，不会造成角膜内皮细胞数的改变。

（3）在防止近视或散光的加深方面，矫正视力效果优于软性隐形

眼镜。

（4）保养简单，使用寿命长；正确护理下，镜片可使用长达2～3年。

（5）作为可长期使用镜片，性价比极高。

（6）长期使用可维护角膜的生理健康，安全性高。

4.RGP 适应人群

（1）所有由佩戴软镜导致各种并发症而不适应再佩戴软镜者；

（2）所有近视、远视、散光患者；

（3）轻中度圆锥角膜患者；

（4）由于各种屈光性角膜手术（如 RK、PRK、LASIK）、角膜移植术、角膜病（如角膜外伤、角膜炎、遗传性角膜病）出现角膜不规则散光者；

（5）无晶体眼的屈光矫正者。

对于长期佩戴软性隐形眼镜的近视者，建议佩戴 RGP。

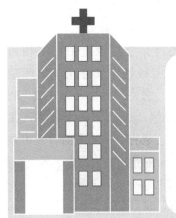

指导专家

谭星平，中南大学湘雅医院眼视光学专业负责人，副主任技师。

主攻方向：高疑难近视、远视、散光眼镜的验配，角膜塑形镜及隐形眼镜的验配，小儿斜弱视配镜及训练，低视力病人视功能评估及训练，助视器验配，双眼视功能检查和诊断，圆锥角膜、视疲劳的诊断及处理，青少年近视防控。

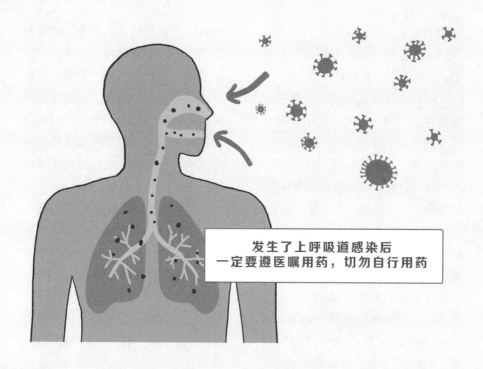

发生了上呼吸道感染后
一定要遵医嘱用药，切勿自行用药

不是所有的感冒都不用治疗！

急性上呼吸道感染，大家习惯称之为"感冒"，它是最常见的呼吸道感染性疾病。不少人对感冒不以为意，认为不用治疗，或是吃点感冒药就好了。然而，并不是所有的感冒都不用治疗！

急性上呼吸道感染是由病毒或细菌引起的局限于鼻和（或）咽喉部的急性炎症。其中由某些病原体引起的上呼吸道感染具有很强的传染性，如流行性感冒和SARS等。

其发病不分年龄、性别、职业和地区，每年均有发生，并具有一年内可反复发作的特征。

研究表明，流感病毒可产生变异，各种病毒之间无交叉免疫，且健康人群可携带病毒。合并有细菌感染时可有大量脓痰咳出。

喉咙痛并不一定是普通感冒，急性上呼吸道感染临床表现不同。

（1）普通感冒：以鼻咽部卡他症状为主要表现，症状主要有咽痛、咽痒、打喷嚏、鼻塞、流涕、咳嗽、低热、头痛等。

（2）急性病毒性咽峡炎和喉炎：症状主要有咽痒、咽部有烧灼感、咽痛不明显，咳嗽少见。

（3）急性疱疹性咽峡炎：以咽痛、发热为主，病程约1周。

（4）急性咽结膜炎：主要表现为发热、咽痛、畏光、流泪，咽及结膜充血明显；多通过游泳传播，儿童常见。

（5）急性咽扁桃体炎：起病急，表现为咽痛、畏寒、发热等症状。

不少人闻药色变，得了感冒就打算扛过去。但少数大人或孩子可能会出于自身免疫系统的原因，在原发病或在病毒感染基础上，无法扛过去，以致继发细菌性感染，再不进行治疗可能造成更严重的后果，如听力减退、外耳道流脓或头痛加重、脓涕、鼻窦有压痛等，应警惕发生中耳炎和鼻窦炎。有心悸、

胸闷、腹痛等症状的患者，容易发生心肌炎，应及时报告医生。发生了上呼吸道感染后，一定要遵医嘱用药，切勿自行用药。单纯病毒感染无须使用抗生素，有白细胞升高、咳黄痰、舌部脓苔等细菌感染症状时，酌情使用抗生素。可选择雾化吸入湿化痰液、润喉止咳。

预防感冒建议做到以下几点：

注意呼吸道隔离，尽量减少外出，保持室内空气新鲜，避免发生交叉感染。补充高营养、高维生素、易消化的流质或软食，并多饮水。勤洗手，注意劳逸结合，随季节变换调整衣着，鼓励加强体育锻炼，以恢复和增强个体抗病能力，流感流行期避免去公共场所。

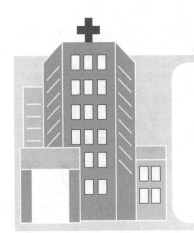

指导专家

邓彭博，中南大学湘雅医院呼吸与危重症医学科医师。

主攻方向：肺癌，介入呼吸病学。

"静养"还是"动养",专家教你骨折后该如何康复

"伤筋动骨一百天",对于骨折的患者来说,究竟应该选择"静养"还是"动养"呢?

骨科术后存在以下康复误区。

误区一:骨折只需要手术治疗,康复是可有可无的。

后果:延长骨折愈合时间,影响生活能力,甚至造成残疾。

误区二:骨折愈合之前只能躺着,不然会影响手术效果。

后果:出现关节僵硬、肌肉萎缩,以及压疮、深静脉血栓等多种并发症。

误区三:骨折后可以随意进行肢体的运动和按摩。

后果:肢体肿胀,关节疼痛。

误区四:骨折术后只需要多喝骨头汤和服用钙片就能痊愈。

后果:骨折处钙磷比例失调,影响骨折处愈合,或者有再次骨折的可能。

骨科术后康复的意义

(1)消肿,缓解疼痛。

(2)防止肌肉畏缩及关节粘连。

(3)促进骨折愈后和骨痂塑形,增强肌肉力量,逐步恢复肢体功能。

(4)全面促进肢体功能恢复,降低再发骨折或损伤的风险,回归正常生活或工作。

骨折术后康复时期

(1)损伤后或手术后1~2周。

①良肢位摆放,肢体抬高。

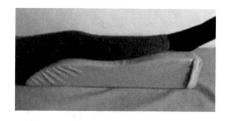

②CPM训练。它也被称为被动活动训练,保持关节活动度,防止制动后的粘连。

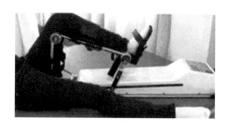

③等长收缩训练。

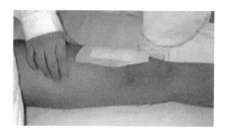

④红外线、超声波等物理因子治疗。

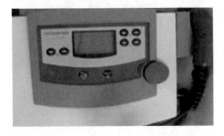

⑤未制动肢体运动、翻身拍背、营养支持等。

（2）伤后或术后 2 周——骨折愈合。

开展主动训练、主动辅助训练、渐进抗阻运动、牵引训练等。

（3）骨折愈合——患者痊愈。

开展肢体协调性训练、平衡及本体感觉训练、抗阻及加大关节活动度训练、作业治疗等。

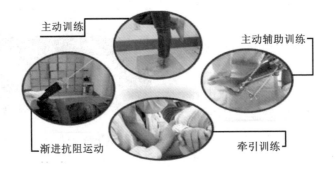

主动训练　主动辅助训练　渐进抗阻运动　牵引训练

指导专家

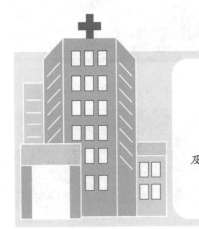

杜威，中南大学湘雅医院康复科医师。

主攻方向：骨科术后康复、神经损伤及瘢痕康复。

"白内障"不开刀就可治愈，你信吗？

曾号称治疗白内障的特效药"莎普爱思"遭到眼科医生打假。因其宣传夸大疗效，该类误导性广告语已经被撤下。对于白内障这一眼科常见病，大家需要了解它是什么，以及如何治疗。

什么是老年性白内障呢？

在人的眼球中，有一个非常重要的器官叫作晶状体，它类似于照相机的晶体，是一种透明的可以实现光的折射的物质，光线通过透明的晶状体折射到视网膜上，在视网膜上成像，人就可以看到外界的景象。随着年龄的增长，晶状体逐渐变色、变暗，光线不能透过它射入眼球，就会出现白内障的症状了。

白内障最常见的临床特点便是视力下降，还表现为近视加深、看到的颜色饱和度下降，黑白对比度下降，部分视野丢失等。

白内障是全球首位的致盲性眼

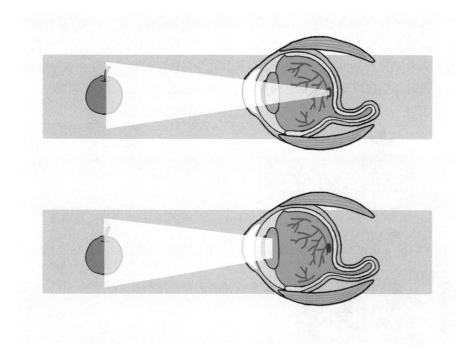

病，中华医学会眼科学分会统计，随着年龄的增长，发病率逐渐升高，70岁以上老年人白内障的患病率可以达到80%，这对个人、家庭乃至整个社会都造成很大的影响。当家里的老人出现视力下降、单眼复视或者近视度数升高的症状，或许是患有白内障。

白内障怎么治疗？

在市场上有许多针对白内障的治疗药物，但是在临床上以及实验室的研究中，用药物治疗白内障的效果都是很微弱的。目前能有效治疗白内障的方法仍然只有手术。

怎样选择合适的手术时机？

随着医疗技术的发展，白内障的手术指征已经发生了变化，当患者视力水平已经不能满足日常生活的需求时，便可以选择进行白内障手术。白内障手术越晚做，手术的难度也会越大。

白内障手术是否有年龄界限？

白内障手术没有年龄界限，是从新生儿（先天性白内障手术越早做越好）到百岁老人都可以进行的手术。

手术治疗后会复发吗？

白内障手术后，有一种最常见的并发症：后发性白内障。其产生是由于晶状体囊膜内残存的晶状体上皮细胞增生分化之后形成了一层不透明的膜。它的发病率与年龄相关，年龄越小，发病率越高，在先天性白内障的婴儿身上发病率可以达到百分之百。如果出现了这种并发症，可以选择门诊激光治疗，只需要几分钟便可以将后发性白内障去除，而且去除一次之后就不会复发了。

指导专家

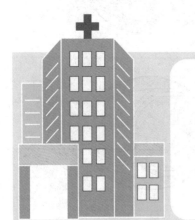

喻一心，中南大学湘雅医院眼科医师，助理研究员。

主攻方向：斜弱视与白内障的临床诊断与治疗，白内障的分子治疗。

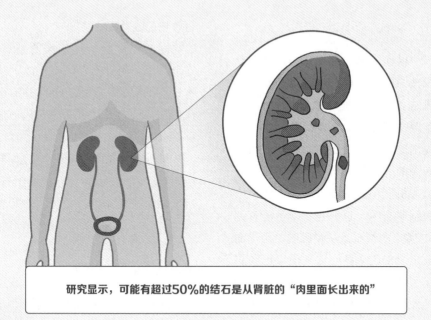

研究显示，可能有超过50%的结石是从肾脏的"肉里面长出来的"

尿结石自己能排出去吗？

小小石头，却能在肚子里翻江倒海？泌尿系统结石就能让人"痛不欲生"！

泌尿系统结石是什么？

泌尿系统包括肾、输尿管、膀胱和尿道，常被称为人体的"下水道"，是排出人体代谢产物的主要器官。

泌尿系统结石包括肾脏、输尿管和膀胱内的结石。泌尿系统结石是全世界范围内发病率最高的泌尿系统疾病之一。我国横断面流行病学调查结果显示成年人群泌尿系结石的患病率高达6.4%。目前泌尿系统结石按照主要成分，可以分为草酸钙结石、磷酸钙结石、尿酸结石、胱氨酸结石、黄嘌呤结石、磷酸镁铵结石、碳酸磷灰石结石及尿酸铵结石等。随着对结石成分的深入研究发现，泌尿系统结石的化学成分不仅包括上述晶体，还包括大量的非晶体或有机物质，如蛋白质、脂质、糖胺聚糖、碳水化合物等大分子物质。泌尿系统结石的形成过程并不单纯是简单的物理化学过程，同时也是受许多有机物质参与调控的过程。这些有机大分子在泌尿系统结石的发生、进展过程发挥了重要的作用。然而目前泌尿系统结石的发病机制尚不确切。

为什么肾脏会长结石？

以往常见的观点认为，结石是尿液中的某种成分浓度过高导致形成结晶。《国际泌尿系统杂志》2022年第4期登载的文章提及肾小管上皮细胞、巨噬细胞、脂肪基质细胞来源的外泌体参与了草酸钙肾结石形成机制中的免疫过程、炎症反应和细胞自噬。也就是说，可能有超过50%的结石是从肾脏的"肉里面长出来的"。目前这一现象已经引起了越来越多专业学者的关注，并将此作为结石病因研究的一个重要方向。

输尿管会长结石吗？

很多患者来看病是因为腹部剧烈疼痛，也就是肾绞痛。检查发现疼痛是输尿管结石导致的。那么，结石是在输尿管中"长成"的吗？事实上，输尿管里长结石的可能性比中彩票大奖的可能性还小。输尿管中的结石绝大多数是先在肾脏中形成再掉落到输尿管中的。

药物可以溶解结石吗？

答案是肯定的，但是只限于小部分结石。如果某位患者在超声检查和CT检查时均在肾脏发现了结石（通常直径为1～2cm，CT值偏低），但在X射线（专业术语叫KUB）检查时找不到结石，那么这位患者很可能患的是"尿酸结石"。

尿酸结石是一类特殊的结石，在所有结石中的比例不到10%。患有这类结石的患者往往同时伴有血尿酸增高，也可能存在糖尿病或肥胖等情况。

单纯的尿酸结石可以在碱性环境下逐渐溶解，因此，治疗此类结石，可以试行采用枸橼酸盐类药物和碳酸氢钠片，通过碱化尿液来溶解结石。当然，也可以通过降低血尿酸来预防或减少这类结石的产生。

排石药物真的能够"排出"结石吗？

很多患者是因为突发的一侧腰腹剧烈疼痛到医院就诊，检查发现输尿管中有一颗直径为数毫米的结石。医生通常会开出含止痛药和排石药的处方，此外还会要求患者大量喝水和多做跳跃运动。

既然开了排石药，为什么还需要大量喝水和跳跃呢？其实，药物本身并不能推动结石排出。人的尿液是通过输尿管的蠕动由肾脏一股一股地送入膀胱，排石主要依靠的是尿液移动过程中产生的力量，因此医生要求患者多喝水。另外，结石有一定的重量，通过跳跃产生的结石向下运动的惯性，可以帮助排出结石。

药物本身并不能排石！药物的

真正作用是帮助患者产生更多的尿液，并适当扩张和松弛输尿管，使结石顺畅排出。

目前治疗结石还需要开刀吗?

结石的治疗在最近十几年呈现飞跃式的发展态势，传统的"开刀"模式已不是首选，只有在很特殊的情况下才会考虑。

目前最常用的治疗手段是内镜手术，大多只会造成很小的创口（包括经皮肾镜和超微经皮肾镜等方法），有些方法甚至没有创口（包括输尿管镜、输尿管软镜等）。

以上方法能够处理绝大多数以前需要开刀治疗的结石。换句话说，绝大多数结石是不需要"开刀"治疗的。

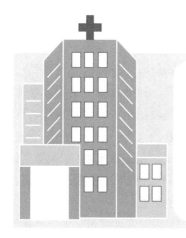

指导专家

陈智勇，中南大学湘雅医院泌尿外科副主任医师，副教授。

主攻方向：泌尿系统结石的诊断、微创治疗及预防，泌尿系统狭窄的微创手术。

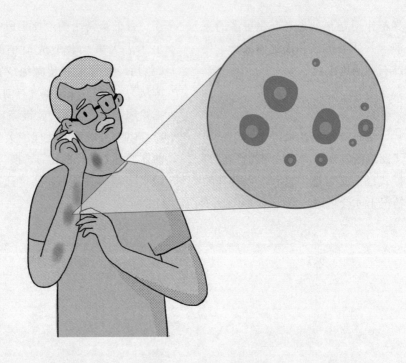

越挠越痒，老年人皮肤瘙痒怎么办？

皮肤科门诊中，因"痒"就诊的老年患者非常多，他们饱受困扰，彻夜难眠，严重影响生活质量。上了年纪为什么更容易痒？又该如何解痒？

"痒"是皮肤疾病最常见的表现，它比疼痛更让人难以忍受，特别是老年人皮肤保护能力下降，更不耐痒。皮肤瘙痒的原因主要有以下几方面。

（1）皮肤源性瘙痒。由自身皮肤老化改变或疾病引起，如老年性湿疹、痒疹等，可在皮疹基础上合并皮肤瘙痒。随着年龄增长，人的

皮肤表皮变薄，皮脂腺分泌功能降低，水分减少，引起皮肤干燥、皲裂，容易瘙痒。而且，很多老年人喜欢用较高温度的水洗澡缓解瘙痒，这会使皮肤表面保护屏障受损，毛细血管扩张，血流速度加快，加重瘙痒。夜间入睡后，皮肤温度升高，瘙痒感更明显。

（2）内脏源性瘙痒。如果"痒"频繁造访，老年人要注意是否存在健康问题。比如，患有糖尿病等内分泌疾病的老年人，会在皮肤顽固瘙痒的基础上，伴有口干、多尿、多饮、多食等表现；某些瘙痒患者

可伴有肝病、肾病、下肢静脉曲张等疾患；部分淋巴瘤或其他肿瘤患者可伴有局部瘙痒；患有自身免疫相关疾病的老年人，如部分无肌病性皮肌炎患者可伴有剧烈瘙痒，口服抗组胺药物也不能缓解症状；肿瘤患者化疗后也可能出现皮肤瘙痒。

（3）躯体障碍和神经源性瘙痒。一些老年人在遭遇突发事件或受到心理刺激，以及处于焦虑、紧张状态时，都可能诱发皮肤瘙痒，抓挠不能完全缓解。

"挠"只能解一时之痒，最关键的是从源头减少瘙痒。

首要任务是保持乐观心情，放松精神。老年人在日常生活中可适当增加娱乐活动，转移注意力，进而缓解瘙痒。

注意皮肤保湿，可使用保湿剂（润肤霜、维生素 E 乳等）滋润皮肤，保护皮肤屏障功能，有助于缓解瘙痒。老年人应适当减少洗澡次数，一般控制在每周 1 ～ 2 次，避免用热水烫洗身体。

小贴士：

瘙痒明显的老年人可酌情使用抗组胺药物，如地氯雷他定、左西替利嗪等。若老年人因为瘙痒严重影响睡眠，在没有禁忌证的情况下，可以遵医嘱服用助眠药物，如多虑平。对于老年顽固性瘙痒患者，应常规进行抽血、验尿等检查，排除系统性疾病的可能，并注意是否存在无痛性淋巴结。

指导专家

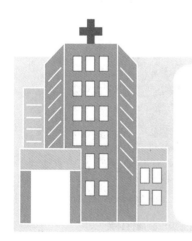

李捷，中南大学湘雅医院皮肤科主任医师，教授。

主攻方向：湿疹皮炎、荨麻疹、痤疮、白癜风、扁平疣等炎症免疫性皮肤病以及雀斑，太田痣等色素性疾病。

喜欢热水泡脚？这类人最好不要！

温度骤降时，很多人都拿出了自己的泡脚盆准备泡脚，特别是有些一到冬天脚就冷冰冰的人，最喜欢用热水泡脚，水温越高越好。其实有一类人是不适合泡脚的，他们经常在泡脚的时候不觉得水烫，直到第二天脚上起了大水泡，才知道自己被烫伤。他们就是糖尿病患者。

为什么糖尿病患者冬天易发糖尿病足？

糖尿病足是指糖尿病患者出现合并神经病变及各种不同程度末梢血管病变而导致下肢感染、溃疡形成和（或）深部组织被破坏。冬季是糖尿病足的高发季节，这与人们的生活习惯以及糖尿病引起的神经病变和血管病变有很大的关系。

糖尿病患者神经病变可累及感觉神经、运动神经及自主神经：感觉神经病变会导致患者对温度的感知力下降，冬季烤火、泡脚、用热水袋取暖时容易被烫伤；运动神经病变导致足部肌肉萎缩、结构

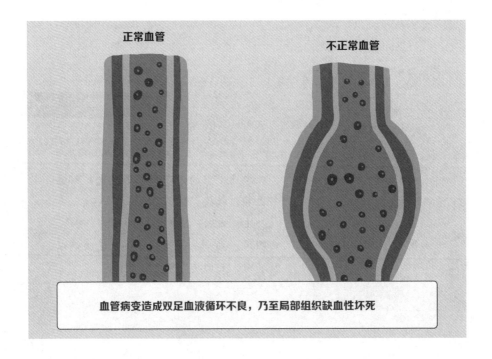

正常血管　　　　　不正常血管

血管病变造成双足血液循环不良，乃至局部组织缺血性坏死

畸形、压力异常，易发生溃疡；自主神经病变使足部血流调节出现障碍、足部皮肤无汗和温度调节异常，造成皮肤干燥、皲裂、皮肤裂口，处理不当易发生感染，从而导致糖尿病足。

另外，糖尿病患者因为血管病变出现足部缺血和营养障碍，导致皮肤温度低、皮下组织疏松，造成皮肤抵抗能力差，对温度的抗御能力下降，也容易引发烫伤。

为什么我们绝不能对糖尿病足大意？

糖尿病是一种多病因的代谢性疾病，特点是慢性高血糖，伴随由胰岛素分泌或利用缺陷引起的糖、脂肪和蛋白质代谢紊乱。糖尿病患者本身抵抗力差，再加上血糖控制差、血管病变、神经病变及感染等共同因素，伤口恢复会比较慢。糖尿病足是糖尿病严重的慢性并发症之一，治疗困难、医疗费用高，严重者会导致截肢，甚至死亡。所以，及早预防和治疗糖尿病足至关重要。

糖尿病足的危险因素有以下几点：

（1）有溃疡及截肢史，健侧足部因为承受的身体重力加大易发糖尿病足。

（2）神经病变引起感觉运动功能受损，增加意外伤害可能性。

（3）鞋袜不合适、赤足走路、滑倒、意外事故、鞋内有异物等，易引起足部外伤。

（4）关节活动受限制、骨刺（突出）、足畸形、胼胝等所造成的生物机械力学性的足部受力不均，足跟、胼胝等部位垂直及水平力增加从而导致损伤。

（5）血管病变造成双足血液循环不良，以致局部组织缺血性坏死。

（6）高龄独居、吸烟引起血液的含氧量降低、对疾病知识缺乏、依从性差、因贫穷无法支付治疗费用、肥胖、合并精神病等。

（7）足癣破溃或感染。

（8）使用热水袋、电热毯或用热水泡脚时温度过高引发烫伤。

（9）营养不良导致起水泡，修脚、剪趾甲造成外伤，鸡眼处理不当感染。

糖尿病患者应该如何预防糖尿病足？

糖尿病患者应每晚洗脚，不宜长时间泡脚。洗脚前用水温计测量水的温度（如无水温计，用手腕内侧试水温或请家人代试水温，水温以无烫感为宜），避免烫伤。

出现以下情况时，请及时就医：有小伤口或水泡，尤其合并感染时；当下肢出现麻木、刺痛、感觉消失时；当脚感到冰冷、趾头变色、疼痛时。当有鸡眼、胼胝时，不能自行处理或去非正式医疗机构处理，必须到正规医院治疗。

糖尿病患者出现伤口第一时间应如何处理？

（1）首先用络合碘消毒，再用无菌纱布覆盖，及早到医院进行专业处理。

（2）不要使用紫药水等深色消毒剂，因为药品的颜色会遮盖伤口，使医务人员不能准确评估伤口状况，耽误治疗时机。

当然，糖尿病足患者注意足部伤口处理的同时还要控制血糖，合理饮食、适当补充蛋白质的摄入，选择合适的运动方式，放松心情才能达到更好的治疗效果，早日康复。

指导专家

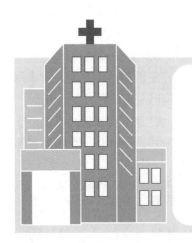

周秋红，中南大学湘雅医院内分泌科副主任护师。

主攻方向：糖尿病足的健康教育、伤口换药及负压治疗。

拔个牙，心脏怎么还出问题啦？

拔牙，生活中司空见惯的小手术，大部分人都有过拔牙的经历。两个月前，身体一向健康的小雪在拔智齿后出现发烧、食欲不振、乏力等症状，本以为只是拔牙遇上普通感冒，扛过一周就会自愈。谁知症状不仅没有减轻反而加重了，断断续续高烧，半个月前还出现右侧肢体麻木，于是在家属的陪护下到中南大学湘雅医院就诊。经过检查，小雪心脏二尖瓣存在大量返流，心瓣膜表面多处附着大量细菌团及坏死物。医生确诊为感染性心内膜炎，二尖瓣赘生物，二尖瓣关闭不全合并脑梗塞。

主刀医师罗凡砚教授一打开心脏，细菌侵害程度让他震惊：二尖瓣瓣叶已经穿孔破坏，瓣口关闭不全，黄色脓血样细菌赘生物一层层包裹在心瓣膜和左房壁上！形象地说，就是不止"心门"被蛀坏了，就连"门框"连接处也仿佛一块朽木，已经无法修补，只能做二尖瓣的置换。

什么是感染性心内膜炎？

感染性心内膜炎，是指心脏内膜表面受微生物感染，伴有赘生物形成的一种感染性疾病。拔牙、烂牙、反复牙周炎等是常见诱因。心脏瓣膜为最常受累的部位。患感染性心内膜炎初期只是"心门"（瓣膜）关不拢，到后来连"门框"（瓣环）都烂掉了，而且成批的细菌还可能

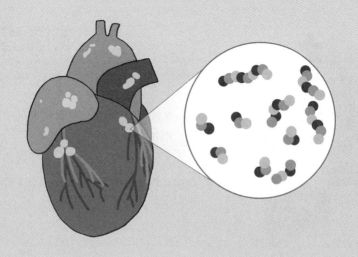

随血液散播到脑、肾、脾等部位，造成继发感染、偏瘫等症状，严重时可能猝死，是心脏外科相对少见却非常凶险的疾病。

为何拔牙会导致感染性心内膜炎？

我们口腔中含有 500 多种微生物，它们容易随着拔牙、洗牙或刷牙等动作跑到血液中。大部分细菌不会长时间留在血液中，可经免疫系统排出体外；但少数心脏动过手术、先天性心脏瓣膜关闭不全的人在抵抗力低下时，在细菌进入过多、毒性特别强等一种或几种内外因素的作用下，细菌会随血液流到心脏瓣膜且附着，形成赘生物，导致感染性心内膜炎。

如何预防感染性心内膜炎？

目前认为预防感染性心内膜炎最有效的措施就是养成良好的口腔卫生习惯和定期进行牙科检查。如果需要补牙、拔牙，应到正规的医院就诊，并听从口腔医生的指导。切忌为了省钱去私人诊所。

一旦出现不明原因发热，顽固、反复高烧，体温达到 39℃ 甚至 40℃，持续较长时间，比如一周左右，不能当成普通感冒发烧，建议到大型医院的心脏专科就诊，做心脏彩超、血培养等检查，排除心脏内膜感染的可能。

对于平时身体较弱、抵抗力较差的老年人，或者有基础心脏疾病的患者，如果出现了反复不明原因的发热，尤其是在拔牙、洗牙等操作后出现反复发热，或者发热的同时出现皮肤红疹、关节疼痛等，就应当高度警惕。

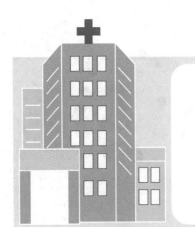

指导专家

罗凡砚，中南大学湘雅医院心脏大血管外科主任医师，教授。

主攻方向：心脏大血管外科疾病的治疗，PEAT 脂肪转化、心肌纤维化、心肌保护及血管新生的研究。

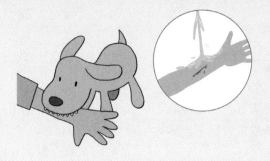

被狗狗咬伤会不会学狗叫？预防狂犬病的重点其实在这里！

前阵子，有一位"熊孩子"被狗狗咬伤后，开始学狗叫，父母急坏了：这可怎么办！狂犬病一旦发病，死亡率可是100%！这时候连补打疫苗都来不及！随后防疫专家赶紧辟谣："狂犬病发病可不是这样的！"

狂犬病和狂犬疫苗，一直是科普界经久不衰的热门话题。我国每年狂犬病发病率和死亡率呈下降趋势，但宠物狂犬疫苗接种情况却始终不容乐观。

只有狗狗会传染狂犬病毒吗？

实际上哺乳动物，包括人、狗、猫、狼、熊等灵长目、食肉目、翼手目的动物，都有感染和传播狂犬病的风险，因此不仅是狗，被任何野生哺乳动物咬伤或抓伤，都要及时进行处理。

预防狂犬病最具有成本效益的方法是接种狂犬疫苗，这样做不但可以消除狂犬病的致死风险，还能减少人被狗咬伤后的预防需求。

被咬了，应该做什么？

第一步：并不是马上跑去打疫苗，而是判断伤口情况。

通常我们可以用"暴露"来描述携带狂犬病毒的动物对人造成的伤害程度。

中国疾病预防控制中心发布的《狂犬病预防控制技术指南（2016版）》（以下简称《指南》）对于以下问题都有着细致且严格的规定：①是否需要接种疫苗？②何时接种疫苗？③是否需要使用到免疫球蛋白？《指南》明确指出：Ⅰ级暴露，指的是日常的接触，不用担心；Ⅱ级暴露，指的是轻微的划伤，必须打疫苗。也就是说，只要出现"破口"，就至少需要就医；Ⅲ级暴露，指的是较深程度的咬伤和抓伤，比如单处或多处贯穿皮肤严重的咬伤或抓伤，或出现特殊情况（比如发生在头部、面部、颈部、手部和外生殖器的咬伤都属于Ⅲ级暴露），必须打疫苗，必须接种免疫球蛋白。

第二步：去医院之前，先处理伤口。

接种疫苗失败的案例经常可见，究其原因，往往有以下几点。

（1）没有采取正确方法及时清洗伤口。

（2）被咬后接种疫苗过晚。

（3）接种期间饮食不当。

（4）忽视免疫球蛋白的应用等。

尤其是对于伤口的不恰当处

理，极易导致接种失败。所以被动物咬伤后，在有条件的情况下，尽早采取以下措施。

（1）先用流动的清水以最快的速度把伤口上的毒素冲洗掉。

（2）在冲洗时，最好不停地挤压伤口，排出污血。

（3）千万不要急于止血，切记不可用嘴吸血，因为狂犬病毒可能会入侵口腔中的微小破损，使病毒快速进入脑部，加快病毒蔓延。

随后，应尽快送医。当咬伤达到一定程度时，必须要注射疫苗，从而对病毒起到封闭作用，注射越早越好。

疫苗怎么打？

被动物伤害后注射疫苗，不是注射一针就高枕无忧了！更不能抱有"今天没时间，周末再去打吧"的想法。

狂犬病疫苗的具体使用说明如下：

（1）由于自注射第一针疫苗算起，约3周产生抗体，1个月左右达高峰，故要求在被咬伤24 h内接种狂犬病疫苗，最迟不要超过48h。

（2）若超过48h，仍建议接种疫苗，以降低狂犬病发病的风险。

（3）一般被咬伤者0d、3d、7d、14d、30d各接种狂犬病疫苗1剂，共5剂，并尽量使用同一品牌疫苗进行接种。

（4）Ⅲ级暴露者，除了常规接种疫苗外，还必须接种狂犬病毒免疫球蛋白。免疫球蛋白一般须在被咬伤7d之内注射。

若完成接种后1年内再次被动物伤害，则在受伤当天注射1针即可。

若在接种后1～3年内再次被动物伤害，须在0d、3d、7d各注射1针，共3针。

若在接种3年后再次被动物伤害，则须重新接受5针常规疫苗接种注射。

千万不要掉以轻心！

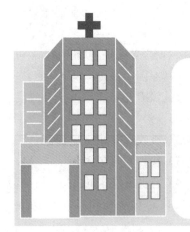

指导专家

黄宇琨，中南大学湘雅医院感染病科副主任医师，副教授。

主攻方向：病毒性肝炎的感染与免疫研究。

"慢性子" 更长寿是真的吗?

尽管医学上关于人是静还是动更长寿颇有争论，但"慢一点"，保持愉悦的心情，能够让身体保持更好的状态，自然地，对健康长寿也是有帮助的。

从心理学角度，慢性子的人，为人处世比较随和，能够以平常心对待生活中遇到的挫折和困难，保持知足、乐观的心态。

那么，怎么在生活中有意识地培养自己的"慢性子"呢？

（1）说话慢。

老人特别需要保持平和的心态。语速太快，很容易使老人情绪变得激动和紧张，促使交感神经兴奋，造成血管收缩，引发或加快高血压、心脏病等的复发。

（2）"火"得慢。

发泄不良情绪虽然有利于健康，但"火"来得太急也不好。不少老人都有心脑血管疾病，一旦发起火来很危险。遇到让人恼火的事，不妨学学慢性子的人，先别急着做出反应，深呼吸，在心里反复思量，再发表意见。

（3）起得慢。

老人早上起床时如果动作太快、太猛，容易导致大脑供血不足，发生眩晕。清晨人体的血管应变力最差，骤然活动也易引发心血管疾病。早晨起床前，不妨先躺在床上闭目养神 5min，伸伸懒腰，用双脚互相搓搓脚心，用手做个干洗脸动作，缓一缓，再慢慢起床。

（4）吃得慢。

唾液中含溶菌酶，可杀灭口腔中的病菌，预防感染。细细咀嚼能促进唾液分泌，提高免疫力，吃东

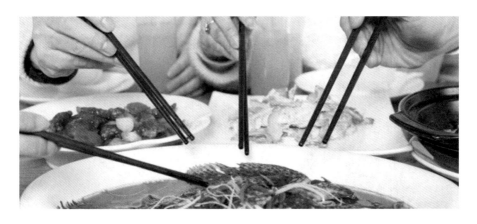

西时，最好咀嚼30s再咽下。

（5）排便慢。

排便不畅是不少老年人的烦恼，如果过于着急，经常用力排便，会使直肠黏膜及肛门边缘出现损伤。特别是有动脉硬化、高血压、冠心病的老年人，排便时太急，屏气用力，容易导致血压骤然升高，诱发脑溢血。

（6）骑行慢。

短距离慢速骑行也是一种养生妙法。不限时间、不限地点，只要想骑车，就可以推一辆车上路。建议老人在阳光不是很强烈的黄昏或清晨，慢悠悠骑着一辆单车，看看风景，唱唱歌，吹吹风。

短距离慢速骑行可以锻炼心脏，强化微血管组织，防止高血压。骑车还可以增加腿部运动，加速血液循环，心脏也在适度的加速跳动中得到锻炼。骑车是一项有氧运动，在骑车的过程中，大脑可以摄入更多氧气，肺部也可以吸入更多新鲜空气，短距离慢速骑行可以使人头脑清醒，心情愉悦。

不过，有些事情却慢不得。有的老人晚上有尿意，但不愿起夜，时间久了，对前列腺和心脑血管都有损害。另外，有些老人身体不适还硬撑，不着急去医院，这种慢性子不可取。

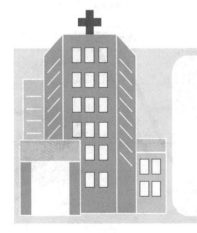

指导专家

李建玲，中南大学湘雅医院心理卫生中心副主任医师，副教授。

主攻方向：精神及心理疾病诊治、职业及学业压力管理。

经常做梦就是睡眠质量不好？

人入睡后，大脑也进入了休眠状态，但有一小部分脑细胞仍在活动，这就是做梦的缘由。人们正常的睡眠结构周期分两个时相：非快速眼动睡眠期（NREM）和快速眼动睡眠期（REM）。NREM 与 REM 交替出现，交替一次称为一个睡眠周期，两种时相循环往复，每晚通常能有 4～5 个睡眠周期，每个周期 90～110min。

大多数梦发生在 REM 阶段。第一次进入 REM 阶段，大约是在入睡之后的 90min。在经过了一个短期的 REM 阶段之后，便进入了一个没有快速眨眼活动的睡眠阶段（non-REM 或 NREM）。

在一夜睡眠中，人要经历 4～5 次 NREM 和 REM 之间的转换。儿童和老年人的睡眠周期会略有不同，可能是 60min 一个周期。随着 NREM 阶段变得越来越短，REM 阶段变得越来越长，你能做更多的梦，一直到早晨醒来。

研究发现，在 REM 阶段，身体一般是不能活动的。人的身体接受了大脑发出的电子化学信息，让肌肉处于麻痹瘫痪不能动弹的状态。

这很可能是一种人类身体存在的生存自救机制：在睡眠中伴随着做梦，肌肉麻痹可以防止身体乱动，避免身体受伤。

做梦对睡眠质量有没有影响？

有人说："做了一晚上的梦，感觉自己睡眠质量好差啊。"

但事实并非如此。做梦本身是保护睡眠的机制，是潜意识中愿望的表达，对睡眠是有利而无害的。根据睡眠周期，人一个晚上最多做 5 次梦，与梦纠缠的时间不会超过 2h，所以每晚可以安然入睡的时间并不少。

因此，不是做梦影响睡眠质量，而是身体或精神上紧绷影响了睡眠质量，让人感觉自己频繁做梦。比如精神压力过大时，容易做一些令人伤心、难过或觉得惊慌、恐怖的噩梦，令人从睡眠中惊醒，醒后又很难再入睡，大脑得不到休息，过度疲劳导致睡眠质量下降。

为什么说"日有所思，夜有所梦"？

《慎子·逸文》曰："昼无事者

夜不梦。"所谓"日有所思，夜有所梦"，是因为白日发生事件的信息在大脑皮层不断加深巩固，形成长期记忆。REM阶段被公认为是睡眠中比较重要的阶段，因为在这个阶段与记忆相关的神经通路被重新激活，有关白天的记忆会被巩固。

比如在白天经历过的某个事件引发强烈情绪时，对于情绪的记忆与事件本身的信息是共同编码的。海马体主要储存短期记忆，而长期记忆则更多是由大脑皮层储存，因此记忆编码时大脑皮层与海马体之间有较多的信息沟通，信息节点主要在海马体中。

在这个过程中，掌控情绪的杏仁核虽然自身不能储存记忆，但被认为可以促进记忆巩固，尤其是在单胺类神经递质（去甲肾上腺素）浓度高的情况下。

在处于REM阶段时，各脑区之间通过神经振荡巩固记忆，由于处于REM阶段时单胺类神经递质减少，胆碱类神经递质占统治地位，与情感相关的记忆编码慢慢减少，而事件本身信息的记忆逐渐得到巩固。

因此，等到睡眠结束后清醒时，事件本身信息的记忆得到了巩固，信息节点主要位于皮层中，皮层和海马体的连接逐渐减少，而情感则逐渐消失。

简单地说，情绪记忆由情感和事件本身的信息记忆构成，在一次次的睡眠中，记忆逐渐得到巩固，而情感得不到巩固从而慢慢消失，到最后只剩下对事件本身信息的记忆。

人可不可以不做梦？

梦是人体一种正常的、必不可少的生理和心理现象。科学工作者做了一些阻断人做梦的实验。即当睡眠者一出现做梦的脑电波时，就

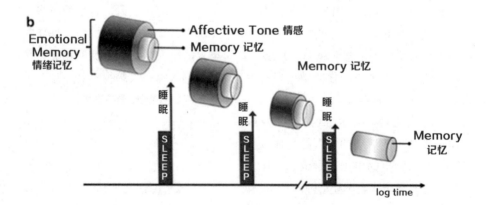

立即将其唤醒，不让其梦境继续，如此反复进行。

结果发现，对梦的剥夺，会导致人体出现一系列生理异常，如血压、脉搏、体温以及皮肤的电反应能力均有升高的趋势，植物神经系统机能减弱，同时还会引起人的一系列不良心理反应，如出现焦虑不安、紧张、易怒、感知幻觉、记忆障碍、定向障碍等。

正常的梦境活动，是保证机体正常活力的重要因素之一。人在梦中以右大脑半球活动占优势，而醒来后则以左大脑半球占优势，在人体 24h 昼夜活动过程中，只有苏醒与做梦交替出现，才可以达到神经调节动态平衡。

另外，梦是协调人体心理世界平衡的一种方式，是潜意识的愿望的表达，特别是对人的注意力、情绪和认识活动有较明显的调节作用。

从精神分析心理学角度看，现实生活中未能或不能获得满足的欲望，可以在梦中获得心理上的满足，以此调节心理平衡。如果剥夺快速眼动睡眠期，人压抑在潜意识中的愿望无法实现，那么就容易产生压力大、负面情绪多、自我认知低等问题。

所以，做梦有利于身体健康，是保证机体正常活力的重要因素之一。

指导专家

郭纪锋，中南大学湘雅医院神经内科副主任医师，副教授。

主攻方向：神经退行性疾病特别是帕金森病、原发性震颤、肌张力障碍、颅内铁沉积神经变性病等的临床与发病机制。

只是掏个耳朵，怎么还要去医院？

我们常说的掏耳朵，即清理耳道耵聍（耳屎）。人的外耳道分为外侧的软骨部和内侧的骨部，整个外耳道都有一层皮肤覆盖，但只有外侧软骨部的皮肤含有毛囊、皮脂腺和耵聍腺。其实耵聍腺跟汗腺是近亲，是一种变异的汗腺。每个人 1000～2000 个耵聍腺，主要分泌淡黄色黏稠液体，有保护外耳道和维持鼓膜区湿润、柔软的作用。正常人的耵聍分为两种：干性耵聍和湿性耵聍。干性耵聍常见于亚洲黄种人和美洲印第安人；湿性耵聍民间俗称"油耳屎"，常见于白种人和黑种人。但不论哪种耵聍，医学上都认为是正常的。

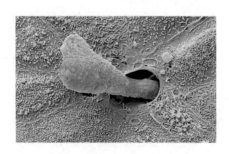

虽然有时耵聍会给人们带来一些烦恼，但一般情况下，它对人体是有益的。耵聍可以保护外耳道的皮肤并黏附灰尘、异物、小虫等，使这些有害的物质不容易接触鼓膜，从而保护鼓膜。

另外，正常分泌的耵聍具有杀菌和抑制霉菌的作用，减少了外耳道发生感染的可能。只有在耵聍聚集较多，堵塞外耳道影响听力的时候，才形成"耵聍栓塞"这种疾病。这时就需要去医院进行治疗了。耵聍谁都有，耵聍栓塞却不是。

耵聍栓塞是怎么形成的呢？

我国大部分人有干性耵聍，这种耵聍刚分泌出来的时候是较黏稠的液体，正常情况下会逐渐干燥成碎片或块状，并且受人的头部运动、下颌关节运动（比如咀嚼、讲话、打哈欠等）和身体的跳动等外力影响，会自行脱落排出外耳道。而在某些非正常情况下，耵聍会在外耳道内聚集过多，形成较硬的团块，堵塞于外耳道内。

未完全堵塞时，有些人会出现耳痒。完全堵塞时，会出现耳闷、听力下降，或伴有与脉搏一致的搏动性耳鸣。少数人还会发生眩晕。一旦耳内进水导致耵聍膨胀，或不正确的掏耳导致感染，则会出现剧烈的耳痛。

导致耵聍栓塞的常见因素有尘土、小昆虫等异物进入外耳道后构成耵聍栓的核心，逐渐在外耳道堆积形成栓塞；习惯性挖耳，不断地把外侧软骨部产生的耵聍推到深处的骨性外耳道内，日久形成栓塞；外耳道畸形、狭窄、瘢痕、肿瘤、异物等妨碍耵聍向外排出，使之在耳道内堆积。

至于湿性耵聍，外耳道受各种刺激导致耵聍腺分泌增多；耵聍变质；老年人肌肉松弛，下颌关节运动无力及外耳道口塌陷使耵聍不易排出等因素容易导致耵聍栓塞。

耵聍能不能经常掏？

如前所述，正常的外耳道具有自洁功能。大部分人的干性耵聍会随着头部运动、咀嚼、讲话、打哈欠甚至跑、跳等动作排出外耳道，所以，一般情况下是没有必要经常自行掏耳、清除耵聍的。

经常掏耵聍有什么害处呢？

经常性地清理耵聍，不但会减弱耵聍对外耳道皮肤和鼓膜的保护作用，还可能把耵聍推到外耳道深处，反而容易引发耵聍栓塞。用未消毒过的挖耳勺和长指甲掏耵聍，很容易挖破外耳道的

皮肤，导致外耳道感染，引起流脓和耳痛。

如果与人共用挖耳的工具，还可能导致某些疾病的传染，常见的病原体是人乳头状瘤病毒，感染后可导致外耳道乳头状瘤。休闲洗浴场所所谓的"采耳"，是对外耳道造成健康损害较为常见的病因。

另外一个意想不到的掏耳风险是，在自行掏耳过程中，很可能意外把自己的鼓膜捅破，导致鼓膜穿孔、听力下降。耳科门诊一些病人的鼓膜外伤性穿孔就是在掏耳过程中，自己不慎弄破鼓膜造成的。

平时如何保持耳内的卫生？

尽可能防止污水入耳。在洗澡、洗头时要尽量避免水进入外耳道；一旦进水了，可以把头侧向进水的耳朵的方向，适当跳几下，利用重力的作用，进行引流，一般水排出后，湿润的外耳道是可以自然风干的，不需要太担心；切忌用手掌密闭耳道口用力向外松开，这样可能导致鼓膜的损伤。

在自然水域或公共游泳池游泳时，注意耳内卫生。尽量选择干净的游泳池；带专门的耳塞是一个不错的选择；万一外耳道内进水，同样可以参考前述的方法排出耳内积水。

注意儿童的耳内卫生。父母或

监护人一定要教导孩子不要把小珠子、小玩具往耳朵里面塞，这些异物若卡在外耳道，有时需要全麻手术才能取出。

不要自行掏耳！如果耵聍排出困难，一定要在正规医院耳鼻咽喉科进行针对性的治疗。

指导专家

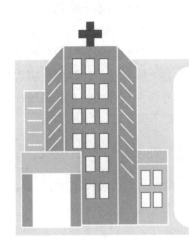

蔡鑫章，中南大学湘雅医院耳鼻咽喉科副主任医师。

主攻方向：耳内镜微创手术，耳及侧颅底疾病的诊治，以遗传性耳聋为主的耳鼻咽喉遗传性疾病临床与基础研究。

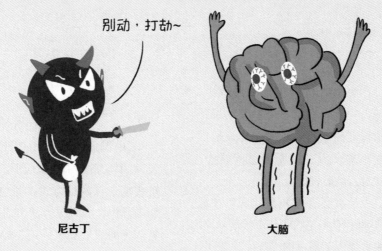

别动·打劫~

尼古丁　　　　　大脑

以烟戒烟？真相其实是这样的

电视剧《神探夏洛克》中有一集，神探思考案情时，在手臂上贴满了小贴片，把华生吓了一跳。原来，神探也有神探的烦恼。那时夏洛克正被医生要求戒烟，他手臂上的小贴片叫作"尼古丁贴"。

尼古丁贴含有尼古丁吗？尼古丁难道不是"有害物质"吗？本文就来讲一讲戒烟的原理。

吸烟成瘾与尼古丁诱导多巴胺释放有关，临床上的戒断治疗都是通过这个原理进行。

吸烟的人们都知道"吸烟有害健康"，因为该警示在每一包烟上都十分醒目。戒烟是一个永恒的话题，同时也是一个难题，因为"烟瘾"作怪，让很多人戒烟失败。

说起戒烟，需要先了解一下它的原理。戒烟除了与心理、社会因素有关，还与尼古丁有关，因为尼古丁是能让人上瘾的物质，是类似毒品的东西。

为什么尼古丁能让人上瘾呢？人体大脑的"奖励中心"可以释放一种让人兴奋的神经递质——多巴胺。人们一些行为、活动、心理等可以促使大脑的"奖励中心"产生多巴胺，让人产生欣快感。而这种欣快感反过来会促使人们继续完成这些活动。吸了第一口烟，尼古丁很快就会通过血液抵达大脑，刺激大脑释放多巴胺。这个过程非常迅速，极易让人上瘾。因为烟草里的尼古丁影响了人脑中的"奖励中心"，让人产生吸烟有益的错觉。

尼古丁是怎么影响大脑的"奖励中心"的呢？人体的大脑释放多巴胺是因为大脑中的另一种神经递质——乙酰胆碱和受体结合。这就像一把钥匙开一把锁一样，乙酰胆碱和它的专属受体结合才能打开通道释放多巴胺。而尼古丁就是一把仿造的钥匙，它可以和一些乙酰胆碱受体结合，打开通道，释放多巴胺。在吸烟者持续吸烟的过程中，其体内一直含有尼古丁，其结果是大部分烟碱型乙酰胆碱受体被尼古丁霸占着，而且处于脱敏的状态，不能对乙酰胆碱起反应。

为什么会有戒断症状呢？在进行戒烟时，体内尼古丁逐渐被清除掉，原先被尼古丁霸占的受体空出来了，可以跟乙酰胆碱结合，但出现了一个问题，空出的受体比平时多了很多，都与乙酰胆碱结合，神经信号的传递就出现了一些紊乱（乙酰胆碱数量比受体多，能结合多少，出现什么作用，取决于受体数量），身体就出现了一些不舒服的状况，就是我们所说的"戒断反应"。吸烟者会感到特别难受，想要尽快吸一支烟，让体内空着的受体数量恢复正常。所以，一旦成瘾，吸烟已经不是为了获得愉悦感，而是为了避免出现不适。

尼古丁贴是什么？

尼古丁贴是基于上述原理研究出来的。尼古丁贴能够跟尼古丁竞争，霸占受体上的"锁孔"（但是又不会引起多巴胺大量释放），让尼古丁插不进去，这时即使吸烟也没法获得愉悦感，因而没了吸烟的欲望。还有热门的"电子烟"戒烟法，但由于电子烟容易诱导原本不吸烟的青少年对尼古丁成瘾，目前并不支持电子烟戒烟。

除了用尼古丁贴，还有别的戒烟方法吗？

《中国临床戒烟指南（2015年版）》中，指出了强化戒烟干预和简短戒烟干预两种方式。其中强化戒烟干预中，目前常以"5R"法增加吸烟者的戒烟动机，用"5A"法帮助吸烟者戒烟，配合使用戒烟药物。目前我国已被批准使用的戒烟药物有尼古丁贴片、尼古丁咀嚼胶（非处方药）、盐酸安非他酮缓释片（处方药）、酒石酸伐尼克兰（处方药）。

"5R"包括：

相关（relevance）。使吸烟者认识到戒烟与其自身和家人的健康密切相关。

危害（risk）。使吸烟者认识到吸烟严重健康危害。

益处（rewards）。使吸烟者充分认识到戒烟对健康的益处。

障碍（roadblocks）。使吸烟者知晓和预估戒烟过程中可能会遇到的问题和障碍。同时，让他们了解现有的戒烟干预方法（如咨询和药物）可以帮助他们克服这些障碍。

反复（repetition）。反复对吸烟者进行上述戒烟动机干预。

"5A"包括：

询问（ask）并记录所有就医者的吸烟情况。

建议（advise）所有吸烟者必

须戒烟。

评估（assess）吸烟者的戒烟意愿。

提供戒烟帮助（assist）。

安排（arrange）随访。

烟草中含哪些有毒物质？

（1）醛类、氮化物、烯烃类，对呼吸道有刺激作用。

（2）尼古丁类，可刺激交感神经，让吸烟者形成依赖。

（3）胺类、氰化物和重金属。

（4）苯丙芘、砷、镉、甲基肼、氨基酚、其他放射性物质，均有致癌作用。

（5）酚类化合物和甲醛等，具有加速癌变的作用。

（6）一氧化碳，减弱红细胞将氧输送到全身的能力。

吸烟的危害有哪些？

吸烟会危害呼吸、心脑血管、消化等系统，会导致肿瘤及相应慢性疾病。

吸烟是慢性支气管炎、肺气肿和慢性气道阻塞的主要诱因之一。

吸烟是许多心脑血管疾病的主要危险因素，吸烟者的冠心病、高血压病、脑血管病及周围血管病的发病率均明显升高。

吸烟可引起胃酸分泌增加，诱发溃疡，促使慢性炎症及溃疡发生，并使原有溃疡延迟愈合。

吸烟可引起妇女月经紊乱、受孕困难、宫外孕、雌激素低下、骨质疏松及更年期提前。

尼古丁有降低性激素分泌和杀伤精子的作用，还可造成睾丸功能损伤、男子性功能减退和性功能障碍，导致男性不育症。

吸烟可引起烟草性弱视，老年人吸烟可引起黄斑变性，这可能是动脉硬化和血小板聚集率增加，促使局部缺氧所致。

吸烟百害而无一利，应尽早戒烟，重视健康！

指导专家

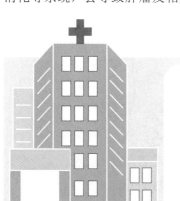

王保祥，中南大学湘雅医院健康管理中心主治医师。

主攻方向：心胸外科疾病的诊治，慢病管理和功能医学干预。

漱口水能替代刷牙吗？

有患者表示："医生，我晚上太累就没刷牙，但我在超市买了漱口水，广告里说它既能抑制细菌又能清新口气，用它方便多了。"

对此口腔科医师回应，市面上的漱口水不能替代刷牙。市面上能买到的漱口水主要成分通常是植物精油，比如麝香草酚、桉树精油等。它们能减少 20% ～ 35% 的牙菌斑形成。有的漱口水中含有一定浓度的氟化物，能为牙齿提供额外的保护，有利于预防蛀牙。刷牙是为了去除牙面上的菌斑，这些菌斑是导致牙周炎、蛀牙的罪魁祸首，它们与牙面结合得较为牢固，不能通过

漱口去除。单纯使用市面上的漱口水只能抑制部分的菌斑，起到的只是辅助作用，不能代替刷牙。对于正在正畸、清洁口腔存在难度、牙齿容易发生龋坏的人群，可以在刷牙后使用漱口水，更好地保护牙齿。

处方类漱口水可以短暂替代刷牙，需遵医嘱使用。其中的有效成分通常是氯己定，它具有良好的抗菌作用。氯己定漱口水特别适合牙科手术后无法进行常规清洁的患者，它对于促进口腔溃疡愈合也有一定效果。但这种漱口水较苦，口感欠佳。较长时间使用氯己定漱口水会造成一些非永久性的改变：牙

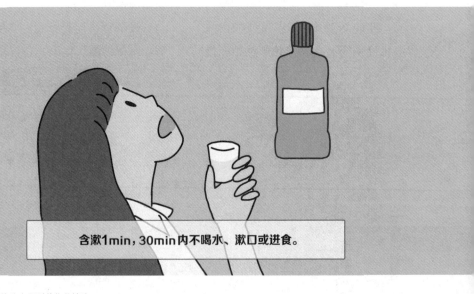

含漱1min，30min内不喝水、漱口或进食。

齿及舌部着色、味觉暂时改变。处方类漱口水不适合日常长期使用。

漱口水需要正确使用。漱口水一般是在三餐后或者刷牙后使用。先用清水漱口，然后将大约 10mL 的漱口水含于口中，鼓动腮部含漱 1min，使用漱口水后不再用清水漱口，至少 30min 内不要喝水、漱口或进食。

漱口水中的酒精会致癌吗？市面上较多的漱口水产品使用酒精作为溶剂，酒精含量可达 24%，口感偏辛辣。有人担心长期使用含酒精的漱口水会造成口腔癌变。然而，目前的研究并不支持使用漱口水与口腔癌之间存在明确联系。

首先，每天两次漱口的频率、持续的时间以及其中的酒精含量不能与酗酒相比。其次，酒精致癌的根本原因是酒精在体内转化成乙醛，漱口水中的酒精在唾液中短暂停留可能产生的乙醛数量是有限的。当然，儿童、酒精过敏、酒精不耐受或者酒精成瘾的人群，可以选择使用不含酒精的漱口水。

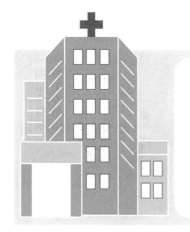

指导专家

方厂云，中南大学湘雅医院口腔医学中心主任医师，教授。

主攻方向：牙体牙髓疑难病例的诊治。在牙体修复和根管治疗等方面具有较强的临床技术能力。

晒太阳可以减肥？别给冬天长膘找借口

冬天到了，很多地方妖风阵阵，无比湿冷，无论穿得多厚，都能感觉到丝丝寒意。这时候该脂肪细胞出马了，但它没有发挥任何作用！更可怕的是，好像冬天我们还变胖了？

是因为我们好吃懒做少锻炼了吗？不！发表于《自然·代谢》的研究显示，阳光照射会增加人们的食欲，可能导致长胖。而这个结论只对男性管用，女性却不受影响。

一起看看这幅漫画吧！

这告诉我们晒太阳说不定可以帮助减肥！晒太阳当然是有好处的，《英国医学杂志》（BMJ）子刊 *Occupational & Environmental Medicine* 的研究结果显示，户外工作者暴露在更多的阳光下，提高了体内维生素 D 水平。

不过，暴晒也会增加患皮肤癌的风险，所以在我们享受阳光时，也要注意适度，选择佩戴紫外线防护太阳镜保护我们的眼睛。如果皮肤上出现无法愈合的溃疡，或者痣在形状、大小、颜色上发生变化，要记得咨询皮肤科医生！

晒太阳可以促进人体对钙、磷

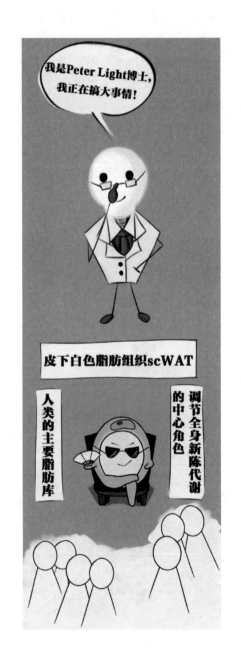

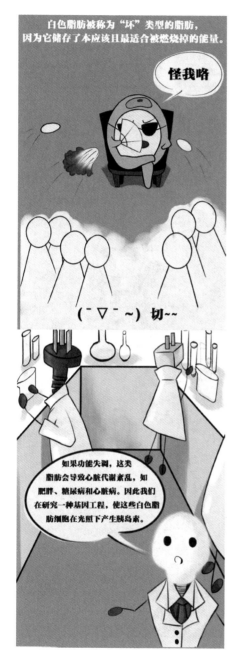

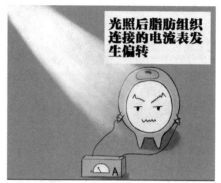

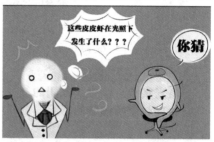

为了探索原因，Light 博士从接受减肥手术
的患者身上提取了scWAT样本

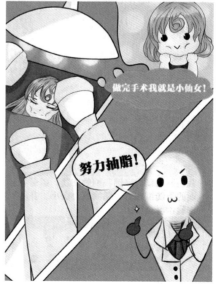

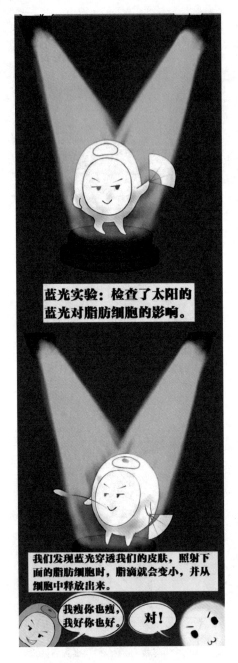

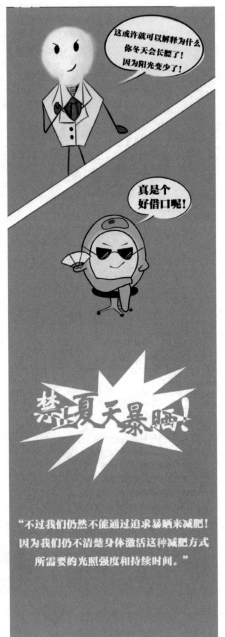

的吸收，增强人体免疫力。但为了减肥大量流汗而暴晒，只会引起脱水、皮肤灼伤及一些皮肤疾病。

合理膳食必不可少。合理膳食包括改善膳食结构和减少能量摄入，选择低能量、低脂肪、富含优质蛋白的食物。在膳食营养素平衡的基础上减少每日摄入的总热量，科学分配每日食量，一日三餐养成细嚼慢咽的习惯。

肥胖患者在摄入能量的分配中要降低碳水化合物的比值，占总能量的45%；提高蛋白质比值，占总能量的25%；脂肪比值控制在正常要求的上限，占总能量的30%。

适度锻炼非常必要。有氧运动能锻炼心、肺，使心血管系统能更有效、快速地把氧传输到身体的每一个部位。如游泳、慢跑、骑自行车等。可以每周在3～5d内进行共计150min的中等强度运动。

抗阻力运动：每周2～3次的主要肌肉群的单组运动（针对单一肌肉群重复10～15次的运动，并逐渐增加负重和设备来促使该肌肉群产生疲劳）。抗阻力运动能促进机体脂肪的燃烧，同时保持无脂肪成分的质量。

在所有的锻炼项目里面，游泳非常值得推荐，在达到锻炼效果的同时不会损伤关节。

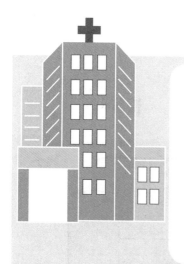

指导专家

吴静，中南大学湘雅医院内分泌科主任医师，教授。

主攻方向：肥胖和代谢综合征、糖尿病慢性并发症。

王敏，中南大学湘雅医院内分泌科副主任医师，副教授。

主攻方向：代谢性骨病、肥胖、糖尿病及其慢性并发症。

该如何拯救你的"视疲劳"?

你每天要花多少时间在看手机上，即使关灯后也恋恋不舍。你是否感到眼睛发干、发涩？要注意，眼病可能已经找上你！

哪些视疲劳典型症状需要高度重视？

典型症状：视物模糊，不能迅速在远、近之间切换，头痛、前额痛等。严重的时候，充分休息也不能缓解。

晚上关灯玩手机会导致视力受损？

在黑暗环境中玩手机时瞳孔会放大，视力容易受损，在长期影响下，眼睛受到手机强光的单一照射有可能导致黄斑区受损。并且晚上长时间使用手机会导致视觉疲劳和干眼症，也容易引起青少年近视等问题。

玩手机时如何预防视疲劳？

（1）仰卧：玩手机时可在肘下垫被子、枕头等支撑。

（2）开盏灯：避免屏幕亮度与漆黑的环境对比度太大，持续刺激眼睛。

（3）调到夜间模式、选用冷色调可减少视疲劳。

该起来活动一下啦

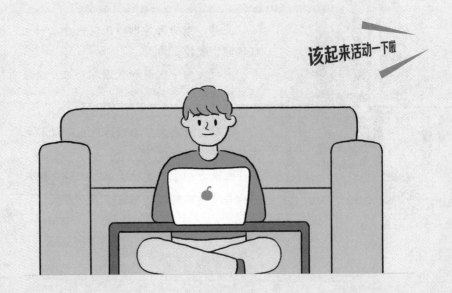

（4）连续使用手机的时间宜控制在 30min 以内。

坚持 3 个"20"

如果一定要盯着手机、平板等小屏幕，要记住：

每看小屏幕 20min 便休息一下。

休息时远眺约 6m 以外的风景。

每次远眺至少 20s。

放松远眺该不该戴眼镜呢？

休息时"远眺"，要求眼睛聚焦，要将远处的事物看清楚，这样才能起到调节眼睛状态的作用。青少年要保持裸眼视力，远眺时应用裸眼看清楚能看到的最远的地方；而成年人已经习惯了眼镜，可以戴眼镜远眺，主要是起到放松调节作用。

《户外活动预防儿童近视发生发展的荟萃分析》一文查找中国知网（CNKI）、EMBASE 以及 Pubmed 数据库中有关户外活动与近视发生发展的研究，对将 2009—2018 年的数据进行荟萃分析发现：户外活动时间越长，近视发生率越低。我国的研究结果显示，小学一年级学生，每天户外活动增加一节课（45min），近视的发生率降低 1/3。专家认为，最理想的情况下，坚持每天 3h 户外活动，能有效遏制近视的发生。

指导专家

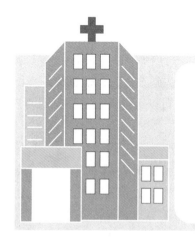

闵晓珊，中南大学湘雅医院眼科，主任医师，教授。

主攻方向：斜视与弱视、近视眼防控、眼视光学、低视力专科。

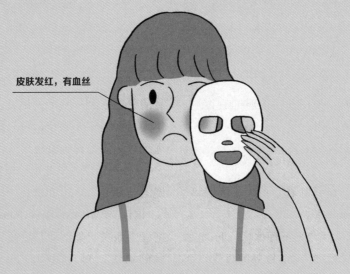

皮肤发红，有血丝

你用的面膜究竟是不是"皮肤鸦片"？

广东省食品药品监督管理局发布了专门针对网售面膜产品非法添加问题的监督性风险监测结果。结果显示，近 1/4 的面膜产品非法添加糖皮质激素（glucocorticoid）。一时间媒体纷纷报道这种面膜是"皮肤鸦片"，上瘾只需要两周。"皮肤鸦片"究竟是怎么一回事呢？

糖皮质激素，又名"肾上腺皮质激素"，是由肾上腺皮质分泌的一类甾体激素，也可由化学方法人工合成，具有调节糖、脂肪和蛋白质生物合成和代谢的作用，以及有较强的抗炎作用。

糖皮质激素在临床上可口服和外用，被运用于多种疾病的治疗。但是它必须在医生指导下使用。2007 年卫生部颁布的《化妆品卫生规范》中明确规定禁止在化妆品中添加糖皮质激素类物质。

不法商家为什么要往产品里添加糖皮质激素？使用添加了糖皮质激素的面膜或者护肤品，短期内可使红血丝收缩，有些人在用完 1～2 次后，面部会出现稍稍发红的症状。曾有一些面膜号称能达到"白里透红"的效果，其实就是利用了糖皮质激素可使部分人色素受到抑制、血管轻度扩张的特性。

"白里透红"之后，由于血管的进一步扩张，皮肤容易过敏。此时患者会发现使用了添加糖皮质激素的面膜，皮肤就会"看起来很好"，一旦停用就出现红疹、干燥、皮肤瘙痒、灼热等不适。因此，患者对这种面膜就产生了依赖，也就是"上瘾"。这可以比喻为一个皮肤"吸毒"的过程。

简丹医师提及，这些年使用不明来源面膜的人越来越多，直接导致这种"激素依赖性皮炎"的就诊患者与日俱增。有的患者并不表现为上述典型的皮肤"红、干、痒、热"等症状，而是出现一种长期使用含糖皮质激素面膜后的肤色晦暗现象。

屡屡出现这些"问题"面膜，在面膜的挑选和使用上应该注意些什么？

面膜的起源其实就是皮肤科的封包疗法。即把护肤品或者保湿霜涂在脸上，用塑料薄膜封包，促进营养物质的吸收。但同时也会增加皮肤易感性，导致患者皮肤变得更容易过敏。过度频繁使用激素对角质层和皮脂膜都是有伤害的，会损害皮肤屏障功能。面膜绝不是面部护肤的必需品。

如果想要选用面膜，简丹医师建议：

选择大品牌、安全性有保障的面膜，而不是那些宣称疗效如何明显的产品。不建议从非正规渠道购买任何护肤品，包括面膜。因为其安全性并没有办法得到保障。特别是那些宣称效果如何显著的网购面膜，大多数都是不安全的。

面膜一周使用一次为宜，一周最多不超过两次。尽量选择只有保湿功能的面膜。具有美白、去角质等功能的面膜应少用。成分越复杂其实越不可控。不管商家是否宣称"免洗"，都尽量在使用后冲洗掉残留的面膜成分，涂上护肤霜。

自制面膜一般来说没有什么效果，也无法保证成分的稳定性。但相较网购的面膜来说安全性比较高，造成"激素脸"的可能性比较小。

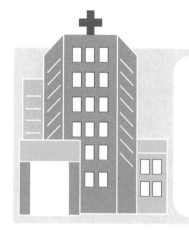

指导专家

简丹，中南大学湘雅医院皮肤科主任医师，教授。

主攻方向：面部皮炎（痤疮、酒渣鼻等），色素性疾病（雀斑、黄褐斑、太田痣、白癜风等）、血管性疾病（鲜红斑痣、血管瘤等）、各种疤痕及皮肤激光治疗，肉毒素祛皱，面部年轻化。

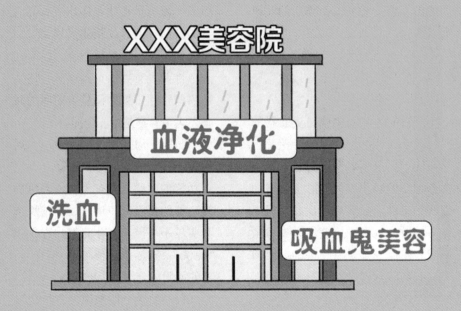

美容保健用"血液净化"？别坑了！

目前一些保健机构、美容院在推销"洗血""血液净化""吸血鬼美容"等项目。他们宣称将血液抽出来进行一次彻底排毒，或加入所谓维生素C、臭氧等物质，再回输到身体，可排除体内重金属及各种毒素，美容养颜，治疗各种慢性病，改善身体亚健康状态，延寿20年……

还真有不少爱美人士中招了，甚至小区里面的保健机构都在上门推销。专业医生表示：这是在拿生命当儿戏！大型美容、保健等机构是没有这类项目的运营资质的！

什么是血液透析？

血液透析是将患者的血液连续从体内引出，导入并流经血液透析器（又称人工肾），在这个过程中，血液和透析液之间经过透析膜，不断进行物质交换，然后通过透析器的静脉端输回患者体内，从而清除血液中多余的毒素、水分和电解质，维持血液酸碱平衡。

哪些患者需要血液透析？

患者是否需要血液透析治疗应由有资质的肾脏专科医师判断：

（1）慢性肾功能衰竭。

（2）急性肾功能衰竭。

（3）急性药物或毒物中毒。

（4）严重水、电解质和酸碱平衡紊乱等。

乱"净化"，有什么后果？

血液净化是一种体外循环，风险极高，操作不当易引发严重后果！

首先，血液引出体外，若操作不正规，未合理抗凝，血液可能凝固，一是可能造成血液的浪费，二是未取得资质的机构若强行将这些血液回输，可能造成血栓进入人体，引起肺栓塞、脑栓塞等严重后果。

其次，若操作不当，在血液净化过程中，空气很有可能进入血管，造成空气栓塞，引起呼吸困难，意识丧失，休克甚至死亡！

最后，体外循环的各个环节（管路的安装、穿刺处皮肤的消毒、引流血液、治疗过程中的给药、回输血液、机器的内外部消毒等）需要严格进行无菌操作，不规范的操作和消毒不严格还可能导致血液性传染病的传播，如乙肝、丙肝、艾滋病、梅毒等。

血液净化流程如此复杂，你还敢信任那些用一个玻璃瓶"透析"的美容院吗？

另外，若净化过程中出现过敏、溶血、破膜等血液净化治疗紧急并发症，不正规的机构根本无法处理这些危急情况，患者的生命安全无法得到保障。

所以，各位爱美人士和觉得自己身体健康状况不佳的朋友们，千万不要随便相信"吸血鬼美容"。

指导专家

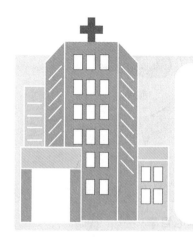

肖湘成，中南大学湘雅医院肾病内科主任医师。

主攻方向：慢性肾脏疾病、急性肾损伤及血液净化的基础和临床研究工作。擅长诊治各种原发和继发性肾脏疾病，急、慢性肾衰竭及血液净化。

你是否曾掉进过"淋巴排毒"陷阱？

不管是在街边的美容院，还是打开电脑、手机的推送文章，我们总能看到各种各样的美容广告，在众多的美容项目中，你是否听说过"淋巴按摩""淋巴排毒"呢，是否被列出来的种种好处吸引呢，你是否不小心掉进过"淋巴排毒"的陷阱呢？

什么是淋巴系统？

淋巴系统被认为是血液循环系统的辅助系统，是人体重要的防御系统，遍布全身各处，包括淋巴管、淋巴组织和淋巴器官。

淋巴结两侧与淋巴管相连，所以淋巴管内的淋巴液都会在淋巴结中被过滤。如果身体出现炎症或发生病变，淋巴结可以过滤淋巴液中的细菌、病毒、异物等，成为阻止病变扩散的防御屏障。所以当身体出现疾病时，相应区域的淋巴结会出现肿大，淋巴系统会产生淋巴细胞和抗体。

可以摸到肿大的淋巴结是怎么回事？

淋巴结分为浅表淋巴结和深部淋巴结。

位于体表的淋巴结称为浅表淋巴结。正常淋巴结表面光滑，按压无痛感，与周边组织边界清晰，一般不易摸到。

当身体出现一些异常或者疾病

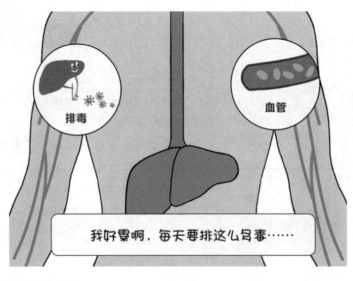

时，对应区域淋巴结会出现肿大，位于浅表的肿大淋巴结可以被触摸到。比如颌下淋巴结肿大常由牙龈炎、咽喉炎等引起。

淋巴与排毒有关系吗？

淋巴作为人体的防御系统之一，可以阻止细菌、病毒及异物的入侵。

而我们所说"毒素"通常是指"化学毒素"。

化学毒素进入人体后是通过血液循环到达器官或组织的。人体在其进入后会做出反应，将这些毒素排出体外。负责解毒的主要器官是肝脏，肝脏通过代谢酶处理毒素，经血液循环到达肾脏排出体外。所以，人体排毒主要是通过肝脏，与淋巴几乎没有关系。

按摩淋巴结有用吗？

"淋巴排毒"是个伪概念，是商家销售的一个噱头。

因为除了浅表淋巴结外，淋巴管和深部淋巴结是触摸不到的。即使淋巴循环真的堵塞了，往往是由于炎症、寄生虫等疾病，按摩也没用。

淋巴系统在免疫反应过程中出现炎症是很正常的现象，炎症能随着身体的抵抗力增强自行消失，通过简单的导引和所谓的按摩手法，是不可能彻底排除机体毒素的。

随便对淋巴进行按摩，还有可能会对身体造成伤害。因为淋巴位于皮肉筋骨之间，有一些用手就能摸得到。如果使劲按摩淋巴，容易伤害到毛细淋巴网，反而导致淋巴结肿大，引起身体某些相关部位的疼痛。

出现淋巴结肿大怎么办？

建议进行身体检查，找到导致淋巴结肿大的原因。

可以做彩超检查浅表肿大淋巴结；做CT检查深部肿大淋巴结；必要时进行穿刺活检，明确肿大淋巴结的性质。

指导专家

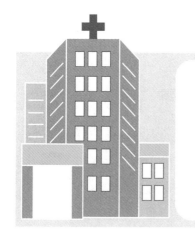

王保祥，中南大学湘雅医院健康管理中心主治医师。

主攻方向：心胸外科疾病的诊治、慢病管理和功能医学干预。

香薰不能随便用

中国人使用香熏有着几千年的历史。《本草纲目》记载，沉香有活血暖胃，降气温中，暖肾纳气，强化心脏、神经，滋阴补阳的功效。中医推崇的沉香香熏，能良好调节人体的内分泌，其香能通窍，刺激大脑皮层，使脑细胞活化，让人精神饱满、头脑清醒。中药里的菖蒲、青木香、白豆蔻、丁香、零陵香、没药、甘松香等，均是香药同源的好品种。

现在很多人也学着热播的宫廷剧，买一些不同品种的香熏。一是可以改变家里的气味，提升品位；二是在紧张的工作之余香味可以让人心情愉悦，静心养心。但是，所有人都适合用香熏吗？

（1）孕妇不宜用香熏精油。

《甄嬛传》应该是大家最熟悉的古装剧之一，剧中的华妃娘娘就是因为欢宜香不能生育，而甄嬛也是因为麝香而滑胎。香熏精油中大部分的成分是具有芳香气味的中药，具有一定的药性。如丁香、茴香、肉桂具有行气、活血的作用，薰衣草、白芷等具有活血化瘀的作用，配合按摩手法可以缓解月经带来的不适感，舒缓工作压力。但怀孕早

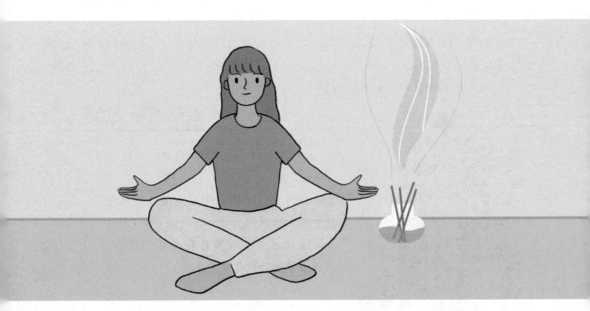

期（怀孕 3 个月内）的妇女，却极易因此而引起流产，药物经过胎盘进入胎体，也容易对代谢系统尚未发育完全的胎儿造成伤害。

怀孕中后期，胎儿发育稳定后，可将刺激性小的精油（如佛手柑）按 1：100 稀释后，做腿部的温和按摩，这有助于孕妇腿部的血液回流，改善水肿状况。

（2）不建议家长给 1 岁内的婴儿使用香薰精油。

1～6 岁的幼儿可以使用一些比较温和的精油，如薰衣草、甜橙、罗马洋甘菊、茶树、橘等精油，每次香薰的剂量在 2 滴左右即可。儿童使用香薰精油时需严格控制剂量，且一定要选择高品质的纯植物精油，香薰工具也要放在孩子碰不到的地方，以免发生意外。

（3）有原发呼吸道疾病的人群不宜用香薰精油。

燃点香薰除了会散发芬芳气味，燃烧产生的烟灰颗粒，直接触及眼睛会造成刺激。大部分的香薰都是从花（像玫瑰、茉莉等）中提取的，如有呼吸道疾病的人吸入或接触会引发过敏病症。

另外，如果在房间空气不流通的情况下燃烧香薰，会在室内积存二氧化碳等有害气体，尤其是使用化学原料制成的空气清新剂、固体芳香剂或熏香，容易造成身体缺氧、疲劳，过敏体质的人可能会出现皮肤瘙痒、哮喘、鼻炎等过敏反应，甚至可能导致呼吸道疾病患者发病。

指导专家

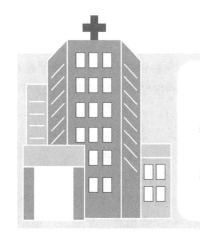

罗百灵，中南大学湘雅医院呼吸内科主任医师。

主攻方向：肺部感染、慢性阻塞性肺部疾病及哮喘等。

共享按摩椅，扫个码就来个"葛优躺"？

不知大家是否体验过商场、机场等场所的共享按摩椅？这几年，它们变得随处可见。手机扫个码，花费10元、20元不等，就能按摩半个小时。

逛街后去按一按，电影开场前去按一按，餐馆排队时去按一按，候机无聊去按一按，无论男女老少，都爱躺在上面按按摩，有些人甚至还能睡着。

但这种共享按摩椅是存在隐患的！不是所有人都适合躺上去！

共享按摩椅，存在以下潜在的危险：

（1）按摩椅无人看管，突发状况难自救。

2018年，杭州火车站发生了一起一名女子在使用按摩椅时被椅子夹住的事件。经了解，女子按摩结束后，虽然头部离开了按摩椅，但是披散的头发夹在了按摩椅的缝隙中，幸亏旁边的年轻男子第一时间帮她拔掉了电源。随后消防队员到场解救才得以脱险。还可能发生突发状况：突然停电，按摩椅夹住软组织不能及时松开，造成软组织损伤。

（2）公共场合消毒难，共享按摩不卫生。

共享按摩椅通常被投放在机场、高铁站、电影院、健身房、美容院、商场、超市、车站、会所等人流量集中的地方，逛街累了，或是旅途困乏，都可以躺上去放松一下。平均每台按摩椅每天有超过10人使用过，但按摩椅的卫生消毒并不会时时有工作人员跟进，这样容易造成交叉感染。夏天裸露肌肤时用共享按摩椅，更可能会感染皮肤病等。

哪些人不适合坐按摩椅呢？

共享按摩椅是为放松设置的，并未从医疗和治病的角度考量。卖场中按摩椅的模式选择有运动恢复、舒展活络、休息促眠、工作减压等，对大部分人来说，放松身心躺好，等候十几秒，按摩椅启动，即能享受愉悦的按摩。放松颈椎、腰、背的按摩都是没有问题的。但特殊人群，如患高血压、心脏病，处于骨折未稳定期，出现发热、静脉血栓以及皮肤有破损和感染的病人不适合用按摩椅按摩。

按摩椅的机械按摩与人工按摩不同，按摩椅虽有几个触点，但不能选穴、点穴和进行类似人工推拿的动作，因此，按摩椅只能消除疲劳、减轻不适，起到放松作用，不会有治疗作用。而且它的力道不易控制，力道小时，作用不大，力道大时则会使肌肉疼痛。

生活中，所有的疼痛都是有原因的，建议有疼痛情况者到医院及时检查确诊，排除器质性问题。依赖按摩椅来解决疼痛及其他医疗问题，是不可取的。

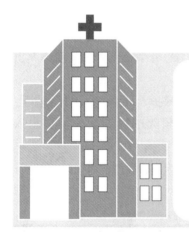

指导专家

周莉，中南大学湘雅医院康复科副主任医师，副教授。

主攻方向：运用物理因子（俗称理疗）治疗颈腰椎病、慢性疼痛、神经损伤等。

想去就去？不行！以后来湘雅看望和陪护病人可要注意了

为维护医院正常的诊疗秩序，给住院患者创造舒适、安静、安全的诊疗与休养环境，中南大学湘雅医院正在努力做好病房陪护探视的管理工作。

（1）为什么医院要管理陪护、探视人员？

不定时和频繁的探视，将严重干扰患者休息，不利于其身体康复。

住院患者抵抗力低下，探视、陪护人员过多容易增加患者感染的风险，加重病情。

医护人员查房、诊疗与护理集中实施阶段，需保持病房安静，保障各项诊疗工作有序进行，以更好地保障患者安全。

（2）医院如何管理陪护和探视人员？

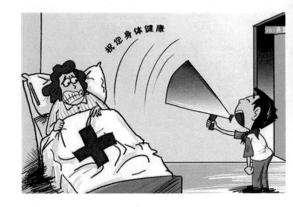

医院病区设有门禁，楼层管理员对病区出入人员进行有效管理：

①患者凭病服和 / 或手腕牌出入病区；

②陪护人员凭陪护证出入病区；

③预约床位者凭住院证出入病区；

④诊患者凭门诊病历出入病区；

⑤预约医生诊疗者由楼层管理

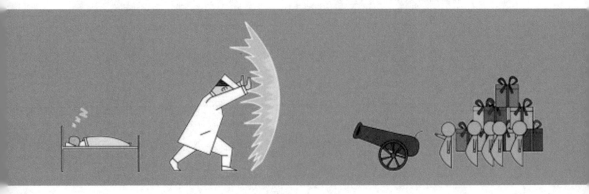

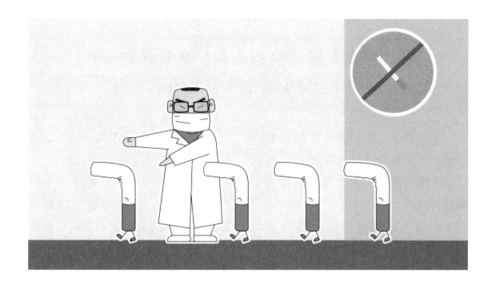

员核实后，分批安排、有序进入病房。

每名患者最多只留 1 名陪护人员，病区根据医嘱发放陪护证，出院时请将陪护证交回，不能转借他人。

探视人员在以下规定时间内有序探视，每名患者每次限 2 人探视，每次探视时间 15 ～ 30min 为宜。探视时间以外的时间段为医师查房、患者集中治疗及休息时间，谢绝探视。

可探视时间：周一至周五的 16:30—20:30；周六、周日及法定节假日的 14:30—20:30。

（3）陪护、探视人员有哪些注意事项？

进入病区请轻声细语，自觉保持病房内安静、整洁，探视、陪护人员请不要坐、卧于病床上。不到其他病房走访，学龄前儿童及患有传染性疾病（如感冒）者不宜进入病房，以避免给其他患者造成不便或交叉感染。

不擅自翻阅病历和其他医疗记录，未经医护人员允许，不能拍摄医疗工作行为，不得私自将患者带出院外。中南大学湘雅医院为无烟医院，医疗区内严禁吸烟。

预约半个月终于见到专家，竟然挂错号？
一分钟教你挂上号，挂对号！

号挂错了，不仅白跑一趟影响心情，更是耽误了病情和治疗。为了让大家少走弯路，本文就来聊一聊挂号。

中南大学湘雅医院挂错号排行榜：

第一名　口腔科

亚专科：口腔内科、口腔颌面外科、口腔修复科、口腔黏膜病科、口腔正畸科、牙体牙髓病专科等。

挂错原因：不了解每个亚专科对应的疾病。看口腔，请花几分钟时间先了解一下，省去95%的初诊挂错号的麻烦。

①症状：口臭，刷牙出血，有牙石、牙龈红肿疼痛，要求洗牙等。

预约科室：口腔内科。

②症状：前牙外伤缺损，牙齿咬物崩裂；龋齿，牙齿酸痛，牙齿敏感；牙痛，牙龈根尖区长脓包；牙齿变色等。

预约科室：牙体牙髓科／口腔内科。

③症状：拔尽头牙／智齿，尽头牙／智齿发炎，尽头牙／智齿长歪。

预约科室：口腔颌面外科。

④症状：牙齿不齐、龅牙、地包天，多长了牙齿，缺了牙齿。

预约科室：口腔正畸科。

⑤症状：口腔溃疡，口腔黏膜变色／疼痛／条纹；长期咀嚼槟榔后进食热辣食物口腔黏膜刺激疼痛。

预约科室：口腔黏膜病科。

⑥症状：牙体缺损、牙齿畸形、牙齿缺失、四环素牙变色美白、牙贴面、前牙美容、颌面部缺损、牙周疾病后修复等。

预约科室：口腔修复科。

⑦症状：牙痛、龋病、牙齿冷热敏感、牙外伤、牙齿变色美白、牙齿过度磨耗、牙齿发育畸形、尖锐的牙尖等。

预约科室：牙体牙髓病专科。

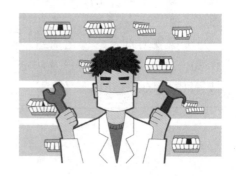

第二名　疼痛科

主攻方向：

（1）神经疼，如三叉神经疼、带状疱疹疼；

（2）癌性疼痛，如癌症晚期、癌症术后；

（3）颈肩腰腿疼，如运动后损伤，无手术指征的椎间盘突出等。

挂错原因：一些风湿痛、头痛、腹部内脏痛的病人选择了挂疼痛科。

第三名　心脏大血管科

主攻方向：心脏瓣膜疾病的外科治疗，先心病的外科治疗，冠心病搭桥手术，主动脉瘤等。

挂错原因：

（1）脑部血管应属神经外科诊治；

（2）心脏的血管应属心脏外科或心内科诊治；

（3）其他血管，如胸主动脉、腹主动脉、髂动脉、四肢动脉及静脉疾病均可以到普通外科的血管外科诊治。

高血压、冠心病、心肌梗塞这些心脏血管疾病应属心内科管辖，心内科医生根据病人的病情给予药物治疗和介入治疗，有时还要转到心脏外科手术治疗。

脑溢血、脑梗塞、脑血管畸形等神经系统血管疾病则需要到神经外科或神经内科治疗。

血管方面的问题如血管狭窄、闭塞、扩张、破裂、栓塞、功能不全等均应去血管外科门诊。常见的疾病有主动脉夹层、腹主动脉瘤、主髂动脉闭塞症、下肢动脉狭窄闭塞、下肢动脉急性栓塞、肾动脉狭窄、颈部大血管狭窄或闭塞、静脉曲张、深静脉血栓等。

第四名　胸外科

主攻方向：肺、食管、纵隔等疾病的外科治疗，肺癌、胸腺瘤、肺移植等。

挂错原因：有些心前区痛、胸闷等不适的患者，首诊应选择心内科。

第五名　神经外科

主攻方向：颅内占位性病变、脑血管畸形的外科治疗，脑外伤、难治性三叉神经疼、癫痫等疾病的外科治疗，先天性脊髓疾病的微创治疗。

挂错原因：非颅内的头部疾病，如头皮囊肿、头部皮下脂肪瘤等，这些疾病，根据病变大小最好首选普通外科或皮肤科。

挂错号？该怎么退？

退号规定：中南大学湘雅医院所有预约号不予取消。如确因病情好转、病情恶化、已住院或不可抗拒的自然因素等特殊情况需取消预约挂号时，可由病友本人于预约就诊日前的工作时间内持本人身份证原件，前往门诊一楼预约挂号咨询台办理相关手续；如由他人代办，需由代办人出示病友身份证原件、代办人身份证及预约成功短信截图进行办理。

（1）当日号当日退。

手机、自助机、窗口挂的当日号，未到就诊时间需退号的，需要亲自去医院门诊 1 楼综合服务中心 9 号、10 号窗口进行审核，通过后方能退号。退号分别在 11:45、17:15 之前完成。

（2）预约号提前退。

所有预约挂号，于就诊日前一天 / 多天，按照"退号规定"办理退号手续。

（3）过期号不可退。

挂号后，本人未提前办理退号，又未在约定就诊时间内就诊的，将不予退号、退款。

温馨提示：

单纯买药 / 开检查单请到社区卫生服务中心。

我们发现绝大多数退号原因是病友随意选择科室，要求医生开药或开检查单等！

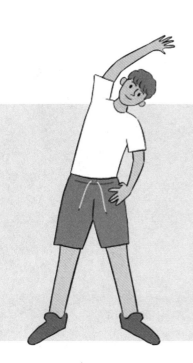

运动篇

跑步、爬山伤膝盖？

不少人在运动时出现以下情况：

徒步、爬山腿不疼，但膝盖酸；跑步膝盖不舒服，上楼梯更难受；想坚持跑步，但膝盖突然异常疼痛，无法伸直。

大部分热爱健身的人认为，跑起来膝盖会疼，跟个人体质、地面硬度，以及运动设备有关，当然更重要的一点是没有控制好运动量。

跑步、爬山非常伤膝盖吗？中南大学湘雅医院骨科肖文峰副教授进行了解答。

有一种病叫"运动病"，医师在门诊经常碰到一些患者说关节疼，问诊后发现他们最近主要的活动是爬山或者长跑。

一般人的运动量是有限制的，平常没有锻炼，突然运动量加大，肯定对关节损伤比较大。

25岁的沈阳女孩小杜，通过"暴走"减肥，每次都到身体极限才停步，在瘦身成功后依旧坚持暴走，今年上半年，她的膝盖开始胀痛，冰敷、针灸都没有用，最后疼得连路都走不了，到医院一检查，右膝盖外侧半月板有三处撕裂。

半月板相当于骨头中间的垫子，起到缓冲的作用。如果运动量大了，或者姿势不对了，就容易出现半月板撕裂。

膝关节由股胫关节和股髌关节构成。股胫关节：由股骨和胫骨相应的内、外侧髁关节面构成。股髌关节：由股骨的髌面和髌骨关节面构成，为滑车关节。

膝关节的辅助结构：

①半月板 —— 股骨与胫骨间的缓冲垫。半月板由2个纤维软骨板构成，垫在胫骨内、外侧髁关节面上。作用是缓冲震动、润滑关节、保护膝关节。

②韧带 —— 膝关节能屈能伸是因为连接膝关节两端的韧带和关节囊有韧性，能在一定范围内伸缩。韧带分前、后交叉韧带及内、外侧副韧带，共4根，是稳定膝关节的主要结构。韧带就像房子的4个柱子，是膝关节的支柱。

③关节囊 —— 分泌关节液，稳定膝关节。关节囊由外面的纤维层和内面的滑膜层组成。

④滑膜 —— 分泌滑液，营养软骨滑膜是薄层组织，全部覆盖在关节内表面，是包容股骨与胫骨、韧带与半月板的囊腔。

⑤关节腔 —— 使关节变稳定。

关节腔是关节囊与关节面围成的一个组织空间，在正常情况下含有少量很黏稠的液体（即滑膜液），使关节保持湿润和润滑。

⑥滑液——膝关节的润滑液滑液就是关节液，在正常膝关节腔内有 2～3mL，是由滑膜分泌的一种具有高度黏稠性的液体。

骨头表面还有一层透明的组织——软骨，它比人工冰面光滑3000 倍，能使我们运动的时候关节活动便捷、顺滑。

韧带就相当于调速装置，一头连接膝关节，另一头连接肌肉，肌肉发力形成膝关节运动。

运动中哪些因素会导致关节损伤？

（1）前交叉韧带损伤。这种损伤多发生在对膝关节要求比较高、反复进行扭转动作的运动项目中，如篮球、足球。

（2）内侧副韧带损伤。损伤多由篮球、足球、橄榄球等身体性接触运动项目和碰撞损伤导致。

（3）半月板损伤。膝关节在屈伸状态下如发生强力旋转容易造成半月板的撕裂损伤。常见于足球、篮球、橄榄球、滑雪和其他涉及减速和变向的运动。

（4）关节软骨损伤。属于一种慢性损伤，经常在运动、负重、蹲起后出现。

跑步时需要注意姿势和对力量的使用方式，这样才能避免对膝盖造成伤害。

身体直立，大腿夹紧，膝盖稍微弯曲，关节放松有弹性，通过肌肉的发力，带起一个轻盈的跑步姿态。

如果实在不会，先原地做小踢腿的动作，让踝关节弹起来，落下来的时候，着力点在前脚掌。建议跑步前做一个 5min 的准备热身活动。

半蹲练习，重心全部压在膝关节上，坚持长期练习就会强化膝关节，积累肌肉力量。

非常不建议把爬楼梯或者爬山当作日常锻炼的方法。进行以上锻炼时，膝关节受到的压力，是平时走平路的 3～4 倍。

举个例子，人体每超重 1kg，膝盖部位就得承受 6 倍的重量。例如，你超重 5kg，你的膝盖就得多负担 30kg。这对于膝关节的某些部位，会造成严重损伤。而膝关节的损伤大多数是不可逆的。

膝关节在屈膝状态下最容易损伤，比如爬山会磨损软骨。如果屈膝再加上转体，像篮球里的斜切、羽毛球里的滑步救球等动作，就更容易伤膝盖。

多数膝关节的疼痛，都随着年龄的增长加剧，我们把这类问题统称为退行性问题。

有的人五六十岁膝关节才开始

疼，但有的人可能二三十岁就疼了，比如说专业运动员这个群体，他们可能年纪还很小，但是膝关节因为磨损得太厉害，过早地出现膝关节的问题。

运动讲究量力而行，循序渐进，违反这些原则，无论是跑步还是爬山，都会伤害膝关节。

人体在 40～50 岁期间，会出现关节的退行性改变，建议中老年人用游泳、打太极、玩气排球等平和的运动代替长跑、爬楼、爬山。

年轻人也要注意用正确的姿势跑步，循序渐进地、科学地锻炼身体。

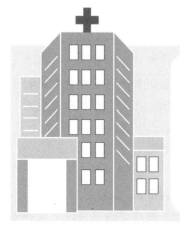

指导专家

肖文峰，中南大学湘雅医院骨科副主任医师，副教授。

主攻方向：髋关节及膝关节骨性关节炎、股骨头缺血坏死、强直性脊柱炎关节强直、成人髋关节发育不良（先天性髋关节脱位）、类风湿性关节炎、创伤性关节炎、关节感染后遗骨关节病、骨肿瘤等疾病的各类人工关节置换手术方面。

高度近视不能剧烈运动?

在日常生活中有很多高度近视的患者,不少人认为"不过就是戴眼镜""不过是眼镜片比别人厚些",但事实仅仅如此吗?

高度近视的定义是什么?

眼睛是人类重要的光学器官,人类获得的信息中有 80% 是通过视觉系统得到的。大脑获得视觉信息首先由眼球的屈光系统处理,该系统功能正常才能将外界光线清晰聚焦在视网膜上。当发生近视时,远处物体发出的光线经过眼球的光学系统折射后不能准确聚集在视网膜上,而是聚焦在视网膜前,因而出现视物不清。

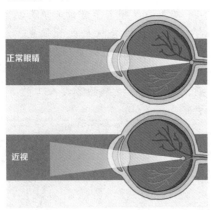

近视有两种分类,按照近视性质可分为屈光性近视和轴性近视,按近视程度可分为轻度近视(小于 –3.00D)、中度近视(–3.25 ～ –6.00D)、高度近视(大于 –6.00D)。

一般来说,小于 –6.00D 的非轴性近视,若用眼注意,18 岁后度数可基本稳定,但若患有轴性近视,随着年龄的增长,度数可能加深。

除了视力受限,高度近视对健康还有哪些影响?

高度近视除了视力受限,还会发生一些并发症,如玻璃体混浊、周边视网膜变性、视网膜裂孔、视网膜脱离、黄斑出血、脉络膜新生血管等,严重的话可致盲。

高度近视患者视网膜脱离的风险较轻度近视患者及正常人群明显更高,因此高度近视者日常生活中需要注意以下几点:

(1)不宜进行太剧烈的运动,如跳水、打篮球、踢足球等;尽量避免搬运重物。

(2)选择交通工具时尽量避免会激烈震荡及颠簸的,注意避免头部、眼部受外伤。

此外,定期的眼科门诊随诊(至少每年 1 次)也是非常重要的,能及时地发现和处理各种可能的并发症,最大限度地减少并发症的危害。

如何预防高度近视？

由于近视的发病机制至今尚未完全明确，因此也未能找到阻止高度近视进一步发展的确切方法。

目前认为近视主要受遗传和环境等多因素影响，据此我们应尽量减少环境中高危因素的接触，来减缓高度近视的发展。

医师建议：

（1）注意用眼卫生，看书、写字时注意眼与书本的距离、照明、姿势、时间长短的控制，每40～50min应适当休息10～15min；

（2）减少使用电子产品的时间；

（3）增加户外活动时间，保证每日3.5h的户外运动时间能有效降低近视的发病率；

（4）饮食营养均衡，不挑食。

高度近视者还需要保护视力吗？

高度近视患者应及时佩戴合适的眼镜能矫正视力，但眼镜并不能控制近视的发展。虽然遗传因素无法改变，若不注意用眼和保护眼睛，则会加速近视的发展，眼轴不断延长，进而带来一系列严重后果。

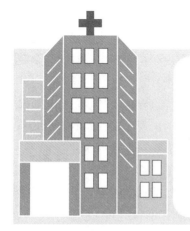

指导专家

吴小影，中南大学湘雅医院眼科主任医师，教授。

主攻方向：屈光、斜弱视。

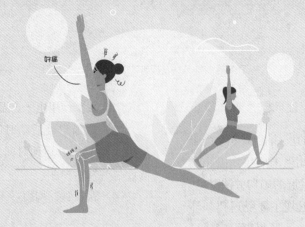

瑜伽真的适合所有人练习吗？

不少瑜伽馆招生火热，宣传语写得很厉害，如"来自印度本土真正的佛系瑜伽"。更有甚者，号称能治疗许多种疾病，如贫血、高血压、低血压、关节炎、失眠、头疼、心脏病、肾病、忧虑、肥胖、哮喘、风湿、糖尿病、胃炎、肩关节炎、支气管炎、静脉曲张、月经不调、神经衰弱、坐骨神经痛。覆盖内科、外科、妇产科疾病，堪称"包治百病"。

然而，瑜伽真有这么神奇吗？

事实上，瑜伽并不能"包治百病"。

运动医学专家指出：瑜伽与其他运动一样，不正确的练习是会给身体带来一定伤害的，需在专业人士指导下练习。

印度著名外科医生 Ashok Rajgopal 为瑜伽热喊停。"若练习有度，练习者在（专业人士的）指导及帮助下做动作，瑜伽是一个很好的运动。"Rajgopal 医生说，"但全民都练习这些动作将会出问题。"

他认为，那些过于极端的动作，如膝盖极度弯曲等，对身体十分有害，会造成软骨损伤和关节疾病。他称已为印度多位瑜伽大师进行过膝盖骨移植手术。

关于练习瑜伽不当造成损伤的调查研究也越来越多。

广州医学院第一附属医院康复科统计，2007 年由瑜伽运动损伤而造成的腰椎间盘突出、脊椎关节错位等的病人不断增加，数量比往年增加了 20% 左右。

美国一项调查显示，每 1000 个瑜伽动作演示中，只有 2 个动作有可能造成损伤。瑜伽被认为是最安全、风险最低、锻炼效果最全面的健身项目。这说明我国的瑜伽运动练习中，存在很多练习误区，缺乏科学有效的健身指导。

随着门诊越来越多瑜伽运动损伤病例的出现，瑜伽这种看似没有入门门槛的运动渐渐引起运动医学专家们的关注。医院收治了许多因练习瑜伽受伤的患者，其中大部分是肌腱、韧带受伤。

瑜伽可能会增加过度伸展、肌肉损伤和软骨破裂的风险。而且韧带一旦过度拉伸便很难恢复原有形状，会增加扭伤、拉伤和脱臼风险。

成年人的韧带和骨骼结构都已经发育成熟，练习一些提升肢体柔软度的动作，关节（特别是脊柱关节）如果过度活动，超过了韧带和骨骼的正常运动范围，往往就会造成损伤。

瑜伽中有很多超出正常关节活动范围的反关节动作，不适合大众练习。

另外，以下人群不宜做瑜伽：

（1）骨质疏松患者；

（2）神经系统疾病患者；

（3）脊柱有疼痛、不适问题的患者；

（4）关节组织有问题的患者；

（5）上了几节瑜伽课后，仍觉得关节及肌腱酸痛者。

运动医学专家表示：根据自身的柔韧性，在正确的指导下练习，瑜伽是可以给身心带来益处的。所以，瑜伽爱好者要量力而为。

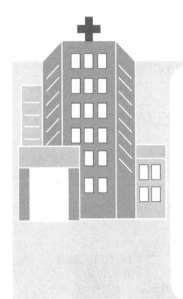

指导专家

吕红斌，中南大学湘雅医院运动医学科主任医师，教授。

主攻方向：运动系统损伤与康复的临床与基础研究。

孙德毅，中南大学湘雅医院运动医学科医师。

主攻方向：膝、肩、髋、肌肉、肌腱的急、慢性运动损伤的诊断与治疗；膝关节镜、肩关节镜、髋关节镜微创手术治疗。

据说"上吊式"锻炼能治疗颈椎病?

"生命在于运动",这句话被许多大爷、大妈们发挥到了极致。在小区里经常可以见到他们"硬核"的锻炼方式。

"上吊式"锻炼,据说是治疗颈椎病的"秘方"。通过对颈部的牵拉带动全身运动,这样的方法到底对吗?医学专业人士表示:此方法不可取!这样的动作中,颈部承受的拉力超过了整个人体的体重,很可能造成颈椎关节脱位和颈部肌肉拉伤,严重者可导致高位截瘫。

理想的姿势和正确的运动可以帮助我们预防和治疗颈椎酸痛,保持脊柱健康。

(1)保持理想的姿势。

首先,睡觉时脖子下面可放高度合适的毛巾卷支撑颈部。

其次,日常坐和站也要注意腰背部挺直,保持颈部中立位。

注意:理想的姿势并没有统一的标准,重要的是同一姿势不宜保持太久,建议经常变换姿势以免肌肉过度疲劳。

(2)自我牵伸和力量练习。

胸小肌牵伸。上臂上举与身体

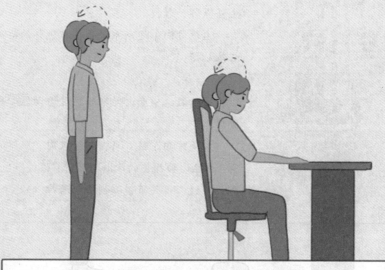

颈部回缩。站立或坐位,下巴往后缩保持脊柱挺直3~5 s
10次每组,做2~3组。

呈 120°，牵拉侧腿在后，弓步站立，躯干直立，胸前感觉到牵拉，保持该动作 10s，做 3～5 次。

肩胛骨靠拢。呈坐位，双肘关节弯曲至 90°，肩关节向外旋转，手臂打开时两肩胛骨尽量靠近，保持动作 3～5s，每组 10 次，做 2～3 组。

颈部回缩。站立或坐位，下巴往后缩保持脊柱挺直，坚持 3～5s，每组 10 次，做 2～3 组。

（3）关节活动练习。

①颈椎胸椎后伸；

②颈椎左、右旋转。

注意：关节活动度练习每组 10～20 次，做 2～3 组。

（4）保持积极、健康的生活方式。

建议每周进行 3～4 次有氧运动，每次 30～60min，如跑步、骑自行车、游泳等。

若颈部症状较严重，自我锻炼不能缓解，可到康复科就诊。

康复科针对颈椎病主要的治疗手段如下：

（1）徒手治疗。

可松解僵硬的颈椎关节，调整关节错位，缓解疼痛。

（2）运动疗法。

可调整软组织张力，改善肌肉功能失衡，增加关节活动范围，达到改善异常姿势，促进颈椎功能正常化的作用。

（3）理疗。

实施物理因子治疗包括中频电治疗、超短波治疗、磁疗以及蜡疗等，通过不同的物理原理，达到放松肌肉、促进局部血液循环、消炎镇痛的作用。

（4）针灸治疗。

针灸治疗主要作用是祛风散寒，通络止痛。

指导专家

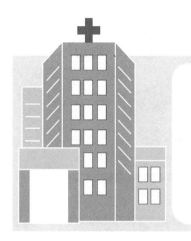

曹永武，中南大学湘雅医院康复科物理治疗师。

主攻方向：肌肉骨骼和神经系统病症的物理治疗。

运动医学专家告诉您：运动时选择一条合适的内裤有多重要

1. 提倡男士穿四角内裤

相对于超人标志性的红色三角内裤，无敌浩克的紫色四角内裤更显神奇。毕竟谁不想要这么一条不卷边、不夹塞、无视变身大小，可塑性极强的内裤呢？能与之相媲美的，怕只有葫芦兄弟的四角裤了。

现实生活中，在专业的游泳等运动比赛场上，我们常常可以观察到，运动员有穿三角内裤的，也有穿四角内裤的，两者穿着体验有区别：三角内裤相对贴身一些，四角内裤因其宽松、舒适赢得了更多人的青睐。

大部分的运动会导致大腿内侧及大腿根部的相互摩擦。此时，内裤应当贴身并且弹性好，这样不容易发生位移和牵扯。

但同样应注意到的是，运动会

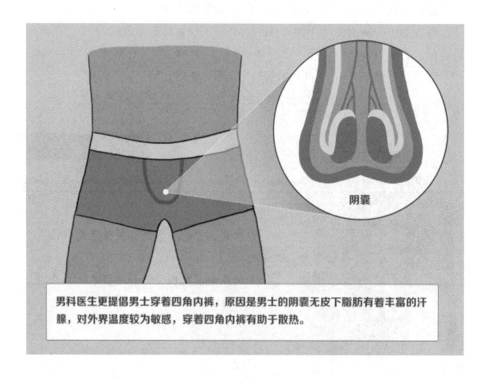

男科医生更提倡男士穿着四角内裤，原因是男士的阴囊无皮下脂肪有着丰富的汗腺，对外界温度较为敏感，穿着四角内裤有助于散热。

出汗，继而人体感到潮湿闷热，男科医生更提倡男士穿着四角内裤，原因是男士的阴囊无皮下脂肪却有丰富的汗腺，对外界温度较为敏感，穿着四角内裤有助于散热。同时，阴囊的温度对睾丸生精也有影响，阴囊内温度比机体内低 2℃左右，是生精最适宜温度。如果内裤过于贴身，导致温度过高，会影响睾酮的分泌和生精过程。

2.女性运动时可选择运动专用内裤

女性运动时可以选择运动专用内裤，透气、排汗、速干，可以让私处保持清爽。其次，运动专用内裤弹性、压缩性良好，紧贴皮肤能避免摩擦损伤。运动专用内裤大面积包裹臀部，还具有一定的支撑性，特别是在做一些美臀训练的时候，可以帮助塑造臀型。

棉质的内裤就不适合运动，相比莫代尔面料，棉质内裤排湿不好，出汗后穿起来很不舒服，甚至会引发湿疹、瘙痒。

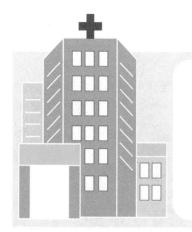

指导专家

吕红斌，中南大学湘雅医院运动医学科主任医师，教授。

主攻方向：运动系统损伤与康复的临床和基础研究。

饮食篇

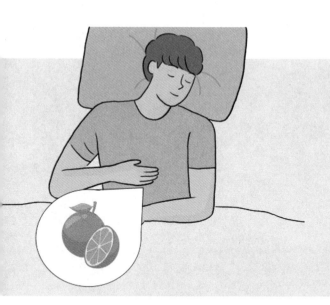

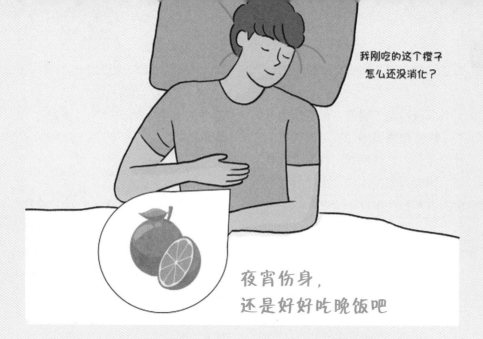

我刚吃的这个橙子怎么还没消化？

夜宵伤身，
还是好好吃晚饭吧

俗话说"早上吃好，中午吃饱，晚上吃少"，晚饭吃得太饱对身体不好，胃得不到休息，会直接影响健康。晚餐过饱都会影响身体，吃夜宵就更伤身体了，可能导致多种疾病。

（1）直接伤胃。

胃得不到休息，会造成胃胀、消化不良，长期下去容易产生胃痛等症状。

（2）容易形成结石。

人体的排钙高峰期在进餐后的4～5h，若吃夜宵，排钙高峰期会延后，此时人已上床入睡，尿液会滞留在输尿管、膀胱、尿道中，不能及时排出体外，使尿液中的钙不断增加，容易沉积下来形成晶体，久而久之就会逐渐形成泌尿系统结石。

（3）容易产生"三高"。

若夜宵吃太多，或是频繁进食，人体的血液在夜间经常维持高脂肪含量，将导致肝脏合成的血胆固醇明显增多，刺激肝脏制造更多的低密度脂蛋白，容易导致"三高"。

（4）诱发失眠。

胃、肠、肝、胆及胰等器官在餐后紧张工作会传送信息给大脑，引起大脑活跃，诱发失眠，人的免疫系统功能会下降。

（5）易得脂肪肝。

在吃夜宵时摄入蛋白质过多，人体无法全部吸收，多余的蛋白质就会滞留于肠道中，会变质，产生氨、吲哚、硫化氢等毒素，若再加上饮酒，则更容易与"酒精性脂肪肝"结缘。

（6）诱发急性胰腺炎。

消化食物过程中，人体将分泌胰液。胰液通过胰管这个"下水道"排至小肠起到消化作用。而胰管较细小，如果吃夜宵过量或过于油腻，再加上饮酒，刺激胰液过量分泌，大量胰液排除不通畅，胰管压力升高，胰液向外溢出，就可能诱发急性胰腺炎，这种疾病很容易夺人性命。因夜宵吃得太多，半夜急性胰腺炎发作，在睡梦中去世的病例时而可见。

夜宵到底怎么吃?

建议不吃或少吃夜宵，有些老年朋友消化功能减退，消化酶分泌减少，采用"少吃多餐"的方法调理，到了晚上饿了，当然要补充营养，可以适当地吃夜宵。准备期末考试忙于复习的莘莘学子，一直学习到很晚，也应该补充点食物，适当吃点夜宵。这些夜宵应该口味清淡，尽可能吃一些易消化、比较有营养的食物，比如牛奶、蜜糖水、汤水之类。

晚饭应该怎么吃?

晚餐不能吃太饱，七分饱最为适宜。一般来说，如果吃饭时间相对规律、固定，一顿吃到七分饱，到吃下一餐前是不会感到饥饿的。也就是说，如果提前饿了，就意味着还没吃到七分饱，可以适当再增加一点饭量。当然，进餐时也需要专心，如果边吃边聊或者边吃边看电视，就很难有饱腹感，从而不知不觉地饮食过量；同时，进餐时也需要注意细嚼慢咽，只有细嚼慢咽，才容易感受到饥饿感的消退。

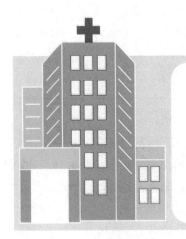

指导专家

殷亚妮，中南大学湘雅医院消化内科副主任医师，副教授。

主攻方向：消化系统疾病的诊断与治疗。尤其在小肠疾病的诊治等方面有较深入的研究。

火锅汤能喝吗？

天气越来越冷，热气腾腾的火锅自然是必不可少！吃火锅时，也有不少注意事项，稍不注意身体可就要遭罪。

如果会升血脂、痛风、致癌，你还敢喝火锅汤吗？

火锅汤无论是白汤还是辣汤，都是以高汤为底料熬制的。高汤中小颗粒的油脂含量高，所以才呈现出乳白色。一碗火锅汤喝下去等于喝了小半碗的油，不仅会给消化系统造成负担，而且会让人发胖，血脂升高。

另外，火锅汤中嘌呤含量非常高，嘌呤可能引起尿酸高，导致痛风、关节痛。

火锅煮的时间越久，汤中的亚硝酸盐、亚硝胺类致癌物含量越高，长期食用会导致慢性中毒而诱发消化系统癌变。

再者，由于水分不断蒸发，汤中的钠、钾、磷离子含量非常高，会导致人体血管病变，心脏和肾脏功能失调。

吃火锅需要注意哪些？

不能趁热吃，太热的食物会烫

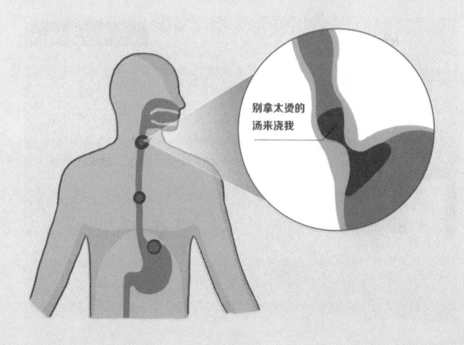

别拿太烫的汤来浇我

伤食道，容易患口腔溃疡和食道癌，一定要等温度降下来再吃。

吃火锅的时候要使用公筷，避免交叉感染。

火锅中的肉类、菜类要充分烫熟再吃，避免微生物和寄生虫的感染。

患有胃病和消化系统疾病的人群，不要吃过辣的火锅。

吃辣锅的时候不要喝高度数白酒，白酒会损伤胃黏液层，再加上辣椒和热食的刺激，很容易引起胃出血。可以适量饮用啤酒。

在吃火锅时或吃完之后，不要立即食用冷饮和甜点，容易造成胃痉挛。

最好是吃少油的清汤锅，自己制作以保证新鲜健康。

涮火锅的顺序应该是先吃点主食和蔬菜保护胃，再吃肉类，避免食用过多的肉类和海鲜。蔬菜和主食不会吸收太多的高嘌呤、高油脂的火锅汤。

不要喝火锅汤，不要使用剩下的汤继续煮菜。

吃完一顿火锅后，下一餐一定要清淡一点，多吃粗粮、豆类、蔬菜，补充膳食纤维和维生素，有利于预防消化系统癌症。

指导专家

戴民慧，中南大学湘雅医院营养科临床营养师。

主攻方向：减重、增重、增肌等个性化营养治疗。

你最爱的奶茶会影响铁的吸收?

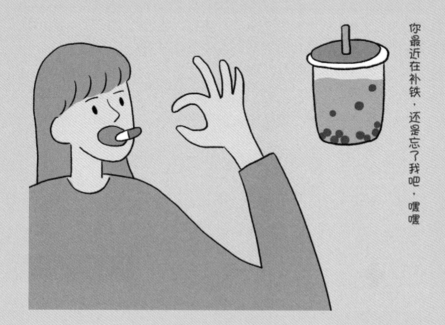

你最近在补铁，还是忘了我吧，嘤嘤

这几年奶茶店遍地开花，不管走到哪里，大家总不忘买杯奶茶。

但是，你最爱的奶茶会影响铁的吸收！特别是正在口服补铁剂的朋友，可能要暂时告别奶茶了。

口服补铁剂是如何吸收的?

口服补铁剂中的铁主要依靠人体十二指肠和空肠上段部位吸收，它必须是水溶性的。临床上常用的补铁剂包括多糖铁复合物、富马酸亚铁、葡萄糖酸亚铁等。

不论是有机铁还是无机铁，都必须在消化道内转变为无机亚铁盐后，才能被机体吸收。

哪些食物会影响铁剂的吸收?

铁剂吸收不稳定，易受一些因素的影响。

一是含磷较多的食物。铁剂极易与磷发生反应，产生磷酸亚铁，在体内沉淀无法被吸收。

含磷较多的食物包括禽肉、蛋、鱼肉、坚果、豆类等。

二是茶和牛奶。茶叶所含的鞣酸与补铁剂发生反应形成鞣酸铁盐沉淀，影响铁离子的吸收。含鞣酸多的食物还有柿子、山楂、石榴、桃子等，尽量在服药期间减少食用。

铁在肠道内同样可与牛奶中的钙盐和磷酸盐结合成不溶解的化合物而沉淀，从而影响铁的吸收，使治疗效果大为下降。

因此，正在补充铁剂的朋友要暂时告别奶茶了。

怎么增加铁剂的吸收？

可以多吃富含维生素 C 的蔬菜和水果，如樱桃、橙子、草莓、蒜苗、菜花、苋菜等，这样会使铁的吸收率提高 4 倍以上。

补充铁剂最好在两餐之间，既减少对胃的刺激，也可以促进铁剂的吸收。

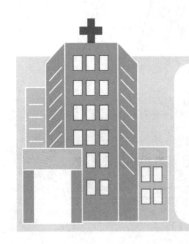

指导专家

马虹英，中南大学湘雅医院药学部副主任药师。

主攻方向：药物分析和临床药学。

让你大口吃肉的减肥法究竟靠不靠谱？

网络上流传的减肥法五花八门，如苹果减肥法、黑巧克力减肥法、冰淇淋减肥法。

近年兴起的生酮饮食减肥法，号称大口吃肉就能减肥。这一方法靠谱吗？还得问问专业的营养师。

生酮饮食减肥法靠谱吗？

靠谱的减重方法应该是效果明显、易坚持且不易反弹的。

相对于前些年大众认知的"少油清淡、不吃肉"的减重法，"生酮饮食"这种号称可以放开吃肉的饮食模式受到了大众关注。

生酮饮食（ketogenic-diet，KD）是由高脂肪（70% ～ 75%）、适量蛋白质（20% ～ 25%）和低碳水化合物（5% ～ 10%）构成的一种饮食方式。

它是通过减少碳水的摄入，减少胰岛素分泌，减少脂肪合成，促使已有脂肪被释放、燃烧，供能增加，达到减脂的效果。

生酮饮食最早被用于儿童难治

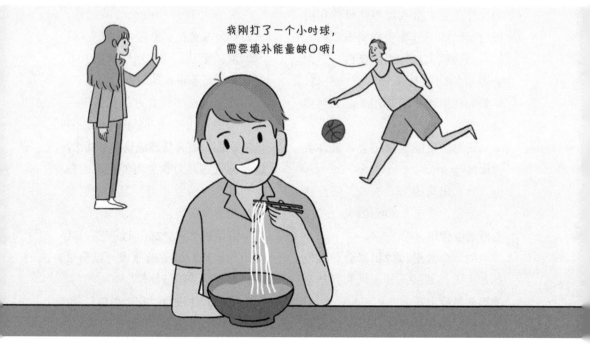

我刚打了一个小时球，需要填补能量缺口哦！

性癫痫的控制疗法，随着深入研究，这种饮食还被认为可以实现减重，改善心血管疾病、糖尿病、癌症等。

然而，近来的国外临床研究却发现，在减重效果上，低碳水饮食与低脂肪饮食近乎相同。

所以，纠结哪一种饮食方法更好的意义不大。减重不难，难在坚持，真正靠谱的饮食模式应当是健康、可持续的。

生酮饮食有哪些弊端？

首先，生酮饮食对碳水化合物的摄入量要求非常严格，控制在 $20 \sim 60g/d$，按照我国习惯饮食模式难以达到。

其次，蛋白质的摄入对生酮影响同样关键：摄入过多则机体利用蛋白质供能，破坏生酮状态；摄入过少则会损害机体组织蛋白。三大营养素的比例与个体体重、身高、年龄和代谢水平等都相关，必须精确计算。

同时，生酮饮食还会带来许多健康风险：

（1）出现疲劳、头晕、低血糖症、便秘、腹泻、睡眠障碍、脱发、心悸等副作用；

（2）血液酮体的积累会导致机体产生大量尿酸，使痛风和肾结石的患病风险上升；

（3）糖尿病患者和肾病患者酮症酸中毒风险增加；

（4）长期食用红肉等可能增加消化系统癌症的风险、破坏肠道菌群的平衡；

（5）动物性食物在烹调中常易加入过多食盐，导致钠摄入超标，高血压风险增加。

此外，有脂肪代谢障碍和与脂肪代谢相关疾病如胰腺炎、肝胆疾病的人群均不能采用生酮饮食。

所以，选择生酮饮食一定要先权衡利弊并了解自己的身体状况，不能盲从网络信息，应在专业医师或营养师的指导下进行。

单靠控制饮食来减肥究竟靠不靠谱？

网络上有一些很火的减肥法，比如苹果减肥法、黑巧克力减肥法、冰淇淋减肥法，这些极端的饮食方案其实都是不可取的。

首先，这些饮食方法虽然能让人在短期内快速减重，但是若恢复正常饮食，很容易造成反弹；其次，这种激进的减重饮食可能造成内分泌紊乱，导致女生月经异常或引发其他代谢疾病等。

俗话说"三分练，七分吃"，其实不无道理，减重的原理可以简单理解为制造"能量缺口"。

医师的建议是"吃动平衡"，每天摄入量达到基础代谢量的同时，加以运动辅助来增加能量消耗。坚持运动不仅能消耗脂肪，还能缓解压力、保持活力，对健康有更长远的益处。

正确减肥究竟该如何注意饮食？

正确的减重应该是坚持运动的同时，在合理范围内控制热量摄入，注意以下几点：

（1）戒精制糖类如甜点、饼干、含糖饮料等；

（2）多吃粗粮；

（3）摄入足量蔬菜；

（4）摄入适量蛋白质；

（5）优质脂肪合理搭配，保证营养均衡。

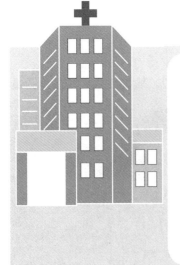

指导专家

段丹辉，中南大学湘雅医院营养科主管营养师。

主攻方向：各类疾病的营养宣教，肠内营养配置。

王曦，中南大学湘雅医院营养科临床营养师。

主攻方向：肥胖、糖尿病、痛风等疾病的营养管理。

手术后就要进补？恢复胃肠道功能更重要！

"吃东西有什么忌口？""做完手术是不是要补补身体？""是不是不能下床活动？"一旦家里有人做完手术，所有人都会很关心病人，急着购买各种补品和名贵药材为病人补身子，医护人员经常会被问到这些问题。那么，手术之后患者到底该怎么吃？怎么活动呢？

术后可以马上"进补"吗？

患者手术后饮食状态的恢复主要由麻醉方法、手术部位、手术种类及患者本身的情况来决定。

通常情况下，宜鼓励患者尽早恢复经口进食，以促进口腔唾液分泌，预防口腔炎症，促进胃肠蠕动、伤口愈合等。

实施全身麻醉或椎管内麻醉者，术后完全清醒 2h 后可试喝 1～2 口温开水。如无呕吐或呛咳，术后 6h 可进食流质饮食，如米汤、菜汁、稀藕粉等；再逐渐由稀饭、肉汁、果汁、牛奶、豆浆等改为半流质饮食，如粥、面条、蒸蛋、蒸肉末、豆腐等；慢慢过渡到普食。

手术后恢复早期出于创伤、疼痛、虚弱等原因，患者多胃口欠佳，宜摄入清淡、易消化的食物。

手术后恢复中后期应进食营养丰富、补益气血的食物，如蛋、鱼肉、禽肉等食物，以供给充足能量、维生素、蛋白质和各种微量元素。

由于术后胃肠功能相对减弱，患者宜少量多餐，每餐不宜过饱，多吃含维生素 C 丰富的水果、蔬菜，如苹果、梨、猕猴桃、草莓、橙子、橘子以及番茄、胡萝卜、白菜等，不要摄入油腻、辛辣、刺激性、过甜或过咸的食物或饮料，如肥肉、辣椒、生蒜、浓茶、咖啡等。

腹部手术后都要"排气"？

腹部手术创伤及术中用药等对消化道的功能有一定程度的抑制，使胃肠蠕动功能降低。术后患者容易出现腹胀、呕吐等现象，这在胃肠手术中更加容易出现。

所以，腹部手术尤其是胃肠道

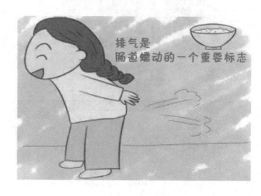

排气是肠道蠕动的一个重要标志

手术后插了胃管带有胃肠减压者，术后 24 ～ 72h 禁止进食、饮水，可先经静脉补充营养，待肠道功能恢复、胃肠蠕动正常、肛门排气（俗称打屁）后拔除胃管，试行按上述步骤进食。

术后两周内尽量少食含粗纤维素的食物，如芹菜、白菜、蒜苗、韭菜等，以减少食物中未消化的粗纤维对伤口的摩擦。

老年患者术后饮食要注意什么？

老年患者手术后由于机体代谢较慢，胃肠功能恢复减慢，术后饮食要特别注意：从少到多、从稀薄到浓稠、从简单到多样，循序渐进，少食多餐。即刚开始只喝少量温开水，如果没有特别不适，可以改吃流质饮食，如菜汤、鱼汤、蛋汤、稀粥、无渣果汁等，进食的量从每顿 20 ～ 30mL，逐渐增加到 200 ～ 300mL。每个人的进度不同，以食后舒服为度，每天进餐 5 ～ 6 次。进餐后患者可侧躺休息，以延长食物的排空时间，尽可能使食物被完全消化和吸收。

术后什么时候可下床活动？

许多患者认为手术后伤了元气，加上疼痛、虚弱等原因，早期不宜活动。实际上，如果镇痛效果良好，原则上患者应该尽早做床上活动，争取在短期内下床活动。早期活动有助于增加膈肌运动量，增加肺活量，减少肺部感染并发症的可能性，改善全身血液循环，促进伤口愈合，降低因下肢静脉血流缓慢并发深静脉血栓形成的发生率。此外，还有利于肠道蠕动功能和膀胱收缩功能的恢复。

手术后患者若卧床时间长，易产生头晕、腹胀、便秘和尿潴留等并发症，甚至导致肢体肌肉废用性萎缩、下肢静脉血栓或深静脉血栓形成。所以，如果病情允许，手术后患者一定不要长期卧床休息，宜及早下床活动。

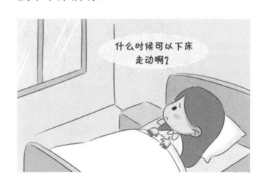

术后活动要注意什么？

早期下床活动，应根据手术种类及患者的耐受程度，逐步增加活动量。在患者已清醒、麻醉作用消失后，就应该鼓励其在床上活动，如深呼吸、四肢主动活动及间歇翻身等。足趾和踝关节伸屈活动，下肢肌松弛和收缩的交替活动，有利于促进静脉回流。痰多者，应定时咳痰。患者可坐在床沿上，做深呼吸和咳嗽（咳嗽时可轻按住伤口，以减少疼痛）以促进痰的排出，防止肺部感染并发症。再由他人搀扶下床缓慢行走几步，适应后可逐渐增加活动量，但应避免猛力咳嗽、用力解大便及剧烈运动。

有部分患者并不适合早期活动，如有休克、心力衰竭、严重感染、大出血、极度衰弱及进行了复杂手术等的患者，或者是施行过特殊固定、有制动要求的患者，应遵循医嘱，避免早期活动，以免病情加重，影响手术效果，但是需要家属适度协助其定时翻身，为其拍背，必要时按摩或遵医嘱使用肢体充气式间歇加压装置，以改善患者全身的血液循环，促进早日康复。

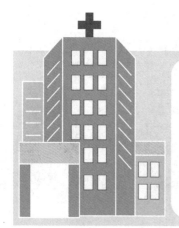

指导专家

廖春花，中南大学湘雅医院手术室副主任护师。

主攻方向：各种危重疑难病人的手术护理。

胡丽雯，中南大学湘雅医院手术室护师。

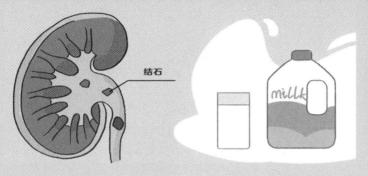

补钙会补出肾结石吗？

什么食物能补钙？到了什么年纪要补钙？

补钙的方式多种多样，有人不禁生出了忧虑——"钙化成石头"，那么补钙会不会补出结石呢？

1. 补钙和结石有必然联系吗？

一般认为，多食高钙、高嘌呤食物，缺少饮水是导致泌尿系统结石的重要因素，而营养好的人容易患上尿路结石，营养差的人则容易患下尿路结石。由于家族饮食习惯和生活环境相似，泌尿系统结石也出现了家族多发的倾向。

此外，如患有甲状旁腺功能亢进，痛风，泌尿系统梗阻、感染、异物等疾病，也可导致继发性泌尿系统结石。

2. 合理补钙，降低结石风险

对于某些类型的肾结石，合理补钙具有预防肾结石形成的作用；对于做过排石治疗的患者，还能降低肾结石复发的风险。

食物中的草酸要经过消化道才能进入体内，钙能在胃肠道中与草酸结合，形成草酸钙沉淀，从而阻止草酸被小肠吸收，直接排出体外，这是达到预防肾结石效果的关键所在。因此，合理补钙可以预防肾结石，降低肾结石复发的风险。

3. 过量限钙也可引发肾结石

过量限制钙的摄入，可能会导致肾小管对钙的重吸收增加，从而升高局部钙浓度而引发肾结石。每日钙摄入量宜为 1000～1200mg。

> 指导专家 ◁

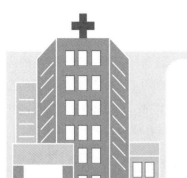

陈敏丰，中南大学湘雅医院泌尿外科主任医师，副主任。

主攻方向：泌尿生殖系肿瘤、结石、男科疾病的诊治和微创手术。

靠无糖可乐减肥？小心越减越肥！

可乐被大家戏称为"肥宅快乐水"，常让人发胖。正在减肥又抵挡不了诱惑的朋友们，常常会选择"无糖"可乐。但这些"无糖"可乐，真的能帮助减肥吗？答案当然是否定的。

市面上的无糖饮料中最常见的甜味添加剂，是一种人造甜味剂——阿斯巴甜。科学证据表明，定期、长期摄入阿斯巴甜和其他低热量甜味剂饮料，可能对减重产生负面影响。

为什么喝含甜味剂的无糖饮料减不了肥？

在正常情况下，当我们吃含有碳水化合物的食物时，比如米饭、土豆、面包、馒头、面条和糖果等，血糖水平会升高。

碳水化合物可以被消化分解成葡萄糖并被吸收到血液中，导致血糖水平升高。当血糖水平升高时，我们的身体会释放胰岛素。胰岛素会使血糖从血液进入我们的细胞，作为能量或储存为脂肪。

无糖饮料中的人造甜味剂则是"假糖"。近年来的一些研究发现，长期摄入这些甜味剂会使体重和腰围增加。

这些甜味剂伪装成真正的糖来刺激你的身体。但是当你的身体没有得到它期望得到的东西时，会对如何回应这一刺激感到困惑。被欺骗很多次以后，当你消耗真正的糖时，你的身体不知道是否应该加工它。

这意味着，"假糖"食用者在消耗真正的糖时，身体不会释放调节血糖和血压的激素。一言以蔽之：吃碳水化合物会导致血糖水平升高，释放胰岛素使血糖水平恢复正常。而人造甜味剂可能会干扰这一过程。

甜味剂虽然不会导致血糖升高，但会导致胰岛素的释放，使身体开启脂肪储存模式，并导致体重增加。胰岛素会降低血糖，如果不摄入真正的糖，就会导致血糖下降，从而引发饥饿感和对糖的渴望。

人造甜味剂还会抑制大脑中的"奖励中心"，这可能会让你沉迷于富含热量的甜味食物。

人造甜味剂不能帮助减肥的另一个原因可能是心理因素。比如当你知道你喝了不含热量的饮料时，更容易让你放心去吃更多的食物。

无糖饮料的其他隐藏危害

人造甜味剂与肥胖患者的葡萄

糖耐受不良有关。2019 年美国糖尿病协会（ADA）年会公布：甜味剂会增加患糖尿病风险。

一罐无糖可乐含有 44 ～ 62mg 磷酸。研究发现，经常每天喝 3 罐以上无糖可乐或普通可乐的女性，其骨密度与正常人相比降低 4%。

磷酸与促进肾结石的尿液变化有关，研究发现，摄入两种以上的含糖饮料会增加白蛋白尿的风险。而通过大鼠试验发现，果糖摄入会加重蛋白尿，加速肾小球硬化和肾小管间质损伤。

人造甜味剂尽管获得了世界各地食品部门批准，但其仍然存在很多关于安全性的争议。

暂时还没有证据表明偶尔饮用无糖饮料对体重正常、健康的人有害。

然而，对于那些肥胖患者来说，经常饮用含有人造甜味剂的无糖饮料可能会增加代谢疾病的风险，包括 2 型糖尿病；苯丙酮尿症患者和迟发性运动障碍患者，更应该避免饮用这种无糖饮料。

无论如何，有一件事是肯定的：无糖饮料几乎没有任何营养价值。

无糖饮料可以偶尔喝一喝，但不能天天喝。

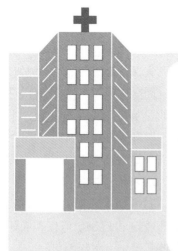

指导专家

吴静，中南大学湘雅医院内分泌科主任医师，教授。

主攻方向：肥胖和代谢综合征、糖尿病慢性并发症。

王敏，中南大学湘雅医院内分泌科副主任医师，副教授。

主攻方向：代谢性骨病、肥胖、糖尿病及其慢性并发症。

减肥到底要不要吃早餐？
打破你可能听过的"早餐神话"

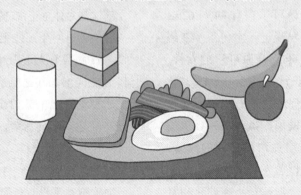

"早餐是一天中最重要的一顿饭。"我们经常听到这样一句话。

吃早餐常常被认为是健康的，甚至在三餐中是最重要的。现有的营养指南也建议大众吃早餐。尤其是减肥的人经常听到：早餐有助于减肥，不吃早餐会增加肥胖的风险。

然而，新的高质量研究开始质疑每个人都应该吃早餐的普遍观点。因为多达25%的人经常不吃早餐。关于吃早餐有3个误区，本文一一道来，打破"早餐神话"。

（1）早餐不会影响你的新陈代谢。

有些人声称：吃早餐会"启动"一天的新陈代谢，不吃早餐会导致新陈代谢减慢。

这指的是食物的热效应，食物热效应是指由进食而引起能量消耗增加的现象。人体在摄食过程中，除了夹菜、咀嚼等动作会消耗热量外，因为要对食物中的营养素进行消化和吸收及代谢转化，还需要额外消耗能量。然而，研究发现吃早餐或不吃早餐的人在24h内消耗的卡路里几乎没有差异。对减肥的人来说，重要的是全天消耗的总热量，这与进食次数或频率没有什么关系。

也就是说：无论你吃不吃早餐，都不影响你全天消耗的卡路里。

（2）早餐和体重没有关系。

以前的一些研究表明，吃早餐可以帮助人保持健康的体重。例如，日本研究团队发现，在睡前3h内进食（不吃早餐）与吃早餐相比，不吃早餐与肥胖关联性更强。

然而，这些研究是所谓的观察性研究，并不能证明因果关系。也就是说，这些研究表明，吃早餐的人更有可能变得健康，但也不能证明这是吃早餐本身引起的。

事实上，更高质量的随机对照试验表明，早餐和体重没有直接关系。

《湖南师范大学学报（医学版）》2018 年第 2 期《禁食早餐对肥胖人群血糖及血脂，胰岛素敏感性，食欲相关激素及炎性因子的影响》一文发现，早餐禁食并不会减少体重。

其实无论是吃还是不吃早餐，减肥效果都差不多。不过，不吃早餐会使人们更加饥饿，可能会导致午餐时吃得更多，过度补偿跳过的那顿早餐。

（3）不吃早餐可能有助于减重。

不吃早餐常见于许多间歇性禁食减重方法。包括 16/8 方法，指的是 16h 过夜禁食和 8h 进食窗口，这个进食的窗口只有 8h，通常包括午餐到晚餐这段时间，这意味着每天都不吃早餐。

间歇性禁食的减重方法已经被证实可以有效地减轻体重，降低热量摄取和改善代谢健康。

然而，间歇性禁食和（或）不吃早餐并不适合每个人，其减重效果因人而异。对于有些人可能会出现积极的作用，而另一些人可能发生头痛、低血糖，头晕和注意力不集中等副反应。

对于正在减肥的人来说，早餐没什么特别的，比早餐更重要的是控制一天摄入的总能量，增加消耗的能量，保持健康合理的饮食和运动习惯。

早餐是可选的，没有"一刀切"的方法，一切都可以按照个人喜好选择。当你不吃早餐时，感觉到饥饿，会控制不住去吃一些高糖、高脂、高热量食品，那么对你来说，吃早餐是最好的选择；如果你早上没感觉到饿而且不觉得你需要吃早餐，那就可以不吃。

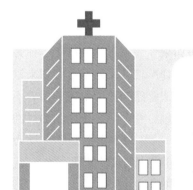

指导专家

吴静，中南大学湘雅医院内分泌科主任医师，教授。

主攻方向：肥胖和代谢综合征、糖尿病慢性并发症。

吃素减肥，靠谱吗？

你或许在生活中遇到过这样的场景：身边坐着一位身材苗条的朋友，她的面前摆着一大盘绿色蔬菜，而你面前摆着一盘肉。你边吃边开心地问她要不要一起吃一点，她莞尔一笑，轻声开口："谢谢你！不了，我减肥。"你瞬间"石化"，看了看自己的肚子和身材苗条的朋友，夹着肉的手止不住地颤抖，全身上下每一个脂肪细胞都在呐喊："太罪恶了！"

似乎我们习惯性认为：肥胖就是吃肉吃出来的。苗条的人就少吃肉、不吃肉吗？想减肥的朋友不禁想问：吃素减肥靠谱吗？

（1）吃素是有好处的。

吃素能降低很多疾病的发病率，包括某些癌症、心脏病、糖尿病、高血压及肥胖。在每日摄入的总能量不变的情况下，吃素能够让我们有更强的饱腹感，从而能够让我们摄入更少的热量，尤其是许多人有吃夜宵和熬夜的习惯，熬夜这种打破昼夜节律的行为会使肠道增加膳食脂肪酸的摄取以及脂肪的储存，极易引发肥胖。这时候吃素能够带给你更强的饱腹感从而不易引起肥胖。

（2）吃素也会变胖。

减肥的朋友们必须知道"拒绝高脂肪食品"不等于"拒绝肉类"，因为"肉"不等于"高脂肪"，同样，"素"也不等于"低脂肪"。素食中精制大米等属于高糖食物，核桃、芝麻、花生则富含油脂，如果你只是单纯不吃肉，但是瓜子、花生、米饭这些高糖或高脂食物一点没少吃，是无法达到减肥效果的！

《生理科学进展》杂志上的一项研究成果表明，食用高脂肪、高糖食品会导致肥胖，引发疲劳感、懒惰和认知功能障碍。减肥时最重要的是要避免摄入过量糖分和油脂，控制摄入的总能量！

（3）只吃素容易营养不均衡。

为什么说只吃素减肥不靠谱？因为如果你想通过吃素减肥，你必须得制订严格完善的饮食计划来避免长期饮食结构单一引发的营养不良等问题。铁、钙、维生素 D、维生素 B_{12}、锌、动物蛋白等人体必需的营养物质，通常都不能只靠蔬菜和水果供给。

但是在现代化快节奏的日常生

活中，我们很难制订严格、完善、精确的饮食计划，故而只吃素会影响我们的健康。

（4）减肥与不吃肉类没有绝对关系。

不少白领为了减肥中午不去食堂，而是吃面包，但是成人一天摄入的精制碳水化合物如果超过400g就容易发胖。

吃素也可导致肥胖，而瘦肉类的低脂肉类不易导致肥胖，减肥的关键还是少吃甜食和油腻食品并适当运动，光靠吃蔬菜、水果、面包等达不到减肥的效果。此外，适当地吃些肉类食品，不但可以补充身体所需营养，还可以增加左旋肉碱，促进脂肪燃烧。

夏季即将来临，很多人拼命减肥，但需要注意的是，在高温环境下，人体的能量消耗增加，基础代谢率增加5%～10%，这时如果不注意补充营养，很容易虚脱、中暑！

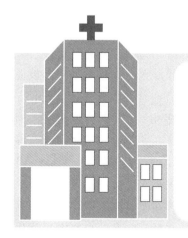

指导专家

吴静，中南大学湘雅医院内分泌科主任医师，教授。

主攻方向：肥胖和代谢综合征、糖尿病慢性并发症。

全民营养周：多吃蔬果，你听过但不一定做对过

多吃蔬菜、水果，是人人都懂的健康建议。但你知道这个"多吃"到底吃多少才够吗？《中国居民平衡膳食宝塔（2016）》推荐，成年人每天的蔬菜摄入量为 300～500g，水果摄入量为 200～350g。

1. 不同人群蔬果食物建议摄入量

问：100g 蔬菜有多少呢？

答：以叶菜为例，双手打开，满满一捧大约为 100g，两棵绿色油菜大约为 100g；成人一天蔬菜摄入量为 6～10 棵油菜，3～5 捧叶菜。

问：100g 水果有多少呢？

答：一个一般大小的苹果为 200g，一个成年人一天吃一个苹果其实就够了。

2. 多吃蔬果好处多

新鲜蔬果是维生素、矿物质、膳食纤维和植物化学物的重要来源，而且普遍含水量高，热量低。例如，热量为 400cal 的蔬菜和水果（约 1kg）足足可以填满整个胃部，却只相当于吃了两小块巧克力（80g），或一对炸鸡翅。

但要注意的是，土豆、藕、芋头、玉米、豌豆等我们常常认为是蔬菜的"菜"们，其实并不是蔬菜。因其提供的碳水化合物（淀粉）较多，在《中国居民膳食指南（2016）》中，它们被归为主食（谷薯）类，与大米饭属同类食物。

科学研究表明，增加蔬菜、水果摄入可以降低心血管疾病发病率及死亡风险，多摄入蔬菜可降低食管癌和结肠癌的发病风险。

3. 蔬果不可互相替代

尽管蔬菜、水果总是一同被提及，两者在营养成分和健康效应方面有很多相似之处，但它们是不同食物种类，其营养价值各有特点，而且食用的量也不同，每天蔬菜摄入量应多于水果摄入量。

因为蔬菜特别是深色蔬菜的维生素、矿物质、膳食纤维和植物化合物的含量高于水果，故水果不能代替蔬菜。

同样，水果中的碳水化合物、有机酸、芳香物质比新鲜蔬菜多，且食用前不用加热，更加方便，所以蔬菜也不能代替水果。

问：现在的维生素片能否代替蔬果呢？

答：当然不能，蔬菜、水果中不仅有维生素，还有丰富的膳食纤维、植物化学物、抗氧化物等，容易被人体吸收。维生素片适用于长期无法摄取足量蔬菜、水果的特殊人群，摄入新鲜蔬菜、水果才是平日保持人体健康的极佳选择。

4.看颜值选蔬果

问：蔬菜、水果要怎么选择才好呢？

答：首选当季水果，其次看颜色选水果，看"颜值"！颜色越多、越鲜艳越好！每天摄入的蔬菜应该有一半以上是"深色蔬菜"！深色蔬菜的营养价值一般优于浅色蔬菜。深色指的是深绿色、红色、黄色、紫色（含黑色）。

各种"深色蔬菜"，如绿油油的菠菜、红灿灿的西红柿、黄艳艳的胡萝卜、紫莹莹的紫甘蓝，相比其他浅色蔬菜，β-胡萝卜素、维生素B_2、维生素C含量均较高，且含有更多的植物化学物，更具营养优势。

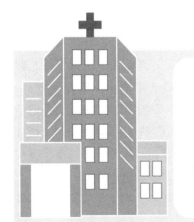

指导专家

刘菊英，中南大学湘雅医院营养科副教授。

主攻方向：儿童肥胖和营养不良等代谢性疾病。

老年朋友们，注意避开这些饮食误区

看养生节目、吃素食、吃精细食物……随着年龄的增长，家里的老人越来越注意饮食方式。但是你知道吗？他们有可能走入了误区。在这里提个醒，3个饮食习惯要改改。

（1）不能纯靠牛奶补钙。

早上喝杯牛奶，已经成为不少老年朋友的习惯，其中认为喝奶能补钙的人不在少数，但事实上牛奶中钙的含量并不高。想补钙的老年朋友，在日常饮食中可适当吃些含钙高的奶酪，再配合运动，达到缓解骨质疏松的目的。

能不能空腹喝牛奶？有胃溃疡毛病的老年人可以空腹喝，牛奶覆盖胃部表层，可减少胃酸对溃疡面的刺激伤害。此外，有糖尿病的老年朋友最好别喝酸奶。

（2）饮食不宜一味追求精细。

不少老年朋友饮食讲求精细，认为精制大米、面粉更健康，这种观念并不正确。《老年人膳食指导》提出，老年人应多吃全谷物食品。因为全谷物为天然食物，其中的维生素及膳食纤维含量高。

而日常吃的精细食品，都是经过精加工的，为保证口感，会加入一定的添加剂、糖、脂肪，老年人常吃这种食品易犯习惯性便秘；全谷物没有破坏膳食纤维，对于排便有很大帮助。因此，在主食中可按1/3的比例添加糙米、小米、玉米、高粱、荞麦、薏米等。

（3）蛋白质的补充非常重要。

有不少老年人不愿吃肉，但蛋白质的补充不可缺少，怎么办？可用鸡蛋替代肉，且不用担心蛋黄里的胆固醇高，因为人体每日能代谢400mg的胆固醇，相当于一个蛋黄所含的胆固醇含量，且蛋黄所含的卵磷脂高，老年人不用为了补充卵磷脂去购买深海鱼油等保健食品。因此，不愿吃肉但想补充蛋白质的老年人，可以多吃蛋白，每日一个蛋黄即可。对于蛋白质的摄入也不可太多，太多则会导致尿酸高。

算算数，每天摄入多少能量最健康。

2017年8月1日，国家卫计委公布的《老年人膳食指导》《学生餐营养指导》两项推荐性卫生行业标准，对65岁以上的老年人及学生的营养膳食进行了指导。

然而，在中南大学湘雅医院营

养科就诊咨询的老年群体中，竟然有 70%～80% 的人存在膳食需要改善的情况！根据《老年人膳食指导》的意见，不同年龄层次的老年人每日所需的能量和宏量营养素并不相同。

表 1　能量和部分宏量营养素可接受范围

能量和宏量营养素（轻/中度是指轻度/中度体力活动）	每日推荐摄入量/宏量营养素可接受范围							
	65～79 岁				≥ 80 岁			
	男		女		男		女	
	轻度	中度	轻度	中度	轻度	中度	轻度	中度
能量（kcal/d）	2050	2350	1700	1950	1900	2200	1500	1750
蛋白质（g/d）	65		55		65		55	
总脂肪占总能量百分比（%）	20～30							

上表推荐的每日所需能量值属于高值，如果要计算自身每日能量所需的最佳值，最好结合身高、体重、体力强度来计算，具体公式如下：

老年体型判断：标准体重 =（身高 −105）kg±（身高 −105）kg×10%。

偏瘦体型＜标准体重＜偏胖体型。

每日所需总能量 = 老年人体重 × 每日能量供给量（据体型对应不同系数）。60 岁以上人群每增长 10 岁，所需总能量减少 10%。

表 2　每日能量供给量　　　单位：kcal/kg

体型	卧床	轻体力劳动（家务活）	中体力劳动（搬运重物）	重体力劳动
消瘦	20～25	35	40	45～50
正常	15～20	30	35	40
肥胖	15	20～25	30	35

举个例子，张先生，62 岁，身高 170cm，体重 70kg，日常做些简单的家务活。体型判断：标准体重为 65kg±（65×10%）kg。张先生体重 70kg，符合正常体型。因此，每日所需总能量为 70×30=2100kcal。

查查表，三餐科学搭配不犯愁。

普通老年朋友可根据以上公式计算得出的结果，摄入每日所需能量。由于人体所需的三大营养素分别为碳水化合物、蛋白质、脂肪，分别占人体日均所需食物总量的 60%、15%、25%，因此将总能量换算为三大营养素的含量，即为每天应该摄入的总的营养素。根据各类食物对应的成分，按 2 ∶ 2 ∶ 1 的比例平均分配至早、中、晚三餐便可制订符合自身健康的食谱。

表 3　早餐及中晚餐食物成分表

食物 （100g）	热量 （kcal）	碳水 化合物 （g）	蛋白质 （g）	脂肪 （g）	食物 （100g）	热量 （kcal）	碳水 化合物 （g）	蛋白质 （g）	脂肪 （g）
馒头	112	24	3.5	0.6	猪肉（瘦）	72	0.8	10	3.1
面条	143	31	4	0.4	牛肉（瘦）	53	0.6	10	1.2
米粉	173	39	4	0	鸡肉	83	0.6	9	4.7
大米	347	77.9	7.4	0.8	鸭肉	120	0.1	8	9.8
鸡蛋 （60g）	86	1.7	8	5.3	鱼	57	0	8.3	2.6
无糖豆浆/ 豆花	40	2.75	4.8	2	虾	50	2	9.1	0.7
豆腐 （150g）	86	3.9	9	3.8	无糖脱脂 牛奶	118	12	7	3.7

举个例子，黄先生每日所需总能量为 2000kcal，则其每日所需碳水化合物为 2000×60%÷4=300（g），脂肪为 2000×25%÷9=55（g），蛋白质为 2000×15%÷4=75（g）。

记一记，食物选择有技巧。

按照能量所需来进食，可参照科学研究数据所确定的一个均衡点，若老年朋友根据自己的偏好进食，很可能在享受口腹之欲的同时，增加疾病发作的风险。

如果摄入食物总量远高于日需能量总量，就极易造成肥胖；脂肪的摄入量过高，有可能造成高血压疾病；而蛋白质摄入过量，则会造成高尿酸等情况的发生。具体选择食物，有以下技巧需要掌握：

（1）谷类为主，粗细搭配。

适量摄入全谷物食品。保证粮谷类和薯类食物的摄入量。根据身体活动水平不同，每日摄入谷类男性为 250～300g，女性为 200～250g，其中全谷物食品或粗粮摄入量每日 50～100g，粗细搭配。

（2）常吃鱼、禽、蛋和瘦肉类。

保证优质蛋白质供应。平均每日摄入鱼虾及禽肉类食物 50～100g，蛋类 25～50g，畜肉（瘦）40～50g。保证优质蛋白质占膳食总蛋白质供应量 50% 及以上。

（3）适量摄入奶类、大豆及其制品。

每日应摄入 250～300g 鲜牛奶或相当量的奶制品。同时每日应摄入 30 ～ 50g 的大豆或相当量的豆制品（如豆浆、豆腐、豆腐干等）。

（4）摄入足量蔬菜、水果，多吃深色蔬菜。

保证每日摄入足量的新鲜蔬菜和水果，注意选择种类的多样化，多吃深色的蔬菜以及十字花科蔬菜（如白菜、甘蓝、芥菜等）。每日蔬菜摄入推荐量为 300 ～ 400g，其中深色蔬菜占一半；每日水果摄入推荐量为 100 ～ 200g。

（5）饮食清淡，少油、限盐。

饮食宜清淡，平均每日烹调油食用量控制在 20 ～ 25g 之间，尽量使用多种植物油。减少腌制食品食用，每日食盐摄入量不超过 5g。

（6）主动饮水，以白开水为主。

主动、少量多次饮水，以维持机体的正常需求。饮水量应随着年龄的增长有所降低，推荐每日饮水量为 1.5 ～ 1.7L，以温热的白开水为主。具体饮水量应该根据个人状况调整，处于高温环境中或进行中等以上身体活动时，应适当增加饮水量。

（7）如饮酒，应限量。

每日饮酒的酒精含量，男性不超过 25g，相当于啤酒 750mL，或葡萄酒 250mL，或 38°白酒 75g，或高度白酒（38°以上）50g；女性不超过 15g，相当于啤酒 450mL，或葡萄酒 150mL，或 38°白酒 50g。患肝病、肿瘤、心脑血管疾病的老年人不宜饮酒，疾病治疗期间不应饮酒。

（8）食物细软，少量多餐。

保证充足食物摄入。食物应细软，切碎煮烂，不宜选择过硬、大块、过脆、骨 / 刺多的食物。通过烹调和加工改变食物的质地和性状，易于咀嚼吞咽。进餐次数宜采用三餐两点制，每餐食物占全天总能量：早餐 20%～25%，上午加餐 5%～10%，午餐 30%～35%，下午加餐 5%～10%，晚餐 25%～30%。保证充足的食物摄入，每日非液体食物摄入总量不少于 800g。

指导专家

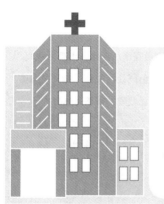

侯茜，中南大学湘雅医院营养科主治医师。

主攻方向：肥胖、糖尿病等代谢性疾病的营养诊治。

做完手术这么吃，康复速度特别快

做手术前，这不能吃，那不能喝；做完手术，饮食上有一堆注意事项。手术后能吃什么？怎么吃？什么时候吃？

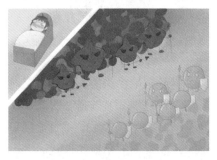

对抗疾病，其实就是身体与疾病的战斗。手术是这场战斗的一件重要武器，但也是一种创伤性的治疗手段，无论手术大小，都会对机体造成创伤。创伤可以引起内分泌及代谢过程的改变，导致体内营养物质消耗增加。如果术后还伴随并发症，如失血、发热、感染、代谢功能紊乱、消化吸收能力减弱等，营养消耗就会加剧。

很多患者朋友对于术后怎么吃存在各种疑问，术后饮食直接影响机体的恢复情况，下面让营养专家为大家解答一番。

1. 术后只能喝汤？别忘了吃肉！

创伤小的手术一般引起全身反应及并发症的可能性小，术后通常能马上正常进食。很多患者家属觉得手术虽小，也要好好补一补，对饮食相当考究，认为各种滋补汤类最有营养，但其实常常适得其反。

做小手术人体消耗量小，如果大补反而容易造成营养过剩，导致血糖、血脂升高，不利于伤口的恢

我刚做完个小手术，出院后我妈天天煲财鱼汤让我补补，但又说肉类是发物不让我吃，我该怎么办？

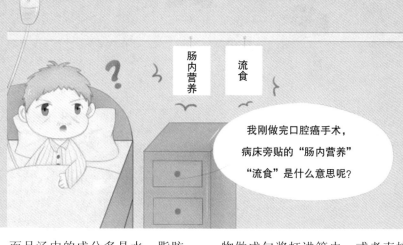

肠内营养　流食

我刚做完口腔癌手术，病床旁贴的"肠内营养""流食"是什么意思呢？

复。而且汤中的成分多是水、脂肪和盐，真正能促进组织生长、伤口愈合的蛋白质其实都藏在肉里！所以，喝汤时别忘了吃肉。如果患者术前就存在尿酸高、血脂高的情况，喝汤反而是万万不可取的。

至于发物，其概念因人而异，补充营养才是关键，不要因噎废食。

2. 什么是"肠内营养""流食"？

对于做完口腔、咽喉部位手术的患者，在术后麻醉恢复后能饮水的情况下，就可供给食物了。但是患者不能经口吃，那就要选择"肠内营养"了。"肠内营养"就是通过鼻胃管、鼻肠管等方式，将食物做成匀浆打进管内，或者直接使用肠内营养制剂打进管内。而"流食"就是极易消化、含渣很少，在室温下呈流体状态的食物，包括肉汤、牛奶、米汤、蔬果汁等。为了补充蛋白质，还可以将水替换成牛奶制品。等到患者伤口及消化功能进一步恢复，可以过渡到摄入"半流质""软食"，比如软米饭、烂面条、肉泥等直到最终恢复普食。

3. 胃肠手术，饮食恢复要循序渐进

做完胃肠道手术的患者，需要循序渐进地刺激胃肠道的蠕动及消化和吸收功能，慢慢恢复正常饮食。

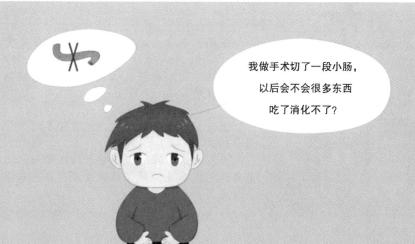

我做手术切了一段小肠，以后会不会很多东西吃了消化不了？

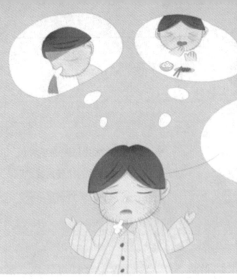

我现在是术后化疗期间，经常恶心呕吐没食欲，体重眼看着直线下降。

刚恢复正常饮食时，要避免吃含纤维多的蔬菜瓜果及粗粮，同时避免吃油腻菜、烟熏腊肉，食物要清淡，少吃过烫的食物。

4. 抗肿瘤，蛋白质要补足

肿瘤术后患者常进行放化疗辅助治疗，恶心、呕吐等是常见的副反应。对患者来说，最重要的是保证机体有足够的能量。抗肿瘤过程其实是消耗大量能量及蛋白质的过程，如果机体没有足够的蛋白质储备，会造成免疫力降低，其他器官受损严重，患者生存率大大降低。

因此，饮食非常重要，摄入足量蛋白质更加重要。无法摄入足量蛋白质就需要补充高能量的肠内营养制剂及乳清蛋白粉。另外，空腹更易引起恶心，可以少食多餐，时刻准备高蛋白高能量的小零食如坚果，即便不饿也可以随时吃。多吃新鲜的蔬菜和水果，少吃深加工食物，补充维生素 B_1 和鱼油改善食欲，吃常温的、干的食物，如面包、苏打饼干等。

保持良好的营养状况才能提升免疫力，促进伤口愈合，恢复体能。要遵医嘱进食。

> 指导专家 ◁

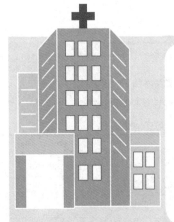

王曦，中南大学湘雅医院营养科临床营养师。

主攻方向：肥胖、糖尿病、痛风等疾病的营养管理。

戴民慧，中南大学湘雅医院营养科主管营养师。

主攻方向：减重、增重、增肌等个性化营养治疗。自主开展了体重管理项目，取得良好成果。

急救篇

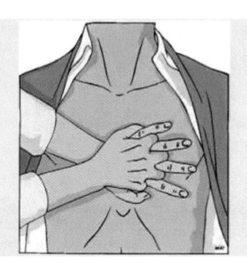

"倒挂法"救溺水儿童？专家说不！

天气炎热，游泳成了不少人"避暑"的选择。然而每到夏天，总会有儿童溺水的不幸事件发生。不少人开始科普溺水急救知识，朋友圈曾流传可通过"倒挂法"急救溺水儿童。

中南大学湘雅医院急救专家表示这是没有必要的。排水，即我们所说的控水，通常情况下，只能控出胃内的水，肺部的水几乎不能控出来。在溺水者意识不清楚的情况下，此种控水方法只会增加胃内容物呛入气道造成窒息的风险。

溺水者通常为窒息性心脏骤停，这个时候，我们需要做的就是及时进行人工呼吸并通过心脏按压来抢救患者。

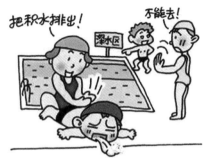

（错误演示）

面对一个刚被从水中营救上来的人，我们到底应该怎么做呢？

当溺水者神志清醒，有自主呼吸及心跳时，你需要做的就是呼叫救护车，并且陪伴在溺水者身边，鼓励及安慰他，如果溺水者有咳嗽，要帮助他咳嗽，并一直等到专业人士到来，进行下一步处理。

当溺水者神志不清楚，但是还有呼吸以及心跳时，你需要做的是小心地将溺水者侧卧位摆放，这有助于使溺水者的气道开放，一旦发生呕吐，他能更好地吐出来，并且有助于你观察他的情况。当然，需要及时呼叫120请求救助。

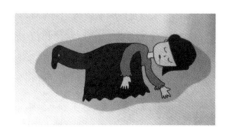

当溺水者神志不清楚，心跳及呼吸消失时，就需要就地进行急救，即心肺复苏。与传统意义的先按压再人工呼吸不一样的是，对溺水者的急救可以先开放气道，然后做口对口人工呼吸，再做胸外心脏按压，至少要立即进行胸外按压。如果

4～6min 内不进行任何救助，溺水者就可能失去生还机会。

第一步：开放气道。

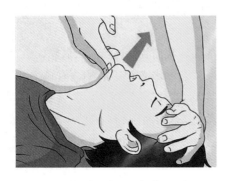

在确认溺水者口鼻中无过多泥沙阻塞气道后，应该立刻采取"压额抬颌法"，即一手以掌侧置于溺水者额部向后下方压，另一手以两指抬起下颌，使溺水者头部后仰以开放气道。

第二步：人工呼吸。

在开放气道后，就该进行大家较熟悉的人工呼吸了。一手继续轻轻地抬住溺水者的下巴往后仰保持气道开放，另一只手捏住鼻子防止漏气，含住溺水者的嘴巴往里吹气就可以了，同时注意看溺水者胸廓有无起伏来保证气真正吹进了其肺部。吹气完毕，施救者松开捏鼻子的手，让溺水者的胸廓及肺依靠其弹性自主回缩呼气。

第三步：胸外心脏按压。

将溺水者摆放在坚硬的平地上，将双手重叠放在溺水者乳头连线与胸骨的交叉处垂直下压，以泵出足够的血液来供给脑及心脏使用，从而帮助停跳的心脏重新恢复跳动。

在进行胸外心脏按压时，注意以下两点。

（1）按压深度与频率。

以两乳头的连线中点为按压点，施救者双臂伸直，掌根叠加，放置于按压点，以上半身为力量源，身体略向前倾斜，均匀地向下按压，按下深度为 5～6cm，并保持频率大于 100 次 /min。

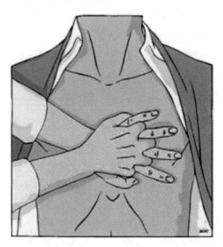

（2）按压与人工呼吸次数之比。

要注意的是，每次按压都要让胸廓及时复弹。第一次给予 2 次人工呼吸后，再给予 30 次按压，继续给予 2 次人工呼吸，之后保持按压和人工呼吸次数比为 30：2，一直持续到急救人员到达或溺水者清醒，且中途不应随意停止按压。

既然按压频率要求大于 100

急救篇 "倒挂法"救溺水儿童？专家说不！

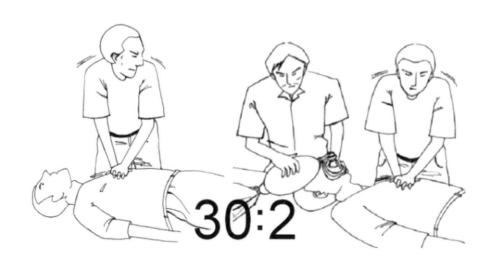

次 /min，那么是不是越快越好呢？

在保证按压质量及充分回弹的情况下，速度当然是越快越好，但通常情况下大家都无法保证又快又好地按压，所以能按到 100 ～ 120 次 /min 就可以了。

指导专家

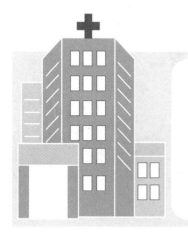

李湘民，中南大学湘雅医院急诊科主任医师，教授。

主攻方向：急危重症的诊断与防治。在心肺复苏及急性中毒、多脏器功能障碍综合征救治方面颇有造诣。

中南大学湘雅医院微信公众号科普作品精选 283

ICU 究竟是个怎样的地方？

这里的墙，
比教堂听到过更多虔诚的祈祷；

这里的床，
比天堂承载过更多生命的期望。

捍卫最后一道生死防线，
我们一起并肩作战！

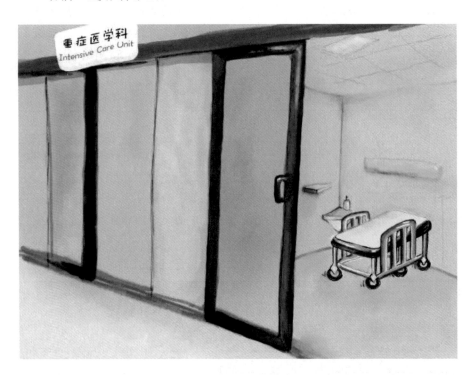

1863 年 手术室旁的"小房间"，ICU 雏形初显

南丁格尔："在小的乡村医院，会把病人安置在一个由手术室通出的'小房间'内，直至其恢复或至少从手术的即时影响中解脱。"这

种专门为术后病人开辟的"小房间"被视为 ICU 的雏形。

1952 年"铁肺"拯救呼吸衰竭，危重症医学崛起

"脊髓灰质炎"暴发性流行，并发呼吸衰竭的患者大量死亡。呼吸机（铁肺）的应运而生使病死率由 87% 降至 40% 以下，各地医院相继开设 ICU，并从此激发危重病医学的崛起。

全方位发展的当代 ICU（重症医学科）

新时代的 ICU 已经发展成医院内具有多种高级的生命支持技术，并能够对危急重症患者进行集中救治的场所。

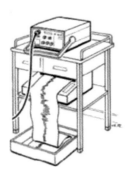

关于 ICU（重症医学科）的三大谜题

（1）ICU 真的贵吗？

根据患者的病情严重程度，ICU 每天的治疗费用为 4000~20000 元，这些费用都基于疾病治疗所需：各种监护仪器和脏器功能支持的收费、进口的材料费、药费等。另外，ICU 内还具有在普通病房内难以达成的完善抢救技术。

（2）为什么对 ICU 封闭管理？

ICU 病房对于家属探视有非常严格的规定。这是因为对收治在 ICU 内的患者来说，大多数人的生命体征还并不稳定，自身保留多种入侵性管道。常人 / 普通患者可忽略不计的小病菌，却能给 ICU 患者带去致命的危险。

（3）什么样的病人需要住 ICU？

①大型复杂手术后生命体征尚未稳定的患者；

②慢性器官功能不全急性加重的可逆患者；

③急性可逆性器官功能不全患者；

④各类的休克、严重创伤患者；

⑤重症肺炎等急性呼吸衰竭患者；

⑥急性重症胰腺炎患者；

⑦具潜在生命危险患者。

人们对 ICU（重症医学科）的常见误区

（1）ICU 是高干、特殊病房。

ICU 是救治危重患者的场所，其特殊性是需要对患者病情、生命体征提供全天候 24h 的监护和器官功能支持。这是出于治疗的需求，ICU 并非"高干、特殊病房"！

（2）住进 ICU 就必死无疑。

需要住进 ICU 的患者不仅包括"重症患者"，还包括存在高度风险可能发展成为"重症状态"的患者。ICU 病房内具有高级人工气道建立技术、心脏复苏技术、ECMO 心肺支持技术等为垂危生命提供生机，进入 ICU 并不代表必死无疑。

只有主要病因可逆转时，救治才有意义哦！

（3）住在 ICU 就是"躺着不动"。

当患者被收治到重症医学科，并不意味常卧床榻。有效的肌肉运动可以帮助器官功能恢复，防止肌肉萎缩和并发症出现，加速康复。

（4）病情稳定后继续住在 ICU。

当患者脱离生命危险，病情开始好转，可以进入康复治疗阶段时，ICU 的环境就不再适用。

此时，对于患者而言，更需要的是家属的陪护，以及周详的后续康复治疗计划。

因此，当患者病情好转时，应及时转诊至普通病房，进行康复治疗。

绝不是在 ICU 住得越久越好哦！

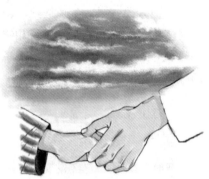

患者脱下病号服，医生脱下白大褂，两者之间并没有什么不同。

病痛才是敌人，医生与患者是同一条战壕里的战友。

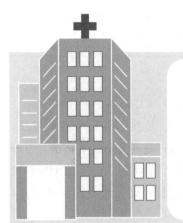

指导专家

张丽娜，中南大学湘雅医院重症医学科（重症医学中心）副主任（主持工作），主任医师。

主攻方向：神经重症、脓毒症、休克、呼吸衰竭、多器官功能衰竭等患者的重症救治。

醉酒送进急诊室，医生却只让输糖水？

一到年底，大大小小的聚会又来了！王先生跟朋友们好久没见，一不小心就喝多了，还不止喝多了一点点，他脸色苍白，口唇青紫，喊他也不回应，把朋友们都吓坏了。

好不容易送到医院，急诊科医生检查后，却先开了几瓶糖水输液。

什么情况下应该把醉酒的人送医院？

醉酒以后每个人的表现不同，有的人安静趴着，有的人亢奋话多。

如果醉酒以后，有人出现神志改变，如多次呼喊名字不应答的状况，就要考虑送医院输液治疗。还有的人呕吐剧烈，有脱水和低血糖症状，如面色苍白、口唇青紫、皮肤湿冷、体温下降等情况，也必须立即送医院就诊。

1. 醉酒患者送医院治疗时为什么一般都会输注葡萄糖呢？

醉酒后大量静脉输注葡萄糖的原因有三点：一是大量输液可以达到稀释血液中酒精的效果。二是大

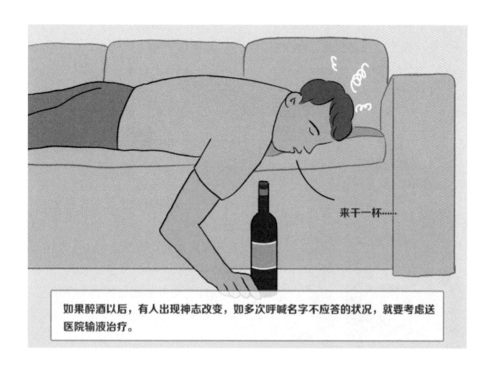

来干一杯……

如果醉酒以后，有人出现神志改变，如多次呼喊名字不应答的状况，就要考虑送医院输液治疗。

量输注葡萄糖可以加速酒精从肾脏排出。输入葡萄糖后，血糖升高，血容量增加，可以加速体内高乙醇状态的液体通过肾脏代谢，以尿液形式排出。三是输注葡萄糖可达到能量转换的目的。乙醇可以抑制人体脂肪等非糖类物质转化为糖原，如果空腹喝酒，酒精又阻断了脂肪转化为葡萄糖的路径，就很容易出现低血糖。

因此，输注葡萄糖既是改善饮酒后的低血糖状态快捷有效的方法，又能起到轻微保护器官（如肝脏）的作用。

2. 除了葡萄糖输液以外醉酒还有其他治疗方式吗？

对于醉酒患者，除了葡萄糖输液以外，临床上还会根据个体症状差异给予对症治疗。

（1）护胃。

有的人醉酒后剧烈呕吐，出现呕吐物中带血丝的情况，此时需要护胃，保护胃黏膜。

（2）催醒。

对于神志改变、昏迷的患者，则应给予催醒治疗，如肌肉注射盐酸纳洛酮注射液，对急性乙醇中毒患者有催醒作用。

（3）使用加快肝脏代谢的药物。

乙醇通常在我们人体的肝脏中代谢，还可以用一些加快肝脏代谢的药物，如肌肉注射美他多辛注射液，提高酒精在体内的清除速率，对患者的神经精神症状也有显著的改善作用。

3. 喝醉酒之后可以自己先喝糖水吗？

可以先喝一些糖水，但如果出现上述症状，还是应该尽早送医。

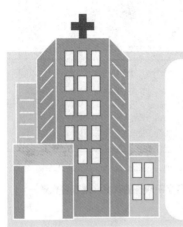

指导专家

李小刚，中南大学湘雅医院急诊科主任医师，教授。

主攻方向：急危重症的营养支持治疗、重症急性胰腺炎的综合治疗、多发伤的非手术治疗，以及突发群体性公共卫生事件应急处理的研究和临床实践。

民间急救偏方不能轻信！

卡鱼刺时大口吞饭，烫伤了抹牙膏，止鼻血要仰头，心脏病突发要剧烈咳嗽……这些流传民间多年的"急救神技"真的有用吗？

皮肤烫伤涂牙膏、酱油？

皮肤烫伤涂牙膏、酱油不可取，尤其是酱油。牙膏虽没有治疗作用，但至少没有坏处，它清凉、散热，干净度较高；而酱油是由微生物发酵制成的，一瓶酱油开封后不可能立刻用完，时间一长，容易滋生细菌，相对不干净，所以涂酱油是绝对不行的，反而会造成伤口感染。

除此之外，酱油的黑褐色覆盖了创面，会使医生无法判断烫伤深浅程度。曾有处理烫伤最离谱的方法就是将草药捣碎敷在伤口上，最严重的情况是引起了破伤风。草药都是临时采摘，没有消毒处理，这样敷在伤口上会适得其反。

冬天出现烫伤情况较多，而夏天，很多家庭都喜欢熬绿豆汤，在冷却之前，被小孩子碰到也很容易造成烫伤。烫伤是高温对皮肤组织的破坏，发生烫伤时，如果没有破口创面，最好立即用流动的冷水冲洗，散去烫伤皮肤的高热量。如果有大面积的创面应尽快前往医院处理。

另外，夏天很多女士喜欢用芦荟进行晒后修复，长时间暴晒也属于烧伤的一种，从中医角度说，芦荟有一定清热解毒的功效，但临床上不提倡用芦荟处理，因为不能保证芦荟无菌，尤其有皮肤破口时，是绝对不能涂抹的。

心脏病发，剧烈咳嗽可救命？

这种方式是绝对不可取的。因为一用力咳嗽就会加重心脏负担，加重心脏病的病情，甚至危害病人生命。

心脏的功能是维持全身血液的循环，是人体最重要的脏器。治疗心脏病患者首先要求其安静休息，少动，对于某些心脏病患者，甚至要求其绝对卧床，连厕所都不能上。解大便时，为了避免患者用力，医生通常会用一些肠道润滑药物。

心脏病突发时，患者会就地卧倒，发现者要保持情绪镇定，不要轻易搬动患者，搬的手法、姿势不正确也会危害患者。应第一时间拨打120，等待医生救援。

食物中毒赶紧催吐？

食物中毒可视情况催吐。呕吐

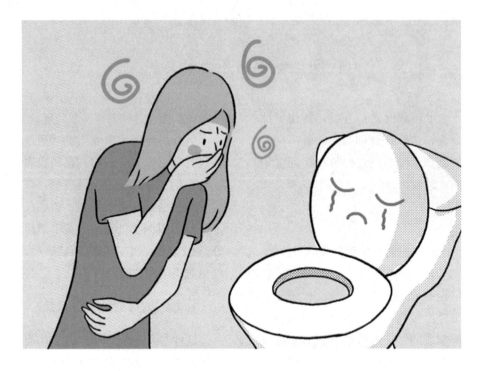

是排除体内毒物的方法之一，可将手指、筷子、压舌板等塞进嘴里催吐，但前提条件是中毒者在清醒的情况下，可以配合催吐，否则就会在呕吐的过程中产生误吸，造成气道的梗阻，影响呼吸。毒物一旦被吸入气道，很难完全咳出来，还可能通过气道继续被人体吸收。另外，使用压舌板时，也要避免造成喉部的损伤。

夏季有不少吃野生蘑菇中毒的个案，食用毒蘑菇一般不会马上有反应，一旦出现腹痛等临床表现，大部分毒素已经被吸收了，催吐也没用了。

食物中毒最好的应对方法是就近去医院洗胃，迅速彻底清除毒素。

鼻子出血要后仰？

这种说法不对。头后仰，鼻血只是不往外流了，但会通过后鼻孔往体内流，没有一点作用。后仰并不能缓解鼻出血，还可能导致血液流入气道，将其堵塞，或者流入胃中，导致患者呕吐。还有人习惯用冷水拍前额和后颈，通过冷水刺激，促使鼻子附近的血管收缩，这对于轻微的出血有暂时作用。

夏天是小儿鼻出血高发季节。因为夏天气温高，加上长时间开空调，鼻腔黏膜干燥，毛细血管扩张，所以鼻子容易出血。

止鼻血最简单的方法就是在鼻子出血时立即用手捏住鼻翼，朝中间、向上用力，这样能促进血液凝固。因为大部分出血点都在鼻孔的位置，塞纸巾或棉花，能对出血点起到压迫作用，可以暂时缓解出血，但最好用消毒棉球或无菌纱布，避免感染。

卡鱼刺时吞饭团、喝醋？

千万不要这么做！

如果鱼刺只是黏附在食道壁，并没有刺进食道壁，用吞饭和吞馒头的方法可能侥幸成功，但当你没办法判断刺入的状态时，就不能用这个方法，一旦用力吞咽，可能使

鱼刺越刺越深，食道壁紧贴我们的主动脉，如果鱼刺刺破血管，会有危险。

喝醋来软化鱼刺，也是不科学的。首先，喝进去的醋在食道停留时间短。其次，醋的酸度不足以使骨质里的钙融化，大家可以做个实验，把鱼刺放到醋里泡上几天，百分之百不可能泡软鱼刺。

应当及时就医，其实取鱼刺并不难，由医生等专业人士操作，病人的痛苦会减少很多。另外，就医前也可以在家先观察，用筷子或匙柄轻轻压住舌头，露出舌根，打开手电筒观察是否有鱼刺等异物。越不舒服说明鱼刺离口腔越近，有时

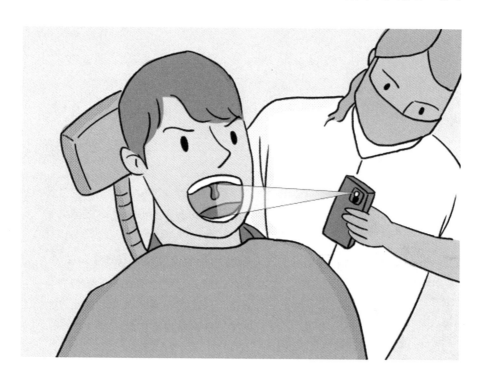

可尝试用手或镊子将异物夹出。

中暑昏迷可以掐人中施救？

这个说法不科学。医生在临床上不会通过按压人中穴来急救。掐人中有一定刺激疼痛的作用。中暑是大脑细胞的功能受到热能损坏，掐人中于事无补。

中暑的起因是高温，首先要做的当然是降温，让患者远离热源等。

被毒蛇咬伤后立即吸毒液？

被毒蛇咬伤后不可立即吸毒液。首先毒液是吸不出的，毒蛇的牙齿很细很尖，咬人时下颌用力就类似注射器注射的过程，把毒素挤在人体内，并弥散在组织里。当然，贴近皮肤的一点点毒液是可以吸出来的，但缓解不了中毒状况。如果施救者口腔有溃疡或者破损，还可能造成自己中毒。

最简单的自救方法是阻断血液循环，在距伤口 5～10cm 近心端，用布条、绳子或者橡皮筋进行缚扎，千万不能用金属铁条（类似钢丝、铁丝、铜丝）扎紧，因为金属铁条没有弹性，可能导致局部组织坏死。更不能跑着去医院，这会加速血液循环和毒液吸收。

指导专家

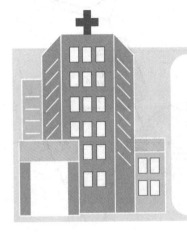

李小刚，中南大学湘雅医院急诊科主任医师，教授。

主攻方向：急危重症的营养支持治疗、重症急性胰腺炎的综合治疗、多发伤的非手术治疗，以及突发群体性公共卫生事件应急处理的研究和临床实践。

后　记

避免七大健康陷阱，做"硬核"老年人

21 世纪初，我国已经步入老龄化社会，老年人是参与构建和谐社会的重要群体，是不可忽略的社会力量。老年人的生活质量不仅仅与"老有所依"相关，也与"老有所为"密切相关。老年人在安度晚年的基础上发挥自己的余热，为社会发展作贡献，能丰富精神世界、提升生活品质。老年人要有所作为，健康的身体必不可少，相比年轻人的"颜值与内涵"，老年人拼的是健康，这是和谐老年社会的基础，也是幸福生活的根源，下面将总结老年人健康之路上的七大陷阱，助您成为"硬核"老年人。

一、互联网虚假信息陷阱

21 世纪是互联网时代，网络从方方面面改变着人们的生活方式。在健康方面，互联网医疗无疑是目前最火热的概念，其包括以互联网为载体和技术手段的健康教育、医疗信息查询、电子健康档案建立、疾病风险评估、在线疾病咨询、电子处方开具、远程会诊，以及远程治疗和康复等，这些新兴的服务在一定程度上满足了老百姓健康方面的需求。时代能赋予老年人使用互联网的权利，却给不了他们鉴别繁杂信息的能力。没有医学专业知识的人，一旦怀疑自己身体出了问题，通过搜索互联网反馈的信息，可能感觉自己病入膏肓，从而形成极大的心理负担和精神压力，接受信息相对迟滞的老年人更甚。各种与门户网站利益相关的广告，与应用程序绑定的推广，常存在虚假夸大成分，老年人要想鉴别非常困难，但也不该因噎废食，拒绝互联网带来的利益。

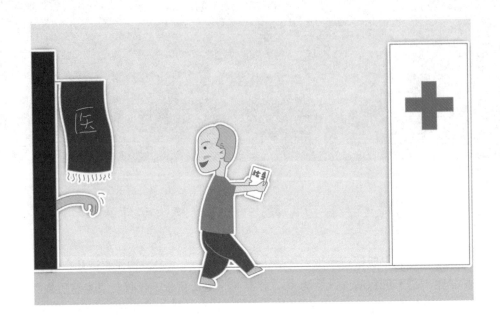

老年人通过互联网求医问药，要避免陷阱，首先要学会甄别网络上虚假、有害的信息，切不可盲目相信与广告及推广相关的医疗信息网站及机构。其次，对于医药健康类 App 要注意鉴别，了解其背景及健康信息的来源，尽可能使用与国内著名三甲医院绑定的手机客户端，并注意多查阅、多对比，如有必要可以选择付费的网络或电话咨询服务。另外，须谨记的是，网络求医问药替代不了面诊，其更多的是起到一种初筛作用，如有需求仍要及时到正规医院就医。

二、健康讲座陷阱

随着社会老龄化进程的加快，消费领域中，老年群体消费所占比例越来越高。一些不法商家利用老年人信息不对称、认知能力弱等特点，通过虚假宣传、设置消费陷阱等手段，骗取老年人钱财。其中"健康讲座"臭名昭著，其往往以所谓"知名专家"为噱头，以赠品或旅游等福利来吸引老年人参与，通过讲课、洗脑，引导老年人消费，购买无用的保健品及医疗器械等，这类使老年人蒙受经济损失的健康陷阱屡见不鲜，重者甚至危害健康、延误病情。尽管在新闻报道中，健康讲座陷阱早已经是常客，但老年人上当受骗事件仍频频发生。

对于这类线下陷阱，老年人须切记不可贪图小便宜去参加类似的健康讲座，不要轻信所谓的"专家"，要知道专家们都很忙，很少会参与科普性质的讲座。一般来说，以推销保健品和医疗器械为目的的讲座十有八九是骗局，正规讲座往往是非盈利性的。如果老年人对健康讲座感兴趣，渴望了解相关健康知识，可以多关注社区卫生服务站及公立医院的通知信息，参与其定期组织的义诊或健康服务。

三、保健品陷阱

在临床工作及日常生活中，常发现老年人对保健品的使用存在两大误区：一是把保健品与药品画等号，认为其具有治病的功效；二是过度使用保健品。首先，老年人要明确药品与保健品的区别。前者是指用于预防、治疗、诊断人的疾病，有目的地调节人的生理机能并规定有适应症或功能主治、用法和用量的物质，需得到国家药品监督管理局认证；后者则是一种不以治疗疾病为目的，仅具有一定的辅助作用的食品，并不具备治病的功效，把保健品当药品使用可能会延误病情，切忌将保健品与药品混为一谈。其次，老年人应知晓保健品并不一定能使人更健康，健康与保健品无明显相关性，过多服用保健品，不仅无法保证健康，甚至可能引起疾患。如长期过量补充维生素及钙可能引起结石和便秘等问题，摄取胡萝卜素过量将增加吸烟者和有吸烟史者患肺癌的概率。健康的体魄不是靠服用各种保健品而形成的，保健品不宜过多使用。如果想服用保健品，建议征求医生的意见。

四、养生陷阱：盲目跟风

经济发展带火了养生概念，养生的主力军自然是老年人。科学养生并不复杂，影响健康的因素中，行为和生活方式占主导地位，培养健康生活方式就是最简单、有效的养生方法。时下比较流行的"轻食""游泳健身""针灸理疗"等，对于大多数人来说确实是更符合养生的健康生活方式，但是"橘生淮南则为橘，生于淮北则为枳"，养生同样需特殊情况特殊分析，没有模板可言，不能盲目跟风。老年人常常伴有一种甚至多种老年慢性疾病，个体健康状况不一，如糖尿病患者就需要保持稳定的膳食水平，进食过多或过少均不行，心肺疾病患者则需要控制有氧运动强度等。目前，针对老年人养生并没有教科书式的方法和准则，需要专业人士指导，建议老年人就个人情况咨询相关专家，避免盲目跟风。

五、体检陷阱

随着生活水平的日益提高，人们认识到健康体检是预防疾病和养护身体的重要方式之一。如今越来越多的老年人定期自费进行健康体检，这无疑有利于及时发现疾病隐患，避免陷入"小病拖成大病，大病拖成绝症"的困境，能达到以最少的成本保障全生命周期健康的功效。但我国的体检行业准入门槛低，发展良莠不齐，很多民营体检机构缺乏专业技术人才而销售人员却"爆棚"，且销售人员大都专业性不强，忽悠性及商业味道十足，由此引发的后果就是体检流于形式，严重者甚至会贻误病情。要避免该类陷阱，老年人参加体检前应与子女充分交流，听从儿女的建议，选择正规靠谱的机构。

六、中医、中药陷阱

中医承载着我国古代人民同疾病作斗争的经验和理论知识，是从我国历史文化中沉淀而来的瑰宝，其理论体系完全独立于西医的循证医学。近年来就中医、西医的功效，争论之声不绝于耳。一般来说，养生调理方面，中医可能较西医更具优势，但在治疗急性重症疾病方面目前仍有争议。临床工作中发现，老年人往往对中医、中药过分迷信，特别是对于一些疑难杂症，常常会孤注一掷地将治愈希望寄托于中医、中药，期望得到神奇的疗效，但最终如愿的人有多少很难说，错误的治疗方式带来的后果最终还是得自己承受。老年人可以对治疗方案综合考量，但绝不能过分迷信中医、中药，要多听专业人士的意见，切不可想当然，拿自身健康开玩笑。

七、心理陷阱

健康这个概念具有多个维度，心理健康就是其重要组成部分，直接影响着老年人的生活质量和健康水平，但该类问题表现往往不明显，很容易被自己及家人忽视。老年人心理承受能力较其青壮年时期会出现很大程度的降低，遇到困难或挫折时容易出现激烈的情绪反应。过分固执、不能合理听取建议也是心理问题的表现，这在老年人身上并不少见。在临床工作中发现，老年人躯体疾患往往与心理健康问题并存，有的表现为讳疾忌医，有的表现为容易过度悲观，也有的老年人多疑和安全感缺失，这些心理问题往往为身体疾病治疗及慢病管理工作带来阻力，甚至形成恶性循环，对老年人健康产生不良影响。针对此类问题，一方面，家人要为老年人打造一个良好和谐的外部环境，让老年人不陷入"空巢"状态，另一方面，老年人自身也应该多从事有意义的社会活动，提高自身价值认同感，客观意识到岁月不饶人，能积极面对人生，正确对待身体的变化，乐观处理人生道路上遇到的一切挫折和不幸，认识到生老病死是自然规律。

健康路上陷阱不少，从网络到现实，从食品到药品，从身体到心理，从预防到诊疗，行路难，多歧路，需处处小心。老年人要坚定信心，首先自身要保持警惕，仔细甄别，及时避开陷阱。国家与地方政府也在努力为老年人健康、幸福的晚年保驾护航，积极完善家庭医生制度及开展全科医师培养工作，全力保障老龄化社会的繁荣和谐。相信在各方的努力下，幸福健康的晚年生活可期。

陈 琼

国家老年疾病临床医学研究中心（湘雅）常务副主任

2022 年 10 月